혈액을 맑게 하는 **지압** 동의보감

혈액을 맑게 하는 지압 동의보감

세리자와 가츠스케 지음 | 김창환·김용석 편역

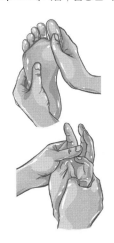

중앙생활사

사회와 문명이 점차 다양해지면서 여러 분야에서 놀라운 발전이 있었다. 의료분야에서도 마찬가지로 평균수명의 연장, 많은 질병의 정복 등 눈부신 성장을 이룩하였다. 그러나 복잡한 생활 속에 스트레스, 운동부족, 식습관의 변화 등으로 말미암아 아직도 완전 건강에 대한 목표는 먼 일로 남아있다. 이에 따라서 서양의학도 대체의학을 이용하여 새로운 의학의 접목을 추구하고 있는 상태이다.

이처럼 안팎으로 한의학에 대한 관심이 고조되고 있는 상태이며, 다행히 우리나라에는 수천 년 동안 우리 선조들의 질병을 치료해온 한의학이 온전히 계승 발전된 모습으로 존재하고 있다.

일반인들도 생활 수준의 향상 등으로 인하여 더욱더 건강한 삶에 대한 욕구가 높아가고 있는 실정이다. 그리고 최근 정보의 바다 속에서 일반인들의 기본 의학상식도 높아지고 있고 건강에 관한 지식도 비교적 더 쉽게 얻을 수가 있다. 이러한 요구는 한의학에도 그대로 적용되고 있는 것이 현실이다. 그리고 실제로 임상에서 환자를 접하다 보면 한의학 및 경혈에 대한 환자의 인식도 많이 향상되었음을 볼 수 있다.

이 책은 이러한 사회 흐름에 발맞추어 알기 쉬운 질병과 증상을 중심으로 한의학의 근간 이론이 되는 경혈에 대한 해설 및 이에 대한 쉽고 간편한 지압요법을 그림과 함께 보여주고 있다. 경혈은 인체의 기(氣) 흐름의 통로인 경락이 순행하는 데 있어서 경락의 기가 모이는 중요한 지점이다. 한의학에서는 이 경혈을 통하여 오장육부와 연결되어 있는 경락의 기를 조절하며 그로 인해 오장육부를 치료하게 되는 것이다.

최근에는 스포츠마사지, 경락마사지, 발마사지 등 안마요법들이 세간의 이목을 받고 있다. 이 경락 안마요법은 인체에 전혀 해가 없으면서도 간편하게 응용할 수 있는 요법이다. 따라서 이 책에서는 경혈을 학문적으로 어렵게 접근하기보다 일반인들의 필요에 맞게 질병과 증상별로 알기 쉽게 그림으로 경혈을 보여주면서 설명하였다.

아무쪼록 이 책으로 인하여 일반인들이 더욱 한의학과 친근해지기를 바란다.

서래마을 심의재(心醫齋)에서

김창환 · 김용석

• 이 책은 동양의학의 지압요법에서 가장 자주 이용되는 200가지의 경혈을 중심으로 하여 총 2장으로 구성되었다. 1장은 경혈을 질병과 증상별로 자세하게 해설한 〈질병·증상편〉이며, 2장은 지압요법에 대해서 좀더 자세하게 알고 싶거나 어느 부위에 어떤 경혈이 있고 이 경혈은 어떤 질병과 증상에 효과가 있는지를 알고 싶어하는 사람이라면 반드시 참조해야 할 주요 경혈 200을 수록한 〈신체부위편〉이다.

• 이 책의 가장 큰 특징으로는 가정에서도 지압요법만으로 누구나 쉽게 치료할 수 있는 질병이나 증상을 중심으로 그림과 함께 게재하였다는 점이다.

• 1장의 주요 경혈 그림에 게재된 경혈에는 1에서 200까지의 번호가 붙여져 있는데, 2장에서 설명되어 있는 경혈점의 순서대로 붙여진 번호와 일치한다. 각 경혈에 대해서 자세하게 알고 싶은 경우에는 2장의 경혈 번호를 찾아보면 쉽게 해설된 부분을 찾을 수 있을 것이다.

타이틀 1장 〈질병 · 증상편〉에서는 전신 및 신체의 부위마다 생기기 쉬운 질병과 증상, 다시 말하면 고혈압이나 불면증 등을 차례로 게재하였다. 또 2장 〈신체부위편〉에서는 1부터 200까지의 주요 경혈점을 순서대로 자세하게 설명하였다.

주요 경혈 1장에서는 각각의 타이틀에 게재된 질병과 증상에 대해서 치료 효과가 높은 경혈을 신체의 부위마다 그림으로 나타내어 더욱 쉽게 경혈점과 치료 방법을 알 수 있도록 하였다.

해설 1장에서는 차례에 거론된 질병과 증상의 구체적인 특징을 「증상」에서 설명하였고, 그에 대한 지압요법의 지침을 「치료 포인트」에 정리해 놓았다. 이 포인트를 지압하면 각 경혈에 해당하는 질병을 치료하게 되는 것이다.

치료 방법 1장에서는 주요 경혈 중에서 특히 치료에 효과가 높은 경혈에 대해서 경혈의 위치와 효능 또는 치료 시의 주의점 등을 자세하게 설명하였다.

경혈 번호 1장의 「치료 방법」에서 그림으로 설명되어 있지 않는 주요 경혈에 대한 자세한 위치를 찾는 방법이나 효능을 알고 싶은 경우에는 2장 〈신체부위편〉을 참조하기 바란다. 경혈을 찾기 쉽도록 1에서 200까지의 경혈 번호가 붙어 있는데, 이는 1장과 2장이 동일하게 표시되어 있으므로 어렵지 않게 해설된 곳을 찾을 수 있을 것이다.

그림

1장의 그림은 각 경혈을 치료하는 데 필요한 지압의 방법을 중심으로 나타낸 것이다. 경혈의 위치는 물론 시술자와 환자의 위치관계, 지압을 할 경우의 손가락 형태, 손끝이 피부에 닿을 때 어느 정도 눌러야 하는지 등을 참조하면 실제로 치료하는 데 도움이 될 것이다.

또 2장의 그림에서는 각 경혈의 위치를 찾기 쉽게 큰 사이즈로 실었으며, 경혈 해설 중의 경혈 찾는 법과 이 그림을 참고로 하면 경혈의 위치를 보다 정확하게 알 수 있다.

경혈 해설

2장에서는 이 책에 나오는 각 경혈에 대한 유래, 찾는 법, 어떤 질병과 증상에 어떤 치료 효과가 있는지 등을 알기 쉽게 해설하였다.

칼럼

1장의 각각의 질병과 증상에 관련된 내용 뒤에 지압요법 상식이나, 이미 알려져 있는 민간요법 등을 12개의 칼럼으로 필요에 따라서 정리해 놓았다.

지압상식

지압상식은 2장의 내용 부분에 삽입하였다. 처음부터 순서대로 읽어나가면 지압요법에 대해서 한층 더 깊게 이해할 수 있도록 구성되어 있다.

1~200 경혈 번호

1. 백회(百會)
2. 예풍(翳風)
3. 각손(角孫)
4. 곡빈(曲鬢)
5. 함염(頷厭)
6. 완골(完骨)
7. 규음(竅陰)
8. 이문(耳門)
9. 청궁(聽宮)
10. 두유(頭維)
11. 전정(前頂)
12. 천창(天窓)
13. 천용(天容)
14. 승령(承靈)
15. 곡차(曲差)
16. 통천(通天)
17. 신회(顖會)
18. 신정(神庭)
19. 염천(廉泉)
20. 기사(氣舍)
21. 인영(人迎)
22. 천정(天鼎)
23. 수돌(水突)
24. 천돌(天突)
25. 천주(天柱)
26. 풍지(風池)
27. 풍부(風府)
28. 대추(大椎)
29. 후정(後頂)
30. 천유(天牖)
31. 태양(太陽)
32. 영향(迎香)
33. 거료(巨髎)
34. 관료(觀髎)
35. 정명(睛明)
36. 동자료(瞳子髎)
37. 양백(陽白)
38. 승장(承漿)
39. 사백(四白)
40. 지창(地倉)
41. 찬죽(攢竹)
42. 사죽공(絲竹空)
43. 인당(印堂)
44. 화료(禾髎)
45. 대영(大迎)
46. 객주인(客主人)
47. 협거(頰車)
48. 하관(下關)
49. 결분(缺盆)
50. 수부(俞府)
51. 욱중(彧中)
52. 중부(中府)
53. 전중(膻中)
54. 유근(乳根)
55. 유중(乳中)
56. 응창(膺窓)
57. 천계(天谿)
58. 신봉(神封)
59. 구미(鳩尾)
60. 불용(不容)
61. 거궐(巨闕)
62. 양문(梁門)
63. 중완(中腕)

64 장문(章門)

65 일월(日月)

66 기문(期門)

67 대맥(帶脈)

68 거료(居髎)

69 오추(五樞)

70 수분(水分)

71 천추(天樞)

72 황수(肓俞)

73 관원(關元)

74 중극(中極)

75 기해(氣海)

76 복결(腹結)

77 대거(大巨)

78 대혁(大赫)

79 곡골(曲骨)

80 수도(水道)

81 음교(陰交)

82 기충(氣衝)

83 풍문(風門)

84 폐수(肺俞)

85 심수(心俞)

86 대저(大杼)

87 신주(身柱)

88 부분(附分)

89 백호(魄戶)

90 궐음수(關陰俞)

91 고황(膏肓)

92 신당(神堂)

93 격수(隔俞)

94 격관(隔關)

95 간수(肝俞)

96 지양(至陽)

97 담수(膽俞)

98 비수(脾俞)

99 위수(胃俞)

100 삼초수(三焦俞)

101 신수(腎俞)

102 지실(志室)

103 명문(命門)

104 대장수(大腸俞)

105 소장수(小腸俞)

106 관원수(關元俞)

107 상료(上髎)

108 차료(次髎)

109 중료(中髎)

110 하료(下髎)

111 양관(陽關)

112 방광수(膀胱俞)

113 포황(胞肓)

114 중려수(中膂俞)

115 회양(會陽)

116 장강(長强)

117 운문(雲門)

118 견정(肩井)

119 견우(肩髃)

120 곡원(曲垣)

121 견중수(肩中俞)

122 견외수(肩外俞)

123 견료(肩髎)

124 천종(天宗)

125 천료(天髎)

126 극천(極泉)

127 협백(俠白)

128 소해(少海)

129 곡택(曲澤)

130 척택(尺澤)

131 노회(臑會)

132 비노(臂臑)

⑬ 천정(天井)	⑬ 곡지(曲池)	⑬ 수삼리(手三里)
⑯ 공최(孔最)	⑰ 극문(郄門)	⑱ 내관(內關)
⑲ 열결(列缺)	⑭ 음극(陰郄)	⑭ 온류(溫溜)
⑭ 외관(外關)	⑭ 양로(養老)	⑭ 소충(少衝)
⑭ 신문(神門)	⑭ 대릉(大陵)	⑭ 태연(太淵)
⑭ 어제(漁際)	⑭ 상양(商陽)	⑮ 합곡(合谷)
⑮ 양계(陽谿)	⑮ 양지(陽池)	⑮ 양곡(陽谷)
⑮ 소택(少澤)	⑮ 음렴(陰廉)	⑮ 충문(衝門)
⑮ 복토(伏兎)	⑮ 기문(箕門)	⑮ 혈해(血海)
⑯ 내슬안(內膝眼)	⑯ 외슬안(外膝眼)	⑯ 양구(梁丘)
⑯ 독비(犢鼻)	⑯ 승부(承扶)	⑯ 은문(殷門)
⑯ 음곡(陰谷)	⑯ 위중(委中)	⑯ 위양(委陽)
⑯ 곡천(曲泉)	⑰ 족삼리(足三里)	⑰ 음릉천(陰陵泉)
⑰ 지기(地機)	⑰ 중도(中都)	⑰ 여구(蠡溝)
⑰ 승근(承筋)	⑰ 승산(承山)	⑰ 비양(飛陽)
⑰ 축빈(築賓)	⑰ 삼음교(三陰交)	⑱ 태계(太谿)
⑱ 부류(復溜)	⑱ 곤륜(崑崙)	⑱ 신맥(申脈)
⑱ 중독(中瀆)	⑱ 양릉천(陽陵泉)	⑱ 광명(光明)
⑱ 현종(懸鐘)	⑱ 구허(丘墟)	⑱ 여태(厲兌)
⑲ 대돈(大敦)	⑲ 내정(內庭)	⑲ 태충(太衝)
⑲ 충양(衝陽)	⑲ 해계(解谿)	⑲ 상구(商丘)
⑲ 조해(照海)	⑲ 지음(至陰)	⑲ 이내정(裏內庭)
⑲ 내용천(內湧泉)	⑳ 용천(湧泉)	

차례

머리말 4

일러두기 6

1장 질병·증상편

전신의 질병과 증상

나른하다·쉬 피곤하다 27

상기되다·차가워지다 37

저혈압 47

구역질·구토 58

반신불수(뇌졸중) 68

식욕부진 78

현기증 32

고혈압 42

당뇨병 53

숙취·멀미 63

너무 말랐거나 너무 살찐 경우 73

불면증 83

머리 · 얼굴의 질병과 증상

두통 · 머리가 무거운 증상 91

후두신경통 94

안면마비 · 경련 97

얼굴 통증 · 삼차신경통 100

눈 · 코 · 귀의 질병과 증상

눈의 피로 · 눈동자의 피로 105

코막힘 · 콧물 110

축농증 · 만성비염 113

코피 116

귀울음(이명) 119

귀의 통증 · 외이염 · 중이염 122

이 · 입 · 목의 질병과 증상

치통 129

잇몸 통증 132

구내염 · 구각염 135

목의 통증 · 목소리가 잘 나오지 않는 증상 139

가슴 · 호흡기계의 질병과 증상

심장 박동이 심하다 147

숨이 차다 · 호흡이 곤란하다 150

가슴의 통증 · 늑간신경통 153

기침 158

가래 161

감기증후군 164

만성기관지염 167

천식 170

딸꾹질 173

목·어깨의 질병과 증상

목·어깨 결림 통증 179

오십견 184

잠을 잘못 자서 목이나 어깨가 걸리는 통증 189

자동차 사고 등의 충격으로 인한 증상 192

손·발·허리의 질병과 증상

만성 관절 류머티즘 197

손의 저림·통증·신경통 202

손목관절 삠·손가락을 부딪쳐서 삠 207

테니스 엘보우 210

발의 저림·통증·좌골신경통 213

무릎통증 218

발의 관절을 삠 223

허벅지의 근육이 갑자기 수축하여 끊어짐 226

종아리의 경련 229

변형성 요추증 232

허리의 통증 235

물건을 들면서 갑자기 허리를 삐끗했을 경우 240

복부·소화기계의 질병과 증상

배가 불룩해지거나 부푼다·소리가 난다 247

명치가 아픈 증상·트림 252

복통·위경련 257

만성위염 262

위·십이지장궤양 267

위하수·위아토니(위무력증) 270

만성장염 273

과민성장증후군 276

만성간염 279

담석증·담낭염 282

만성설사 285 변비 290

치질·탈항·탈장 295

신장·비뇨기계의 질병과 증상

부종·신장병 303 방광염·요도염 308

피부의 질병과 증상

습진·두드러기 315 검버섯·주근깨 320

여드름·부스럼 323 탈모·원형탈모증 326

마음의 질병과 증상

노이로제·신경증 333 조울병 336

심신증 339 안절부절못하는 증상·히스테리 342

어린이의 질병과 증상

갓난아이가 한밤중에 울 때·신경질 347 야뇨증 350

소아 허약 체질 353 소아천식 356

남성의 질병과 증상

임포텐츠 361 전립선 비대증 364

여성의 질병과 증상

월경불순 · 월경통 · 월경곤란증 369

갱년기장애 374

냉증 377

모유가 잘 나오지 않는다 380

불임증 385

입덧 388

노인의 질병과 증상

치매를 막는 노인의 건강 만들기 393

2장 신체부위편

머리 · 목의 경혈

백회(百會) 405

예풍(翳風) 405

각손(角孫) 406

곡빈(曲鬢) 407

함염(頷厭) 407

완골(完骨) 409

규음(竅陰) 409

이문(耳門) 410

청궁(聽宮) 411

두유(頭維) 412

전정(前頂) 414

천창(天窓) 415

천용(天容) 416

승령(承靈) 416

곡차(曲差) 418

통천(通天) 418

신회(顖會) 419

신정(神庭) 420

염천(廉泉) 421

기사(氣舍) 421

인영(人迎) 422

천정(天鼎) 423

수돌(水突) 424

천돌(天突) 424

천주(天柱) 426

풍지(風池) 427

풍부(風府) 428

대추(大椎) 429

후정(後頂) 430

천유(天牖) 430

얼굴의 경혈

태양(太陽) 437

영향(迎香) 437

거료(巨髎) 438

관료(觀髎) 439

정명(睛明) 440

동자료(瞳子髎) 441

양백(陽白) 442

승장(承漿) 442

사백(四白) 443

지창(地倉) 443

찬죽(攢竹) 445

사죽공(絲竹空) 446

인당(印堂) 446

화료(禾髎) 447

대영(大迎) 448

객주인(客主人) 449

협거(頰車) 449

하관(下關) 450

가슴·복부의 경혈

결분(缺盆) 455

수부(俞府) 455

욱중(彧中) 456

중부(中府) 456

전중(膻中) 457

유근(乳根) 458

유중(乳中) 459

응창(膺窓) 459

천계(天谿) 460

신봉(神封) 461

구미(鳩尾) 461

불용(不容) 462

거궐(巨闕) 464

양문(梁門) 464

중완(中脘) 465

장문(章門) 466

일월(日月) 467

기문(期門) 468

대맥(帶脈) 468

거료(居髎) 469

오추(五樞) 471

수분(水分) 472

천추(天樞) 472

황수(肓兪) 473

관원(關元) 474

중극(中極) 474

기해(氣海) 476

복결(腹結) 476

대거(大巨) 477

대혁(大赫) 478

곡골(曲骨) 478

수도(水道) 479

음교(陰交) 480

기충(氣衝) 480

등 · 허리의 경혈

풍문(風門) 485

폐수(肺兪) 485

심수(心兪) 486

대저(大杼) 487

신주(身柱) 487

부분(附分) 489

백호(魄戶) 489

궐음수(厥陰兪) 490

고황(膏肓) 491

신당(神堂) 491

격수(隔兪) 493 격관(隔關) 493

간수(肝兪) 494 지양(至陽) 494

담수(膽兪) 496 비수(脾兪) 498

위수(胃兪) 498 삼초수(三焦兪) 499

신수(腎兪) 501 지실(志室) 502

명문(命門) 502 대장수(大腸兪) 503

소장수(小腸兪) 504 관원수(關元兪) 506

상료(上髎) 506 차료(次髎) 507

중료(中髎) 508 하료(下髎) 509

양관(陽關) 510 방광수(膀胱兪) 511

포황(胞肓) 512 중려수(中膂兪) 513

회양(會陽) 514 장강(長强) 515

손·어깨의 경혈

운문(雲門) 521 견정(肩井) 521

견우(肩髃) 522 곡원(曲垣) 523

견중수(肩中兪) 525 견외수(肩外兪) 525

견료(肩髎) 526 천종(天宗) 526

천료(天髎) 527 극천(極泉) 528

협백(俠白) 529 소해(少海) 530

곡택(曲澤) 531 척택(尺澤) 532

노회(臑會) 533 비노(臂臑) 534

천정(天井) 534   곡지(曲池) 537

수삼리(手三里) 538   공최(孔最) 538

극문(郄門) 539   내관(內關) 541

열결(列缺) 541   음극(陰郄) 542

온류(溫溜) 543   외관(外關) 543

양로(陽老) 545   소충(少衝) 545

신문(神門) 546   대릉(大陵) 546

태연(太淵) 547   어제(魚際) 549

상양(商陽) 549   합곡(合谷) 550

양계(陽谿) 552   양지(陽池) 552

양곡(陽谷) 553   소택(少澤) 554

다리의 경혈

음렴(陰廉) 559   충문(衝門) 559

복토(伏兎) 560   기문(箕門) 561

혈해(血海) 561   내슬안(內膝眼) 563

외슬안(外膝眼) 563   양구(梁丘) 564

독비(犢鼻) 565   승부(承扶) 565

은문(殷門) 567   음곡(陰谷) 567

위중(委中) 568   위양(委陽) 569

곡천(曲泉) 570   족삼리(足三里) 570

음릉천(陰陵泉) 572   지기(地機) 573

중도(中都) 574

여구(蠡溝) 574

승근(承筋) 576

승산(承山) 576

비양(飛陽) 578

축빈(築賓) 580

삼음교(三陰交) 580

태계(太谿) 581

부류(復溜) 582

곤륜(崑崙) 582

신맥(申脈) 584

중독(中瀆) 585

양릉천(陽陵泉) 585

광명(光明) 586

현종(懸鐘) 587

구허(丘墟) 588

여태(厲兌) 589

대돈(大敦) 589

내정(內庭) 590

태충(太衝) 590

충양(衝陽) 592

해계(解谿) 592

상구(商丘) 593

조해(照海) 595

지음(至陰) 595

이내정(裏內庭) 596

내용천(內湧泉) 596

용천(湧泉) 597

칼럼

메니에르증후군 36

반신불수 환자의 관절운동 71

복부 지방을 빼는 마사지 76

졸음을 쫓고 싶을 때 87

머리가 무거운 증상을 동반하는 경우 109

어깨 결림을 완화시키는 마사지 182

칼럼

손가락을 삐었을 때 209

소화불량일 때 256

변비의 가정요법 294

비듬·가려움증을 방지하는 방법 330

모유를 잘 나오게 하는 마사지 383

건강을 위해 중요한 백회·장강·용천 경혈 399

지압 상식

자연 이치에 입각한 동양의학과 음양오행설 413

오행설에서 생겨난 오장육부 432

오장오부와 육장육부 452

육장육부에 대응하는 경락 470

정경12경과 기경팔맥 482

몸의 에너지 순환을 유지하는 기혈 497

인간이 지니고 있는 선천적·후천적 2가지의 기력 516

동양의학의 병 개념과 7가지 나쁜 기운 536

병의 내적 원인·외적 원인·모르는 내외적 원인 556

장부와 경락은 수도와 호스의 관계 579

올바른 지압요법을 위해서는 599

1장
질병·증상편

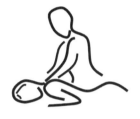

전신의 질병과 증상 | 머리·얼굴의 질병과 증상 | 눈·코·귀의 질병과 증상
이·입·목의 질병과 증상 | 가슴·호흡기계의 질병과 증상 | 목·어깨의 질병과 증상
손·발·허리의 질병과 증상 | 복부·소화기계의 질병과 증상 | 신장·비뇨기계의 질병과 증상
피부의 질병과 증상 | 마음의 질병과 증상 | 어린이의 질병과 증상
남성의 질병과 증상 | 여성의 질병과 증상 | 노인의 질병과 증상

전신의 질병과 증상

나른하다 · 쉬 피곤하다

[증상] 무리한 운동이나 일을 한 후에 오는 피곤함과 나른함은 주로 근육의 피로에 의한 것이다. 이처럼 가벼운 피로라면 입욕, 수면 등의 충분한 휴식으로도 회복이 가능한 경우가 대부분이다.

그러나 원인이 확실하지 않은 피로감이나 며칠이 지나도 피곤함이 계속될 경우에는 내장질환 등 다른 질환의 초기 증상이라고 생각되기 때문에 병원에 가서 검사를 받는 것이 좋을 것이다.

또 괴로움이나 불안감 등 정신적인 것이 원인이 되어 피로를 느끼는 경우도 있다.

[치료 포인트] 치료 방법은 그 증상의 원인이나 증상이 일어난 장소에 따라서 다르다. 예를 들면 등이나 허리의 나른함에는 우선 머리의 천주(天柱)나 등의 신주(身柱), 간수(肝兪), 허리의 지실(志室), 신수(腎兪) 등을 지압한다. 가슴 · 배 부분의 전중(膻中), 기문(期門), 중완(中脘), 황수(肓兪), 대거(大巨), 거료(居髎) 등도 효과가 있다.

특히 팔이 나른하다고 느껴질 경우에는 손의 양지(陽池), 곡지(曲池), 합곡(合谷), 내관(內關) 등을 지압하고, 발이 피곤할 경우에는 족삼리(足三里), 은문(殷門), 축빈(築賓), 삼음교(三陰交) 등을 지압하면 효과적이다.

또 발바닥의 용천(湧泉)을 꼭 누르면서 발바닥을 비비면 전신의 피로가 풀린다.

주요 경혈

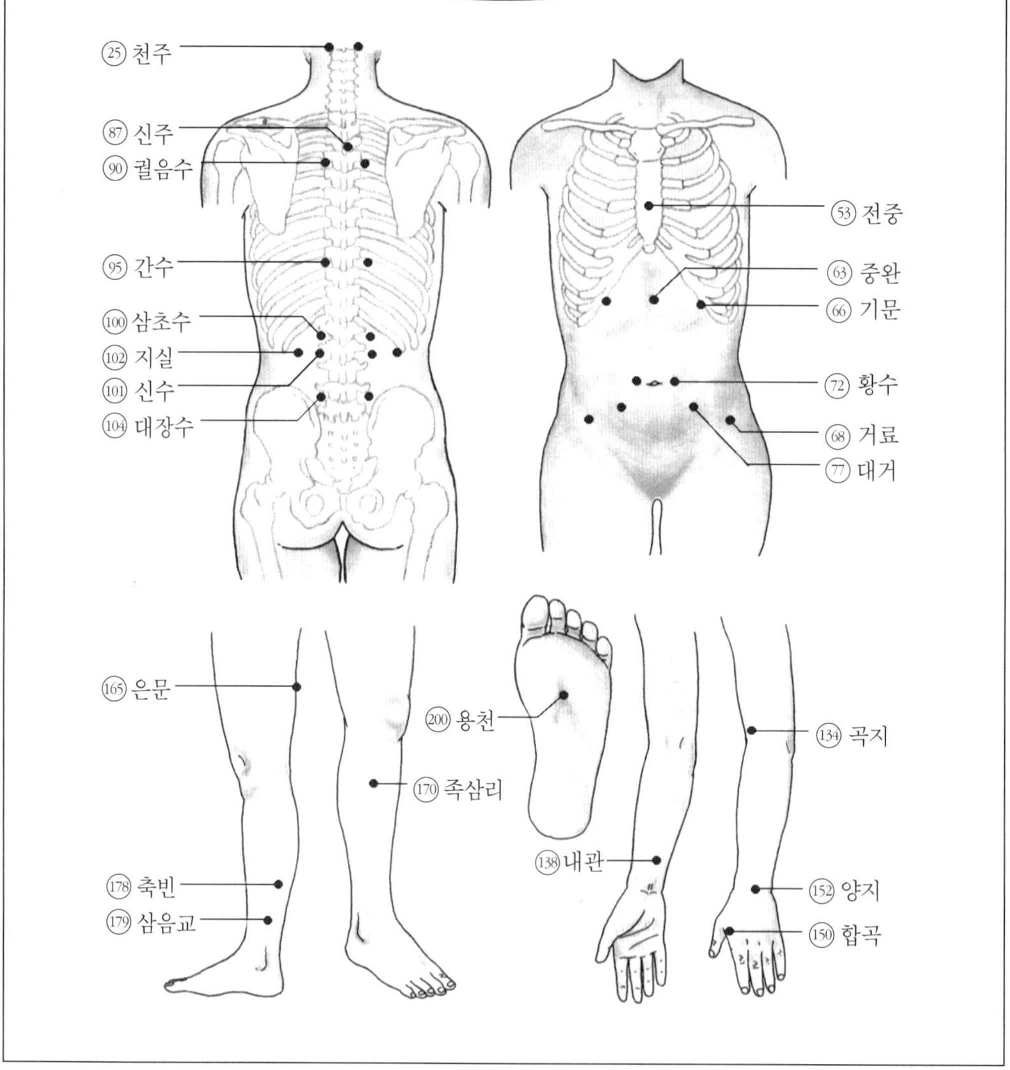
㉕ 천주
(87) 신주
(90) 궐음수
(95) 간수
(100) 삼초수
(102) 지실
(101) 신수
(104) 대장수
(53) 전중
(63) 중완
(66) 기문
(72) 황수
(68) 거료
(77) 대거
(165) 은문
(200) 용천
(134) 곡지
(170) 족삼리
(138) 내관
(178) 축빈
(152) 양지
(179) 삼음교
(150) 합곡

🔵 치료 방법

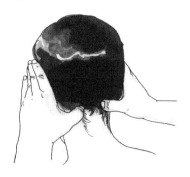

천주(天柱) 목의 뻐근함과 피로감을 풀어주고 멍한 기분을 다시 신선하게 한다.

[위치] 목뒤 부분에 머리가 나기 시작하는 자리가 있는데, 그 부분에 있는 두 개의 굵은 근육에서 바깥쪽으로 오목하게 들어간 곳.

[치료] 시술자는 환자의 머리를 뒤에서 양손으로 둘러싸듯이 하고 엄지손가락으로 경혈을 지압한다. 이렇게 하면 목의 뻐근함이 풀리고 머리와 목의 혈액순환이 좋아진다. 또 계속하여 신주(身柱) 등 등의 경혈을 함께 지압하면 더욱더 전신의 뻐근함과 나른함이 누그러진다.

신수(腎兪) 허리의 나른함에 효과를 볼 수 있는 가장 중요한 경혈 중의 하나이다.

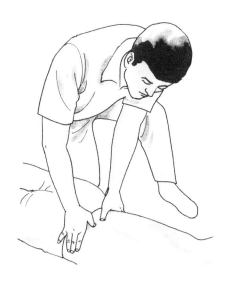

[위치] 가장 아래 갈비뼈의 끝과 같은 높이에 있으며, 척추를 사이에 낀 양쪽 부분.

[치료] 시술자는 환자를 엎드리게 하고 양손의 엄지손가락으로 경혈을 누른다. 허리의 나른함뿐만 아니라 등의 뻐근함을 풀기 위해서도 이 지압이 효과가 있다. 지실(志室) 등, 허리의 각 경혈도 같은 방법으로 지압하면 보다 큰 효과를 볼 수 있다. 이 경혈의 지압은 너무 세게 누르거나 발로 밟는 지압은 위험하며, 옆으로 밀듯이 지압을 한다.

은문(殷門) 피곤하여 부어오른 다리를 치료
하는 데는 특히 효과가 있다.

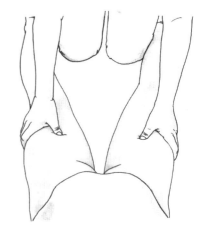

[위치] 허벅지 뒷쪽의 중앙 부근.

[치료] 환자를 엎드리게 하고 가볍게 다리를 조금
벌리게 하여 좌우의 경혈을 동시에 세게 누른다.
시술해 주는 사람은 환자의 다리 사이에 무릎을 모
은 자세를 취하면 지압을 하기가 쉬워진다. 피로
때문에 부은 다리를 치료하는 데는 가장 효과가 좋
은 지압법이다.

거료(居髎) 아주 뻐근한 다리와 허리의 나른함에는
지압과 마사지를 겸한다.

[위치] 허리뼈의 앞 끝에서 조금 내려간 부근의
좌우 양쪽 부분.

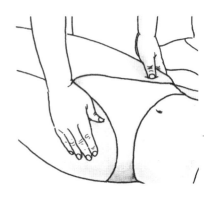

[치료] 환자를 똑바로 눕게 하고 시술자는 환자
의 옆에 무릎을 대고 상반신을 앞으로 내밀어 좌
우의 경혈을 동시에 양손으로 지압한다. 하반신
의 피로나 경련과 같은 느낌이 생기는 경우에 좋
은 효과를 볼 수 있다. 이 경혈 위치에서 다리쪽
을 향하여 천천히 쓰다듬는 것도 좋다.

용천(湧泉) 전신이 눌린 듯한 답답함을 말끔하게 치료해 준다.

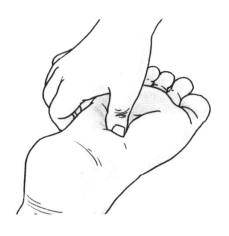

[위치] 발가락을 구부렸을 때 발바닥 가운데에 오목하게 들어간 부분.

[치료] 시술자는 환자를 엎드려 눕게 하고 발바닥을 내밀게 한다. 이 지압은 환자가 혼자서 의자에 앉아서 해도 좋으며 엄지손가락으로 꾹 누르면 된다. 이 경혈을 지압하면 혈액순환도 좋아지고 다리의 차가운 증상이 풀리며 전신이 눌린 듯한 답답함도 없어지게 된다.

족삼리(足三里) 다리의 피곤함을 푸는 것은 물론, 전신의 활력원으로서도 효과가 있다.

[위치] 종아리의 바깥쪽으로, 무릎 아래에서 대략 손가락 3마디만큼 내려간 곳.

[치료] 환자를 똑바로 눕게 한 자세에서 시술자가 좌우의 발을 각각 지압한다. 환자가 혼자서 지압하는 경우에는 의자에 걸터앉아서 지압하면 좋다. 이 지압을 함으로써 다리의 피곤함이 풀리고 전신의 나른함이 누그러진다. 증상이 만성적일 경우에는 뜸을 뜨는 것도 효과가 있다.

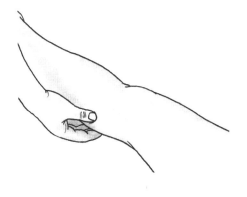

현기증

[증상] 피곤할 때 가볍게 몸이 휘청거리는 것으로, 다른 질병을 동반하여 일어나기도 하는 등 그 증상은 여러 가지이다. 그리고 그 원인은 대부분의 경우가 혈액순환의 이상에서 생긴다고 말할 수 있다. 즉 고혈압이나 저혈압, 동맥경화와 같은 병이 있을 경우에는 이러한 증상이 발생하기 쉽다.

또 소위 말하는 「눈이 핑핑 돈다」라는 회전성의 현기증은 내이(內耳, 속귀)의 림프액 순환에 이상이 생겨 일어나는 것이다.

[치료 포인트] 우선 머리의 백회(百會), 규음(竅陰), 각손(角孫), 예풍(翳風), 목의 천주(天柱), 풍지(風池), 완골(完骨) 등 혈액순환의 이상을 치료하는데 빠지지 않는 경혈을 천천히 반복하면서 지압을 한다. 만성화가 되어버린 현기증에는 천주나 풍지에 뜸을 뜨는 것도 매우 효과적이다.

그 외에도 견정(肩井), 심수(心兪), 간수(肝兪), 신수(腎兪)나 구미(鳩尾, 명치), 중완(中脘), 황수(肓兪)를 세게 지압하거나 태계(太谿), 족삼리(足三里)나 수삼리(手三里), 곡지(曲池) 등을 되풀이하면서 지압한다.

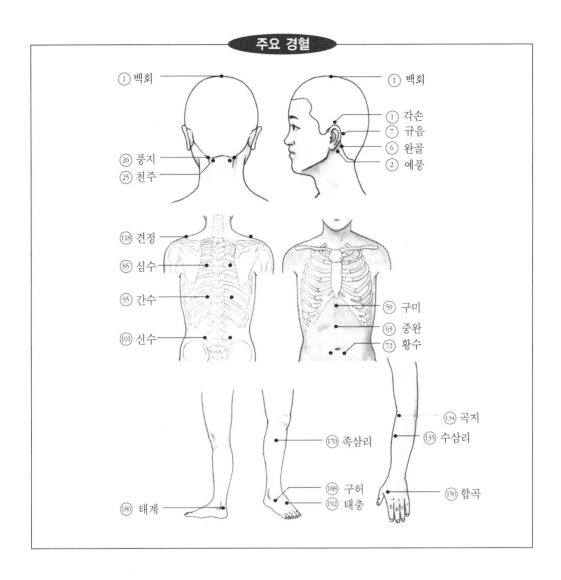

주요 경혈

① 백회
① 백회
① 각손
⑦ 규음
⑥ 완골
② 예풍
㉖ 풍지
㉕ 천주

⑱ 견정
⑧⑤ 심수
⑨⑤ 간수
⑩① 신수

㊾ 구미
㉟ 중완
㉔ 황수

⑭④ 곡지
⑬⑤ 수삼리
⑰⓪ 족삼리
⑱⑧ 구허
⑲② 태충
⑮⓪ 합곡
⑱⓪ 태계

🔵 치료 방법

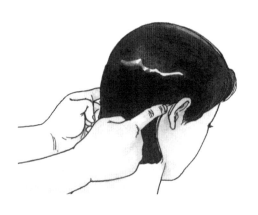

규음(竅陰) 귀 주변의 경혈 지압과 병행하면 머리 부분의
혈액순환이 좋아진다.

[위치] 머리 옆부분, 양쪽 귀의 바로 뒷부분.

[치료] 좌우의 경혈점을 손가락으로 세게 누른다. 이때 환자는 상반신을 바로 하여 곧은 자세를 취한다. 또 계속해서 예풍(翳風)과 각손(角孫) 등 귀 주변의 경혈점을 반복하여 지압하면 머리의 혈액순환을 좋게 한다. 귀울음이나 난청이 동반된 증상일 경우에는 특히 효과적이다.

풍지(風池) 현기증과 불쾌감을 완화시키는 등
머리의 모든 증상에 매우 효과가 있다.

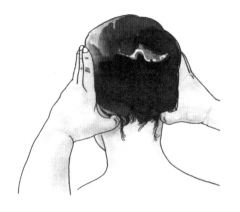

[위치] 목뒤의 머리카락이 나는 부분이며, 두 개의 굵은 근육의 바깥쪽을 약간 벗어나서 오목하게 들어간 부분.

[치료] 환자의 머리를 뒤에서 감싸듯이 하여 양손의 엄지손가락을 경혈점에 대고 밀가루를 반죽하듯이 주무르면서 누른다. 이 경혈은 머리의 여러 가지 증상에 효과가 있고 현기증 및 그와 동반되는 머리의 불쾌감도 완화시킬 수 있다.

백회(百會)

두통이나 난청을 동반하는 증상에
특히 효과가 있다.

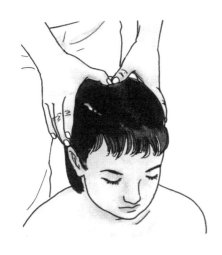

[위치] 양쪽 귀에서 똑바로 올라간 선과 미간을 중심으로 해서 올라간 선이 교차하는 머리 꼭대기 부분.

[치료] 우선 치료할 때 제일 먼저 이곳을 지압하면 전신의 불쾌한 증상을 완화시키는 데 효과적이다. 특히 두통이나 난청을 동반하는 증상에는 매우 효과가 있다. 시술자는 환자의 머리를 양손으로 감싸듯이 하면서 경혈점에 좌우의 엄지손가락을 대고 천천히 지압한다.

심수(心兪)

혈액순환장애가 원인이 되어 일어나는 현기증이나
앉아있다가 일어날 때 생기는 어지럼증에 효과가 있다.

[위치] 좌우의 어깨뼈 안쪽이며, 척추(제5척추)를 사이에 둔 양쪽 부분.

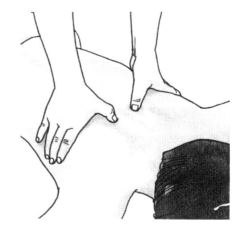

[치료] 환자를 엎드려서 눕게 하고 시술자는 그 옆구리에 무릎을 대고 앉아서 상반신을 앞으로 쑥 내밀어 양손의 엄지손가락으로 좌우의 경혈점을 동시에 누른다. 이것은 혈액순환에 장애가 있어서 현기증이 생기는 경우에 특히 효과가 있다. 견정(肩井), 간수(肝兪), 신수(腎兪) 등도 함께 지압하면 더욱 효과적이다.

태계(太谿) 현기증은 물론 심적 불안감을 안정시킨다.

[위치] 발의 안쪽 복사뼈의 바로 뒤쪽.

[치료] 시술자는 환자를 똑바로 눕게 하고 환자의 발끝에 앉아서 치료를 한다. 이때 발목을 손바닥으로 감싸듯이 하면서 엄지손가락으로 이 경혈을 누르면 좋다. 이렇게 지압하면 현기증은 물론 심적 불안감을 조금은 안정시키고 혈액순환이 악화되는 증상을 완화시킨다.

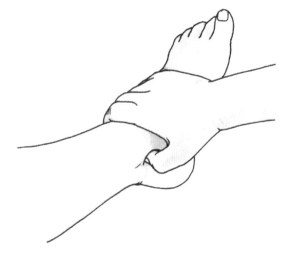

칼럼 메니에르증후군

　주변이 빙빙 도는 것처럼 느껴지는 회전성 현기증에 귀울음이나 난청, 구역질, 식은땀 등을 동반하는 증상이 메니에르병이다. 이런 증상의 모두 또는 일부에서 나타나는 증상을 총칭하여 메니에르증후군이라고 부른다.

　메니에르증후군의 발작이 나타나면 목의 천주, 풍지, 완골, 귀 뒤의 규음 등을 지압하는 것으로 어느 정도는 증상을 완화시킬 수 있다. 특히 이들 경혈점은 환자가 혼자서 지압을 할 수 있는 위치에 있기 때문에 차분하게 주무르듯이 문지르면서 누르면 매우 효과적이다.

상기되다 · 차가워지다

[증상] 부끄러울 때에 얼굴이 붉어지는 등 정신적인 흥분이 원인으로 일어나거나, 자율신경의 실조 등 몸 상태의 변화로 인하여 발작적으로 일어나는 경우가 있다.

특히 고혈압 등 혈압이나 혈액순환에 이상이 있을 때도 자주 볼 수 있는 증상이다. 이 경우 머리와 얼굴은 상기되어 있는데도 손발은 차다는 것이 특징이다. 또 갱년기장애 등 여성 특유의 병이 원인으로 나타나는 경우도 있다.

[치료 포인트] 상기되거나 차가운 증상이 동시 또는 교대로 나타나는 것을 동양의학에서는 상열하한(上熱下寒)이라고 말한다. 이것은 온몸을 순환하고 있는 기혈(氣血)이 상반신으로 모이기 때문에 머리 부분이 상기되는 반면, 하반신은 기혈이 부족하여 차가워지는 현상이 나타나는 것이다. 따라서 이 경우의 지압요법은 이 상반신에 과잉된 기혈을 하반신으로 유도하는 것을 목적으로 한다.

이 증상의 가장 간단한 가정요법은 열탕에 발을 넣는 요법(熱足浴)이나 발에 따뜻한 습포 등을 사용하는 방법이 있다. 머리가 상기되는 데는 천주와 풍지를, 전신의 혈액순환을 좋게 하는 데는 신수, 삼초수(三焦兪), 전중(膻中), 대거(大巨) 등의 지압이 효과적이다. 또 손발이 차가운 증상에는 축빈(築賓), 조해(照海) 등 손발의 각 경혈을 세게 지압하는 것을 반복하면 좋다.

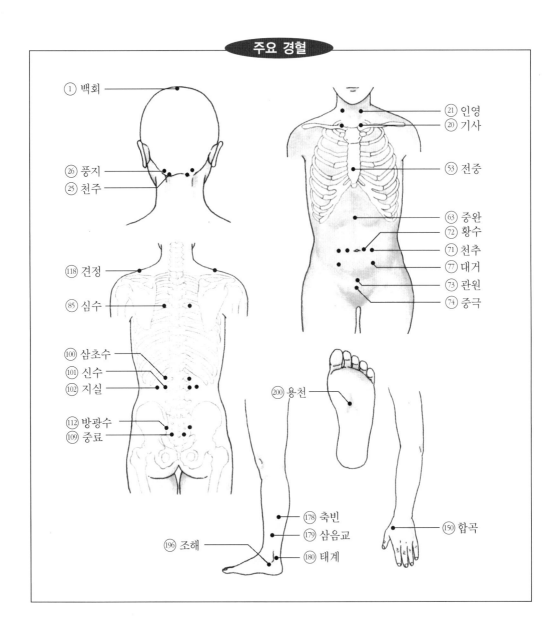

① 백회
㉖ 풍지
㉕ 천주
⑪⑧ 견정
⑧⑤ 심수
⑩⑩ 삼초수
⑩① 신수
⑩② 지실
⑪② 방광수
⑩⑨ 중료

㉑ 인영
⑳ 기사
㊿③ 전중
⑥③ 중완
⑦② 황수
⑦① 천추
⑦⑦ 대거
⑦③ 관원
⑦④ 중극

⑳⑩ 용천

⑪⑦⑧ 축빈
⑪⑦⑨ 삼음교
⑪⑧⑩ 태계
⑩⑨⑥ 조해

⑪⑤⑩ 합곡

🔵 치료 방법

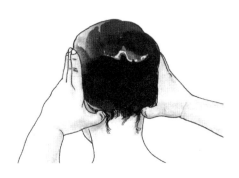

풍지(風池)   머리로 모인 혈액의 순환을 좋게
하여 상기된 불쾌감을 완화시킨다.

[위치] 목뒤의 머리가 난 언저리이며, 두 개의 굵은 근육의 양 바깥쪽에서 약간 벗어나서 오목하게 들어간 부분.

[치료] 환자의 머리를 뒤에서 감싸듯이 하며 양 손의 엄지손가락을 경혈점에 대고 문지르듯이 누른다. 이 경혈점을 지압하면 혈액순환이 촉진되고 머리 부분이 상기되거나 불쾌한 증상을 완화시킨다. 머리 꼭대기 부분의 백회, 풍지의 안쪽에 있는 천주의 경혈 지압을 병행하면 더욱 효과적이다.

전중(膻中)   상기되어 숨을 쉬기 곤란한 경우에
생기는 불쾌감을 완화시킨다.

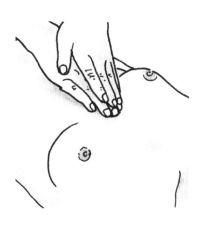

[위치] 좌우의 젖꼭지를 이은 선의 한가운데 부분.

[치료] 환자는 반듯하게 눕고 시술자는 환자의 옆에 무릎을 대고 상반신을 앞으로 쑥 내민다. 그 다음에 시술자는 환자의 목 방향으로 손가락 끝을 향하게 하여 환자의 가슴 한가운데에 양 손가락을 가지런히 겹쳐서 놓고 가운뎃손가락의 끝으로 지압을 반복한다. 이렇게 지압을 반복함으로써 상기되어 숨을 쉬기 곤란한 경우에 생기는 불쾌감 등을 완화시킨다.

| 대거(大巨) | 하반신이 냉한 증상을 완화시켜서
혈액순환을 좋게 한다. |

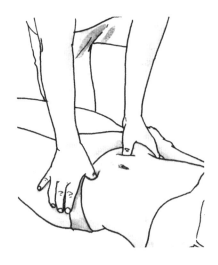

[위치] 배꼽에서 손가락 2마디만큼 바깥쪽에서 다시 2마디만큼 내려간 곳.

[치료] 환자는 반듯하게 눕고 시술자는 그 옆에 무릎을 대고 상반신을 앞으로 쑥 내밀어 좌우 양쪽의 경혈점을 동시에 엄지손가락으로 지압한다. 혈액순환 촉진과 하반신이 차가워지는 증상을 완화시키는 데 효과적이다. 또 가슴과 배 부분의 각 경혈을 함께 지압하면 더욱 효과가 있는데, 이 경우 힘을 너무 세게 가하지 않도록 주의해야 한다.

| 삼초수(三焦兪) | 몸이 빨갛게 달아오르거나 차가워지는 증상을
진정시키는 혈액순환 · 열에너지의 조절원이다. |

[위치] 제1요추의 양쪽에서 손가락 2마디만큼 떨어진 곳.

[치료] 환자를 엎드리게 하고 허리를 감싸듯이 손을 펴서 지압을 한다. 허리의 각 경혈을 지압하는 경우도 마찬가지로 한다. 삼초란 태어난 후에 얻은 인간의 열에너지에서 발생하는 것을 나타낸다. 그 이름이 붙여진 이 경혈은 전신의 혈액순환 조절에 관여하여 몸이 빨갛게 달아오르거나 차가워지는 증상을 진정시킬 수 있다.

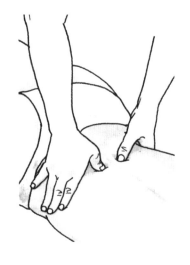

축빈(築賓)　다리의 혈액순환을 좋게 하여 차가워지는 증상을 완화시킨다.

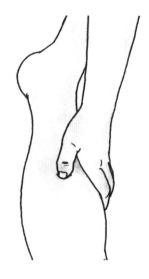

[위치] 다리 정강이의 안쪽으로, 발 안쪽 복사뼈에서 손가락 5마디만큼 올라간 윗부분.

[치료] 환자는 반듯하게 눕고 다리를 가볍게 벌린다. 시술자는 환자의 발끝 부분에 무릎을 대고 앉아서 정강이를 잡고 안쪽으로 엄지손가락에 힘을 넣어서 지압을 한다. 이 지압을 하면 다리의 혈액순환을 좋게 하고 차가워지는 증상을 완화시킬 수 있다. 또 이 경혈점 바로 아래에 있는 삼음교(三陰交)도 함께 지압하면 더욱 효과적이다.

조해(照海)　여성 질병이 원인일 경우 차가워지는 증상에 더욱 효과가 있다.

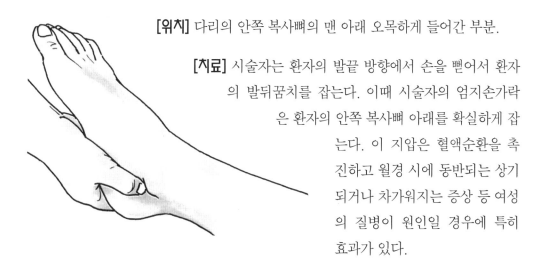

[위치] 다리의 안쪽 복사뼈의 맨 아래 오목하게 들어간 부분.

[치료] 시술자는 환자의 발끝 방향에서 손을 뻗어서 환자의 발뒤꿈치를 잡는다. 이때 시술자의 엄지손가락은 환자의 안쪽 복사뼈 아래를 확실하게 잡는다. 이 지압은 혈액순환을 촉진하고 월경 시에 동반되는 상기되거나 차가워지는 증상 등 여성의 질병이 원인일 경우에 특히 효과가 있다.

고혈압

[증상] 최고 혈압이 160mHg 이상 또는 최저 혈압이 95mHg 이상의 상태가 지속적일 때, 경우에 따라서 머리로 피가 올라가거나 온몸이 나른함을 느끼는 등의 증상이 나타난다. 어깨 결림이나 두통, 초조함 등을 호소하는 경우도 있지만 꽤 증상이 진전될 때까지 자각증상이 없는 경우도 많이 있다.

[치료 포인트] 심한 현기증이나 두통, 손발 저림, 구토, 가슴 통증 등이 있는 경우에는 반드시 전문의의 치료를 받는 것이 매우 중요하다. 이런 증상 이외에 계속되는 나른함, 머리로 피가 올라가는 증상, 목이나 어깨 결림 등에 대해서는 하나하나의 증상별로 경혈 치료를 한다.

이 중에서도 우선적인 것으로는 후두부(後頭部)의 부종이나 목 등이 뻐근한 증상을 푸는 것이 포인트가 된다. 그리고 두번째로는 손발이나 다리가 차가워지는 것을 막고 상반신만 상기되지 않도록 하는 것이다.

따라서 머리 부분의 백회, 목의 천주, 천정(天鼎), 손의 내관(內關), 합곡(合谷), 족삼리, 용천, 내용천 등이 중요한 경혈점이 된다. 또 그 외에도 견정(肩井), 등의 궐음수(厥陰兪)에서 신수(腎兪)까지와 복부의 대거(大巨) 등 치료 효과가 있는 경혈이 몇 개 있다.

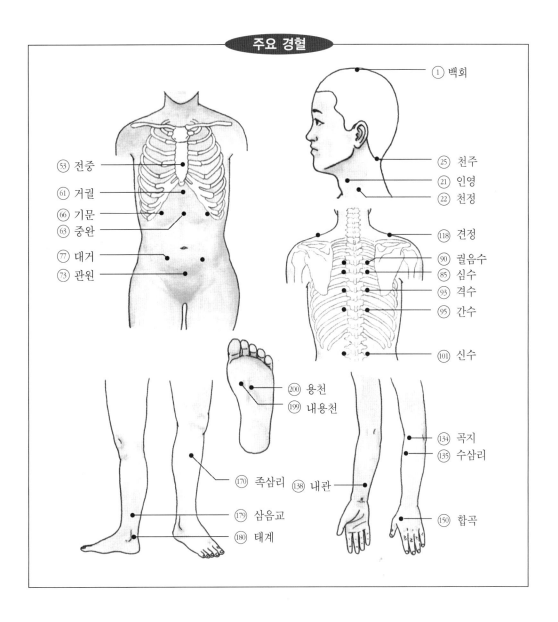

- ⑤③ 전중
- ⑥① 거궐
- ⑥⑥ 기문
- ⑥③ 중완
- ⑦⑦ 대거
- ⑦③ 관원

- ① 백회
- ㉕ 천주
- ㉑ 인영
- ㉒ 천정
- ⑪⑧ 견정
- ⑨⓪ 궐음수
- ⑧⑤ 심수
- ⑨③ 격수
- ⑨⑤ 간수
- ⑩① 신수

- ⑳⓪ 용천
- ⑲⑨ 내용천

- ⑰⓪ 족삼리
- ⑰⑨ 삼음교
- ⑱⓪ 태계

- ⑬⑧ 내관

- ⑬④ 곡지
- ⑬⑤ 수삼리
- ⑮⓪ 합곡

● 치료 방법

백회(百會) 두통이나 머리가 무거운 증상에는
우선 이 경혈점을 지압한다.

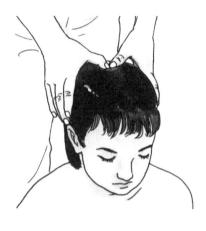

[위치] 양쪽 귀에서 똑바로 올라간 선과 미간의 중심
에서 올라간 선이 교차하는 머리의 꼭대기 부분.

[치료] 시술자는 환자의 머리를 양손으로 껴안듯이
경혈점에 좌우의 엄지손가락을 대고 천천히 지압을
한다. 이 지압에 의해서 온몸이 불쾌한 증상이 진정
되기도 한다. 혈압에 이상이 생겨서 일어나는 현기
증, 특히 두통이나 머리가 무거움 등을 동반하는 증
상에 효과적이다.

천정(天鼎) 혈액순환의 조절에 있어서 매우 중요한 경혈로서
목과 어깨 결림도 완화시킬 수 있다.

[위치] 목옆 부분, 목의 중간에 있는 갑상연골의 돌기에서 손가
락 1마디만큼 아래의 높이에서 목옆의 근육 뒷부분.

[치료] 시술자는 환자의 뒤에 서서 한쪽 손으로 환자의 몸을 지
탱하고, 다른 한쪽 손가락으로 경혈을 가볍게 지압
하면서 주무른다. 심장과 머리 부분을 연결하는 많
은 혈관이나 신경이 통해있는 곳이므로 혈액순환
의 조절에는 중요한 경혈점이다. 여기를 지압하면
목이나 어깨 결림도 완화시킬 수 있다.

신수(腎兪) 등에서 허리에 걸친 나른함과
결림을 완화시킬 수 있다.

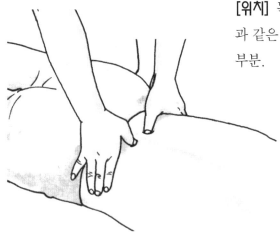

[위치] 늑골 중에서 가장 아래(제12늑골)의 끝
과 같은 높이에 있으며, 척추를 사이에 둔 양쪽
부분.

[치료] 시술자는 환자를 엎드리게 하
고 양손의 엄지손가락으로 경혈을
누른다. 등에서 허리에 걸친 나른함
과 결림을 푸는 데에 효과가 있다.
궐음수(厥陰兪)·심수(心兪)·간수
(肝兪)에서 신수(腎兪)까지를 누르
면서 마사지하는 것도 좋다.

합곡(合谷) 엄지손가락으로 강하게 지압하면
불쾌감이나 무기력감을 해소시킨다.

[위치] 손등에서 엄지손가락과 집게손가락의 사이.

[치료] 시술자는 환자의 손목을 한쪽 손으로 지탱
하고, 다른 한쪽 손으로 환자와 악수하듯이 하여
손등에 엄지손가락을 대고 조이듯이 강하게 누른
다. 나른함과 두통, 머리가 무거운 듯한 불쾌감이
나 무기력감을 완화시키는 것 외에, 고혈압에 의한
안저출혈(眼底出血)의 치료에도 이용되고 있다.

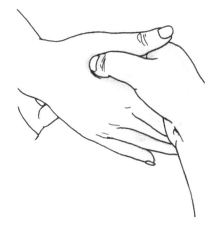

내용천(內湧泉) 주먹으로 반복하여 두드리면 혈압을 내리는 효과가 있다.

[**위치**] 엄지발가락쪽 발바닥에 불룩하게 올라간 부분을 중심으로, 발뒤꿈치쪽으로 오목하게 들어간 부분.

[**치료**] 주먹으로 좌우 교대로 가볍게 100번 정도 두드리면 혈압을 내리는 데 효과가 있다. 시술자는 환자를 엎드리게 하고 발바닥을 뻗게 한다. 환자가 혼자서 의자에 앉아서 두드려도 좋다. 또 내용천과 옆에 있는 용천(湧泉)을 엄지손가락으로 꽉 잡거나 문지르면 혈액순환이 좋아진다.

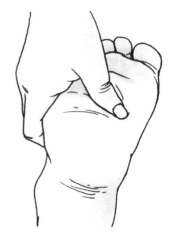

저혈압

[증상] 최고 혈압이 100~110mHg 이하일 경우를 저혈압이라고 말한다. 이 저혈압에는 어떠한 병이 원인이 되어 일어나는 2차성 저혈압과 자고 있을 때는 정상적인 혈압인데 일어나면 갑자기 혈압이 저하되는 기립성(起立性) 저혈압 또 원인불명의 본태성(本態性) 저혈압이 있다.

본태성 저혈압은 체질적인 면에 관계가 있다고 생각되며 나른함, 쉬 피곤함, 현기증이라는 전신증상이나 만성적인 두통, 어깨 결림, 식욕부진, 손발의 냉함 등의 모든 증상을 동반하기도 한다.

[치료 포인트] 2차성 저혈압의 경우에는 원인이 되는 병의 치료가 먼저 처리되어야 한다. 기립성 및 본태성 저혈압의 경우에는 그것과 동반하는 각 증상에 효과적인 지압요법을 실시한다.

특히 두통이나 머리가 무거운 증상이 매우 심할 경우에는 백회, 천주를 꽉 지압한다. 천주에서 견정쪽으로 마사지를 하면 혈액순환이 좋아지고, 어깨 결림이나 현기증에도 효과를 볼 수 있다. 등의 궐음수, 허리의 신수, 복부의 전중, 황수, 중완, 대거, 손의 극문(郄門), 발의 삼음교(三陰交)의 지압도 모든 증상에 효과가 있다.

손발이 차가워지는 데는 등의 격수(膈兪), 손의 신문(神門), 다리의 음릉천(陰陵泉)을 지압하고, 불면증이나 불쾌감 등의 신경증상에는 조해(照海)가 더욱 효과적이다.

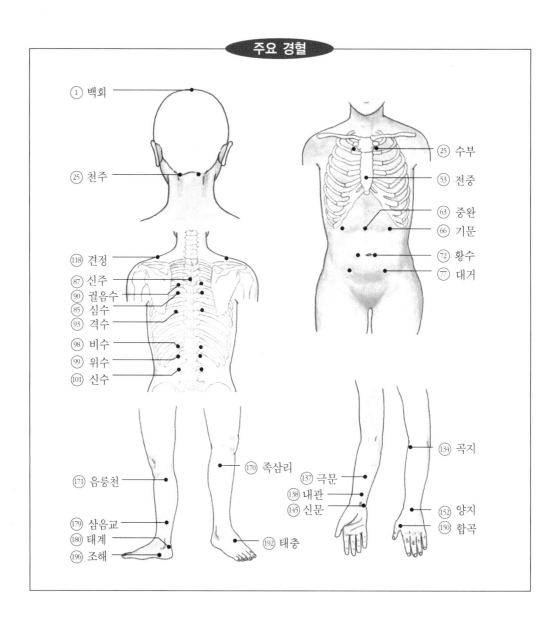

① 백회
㉕ 천주
⑪⑧ 견정
⑧⑦ 신주
⑨⓪ 궐음수
⑧⑤ 심수
⑨③ 격수
⑨⑧ 비수
⑨⑨ 위수
⑩① 신수
⑰① 음릉천
⑰⑨ 삼음교
⑱⓪ 태계
⑲⑥ 조해
⑰⓪ 족삼리
⑲② 태충
㉕ 수부
㊾③ 전중
⑥③ 중완
⑥⑥ 기문
⑦② 황수
⑦⑦ 대거
⑬④ 곡지
⑬⑦ 극문
⑬⑧ 내관
⑭⑤ 신문
⑮② 양지
⑮⓪ 합곡

치료 방법

궐음수(厥陰兪) 혈액순환을 좋게 하고, 나른함과 차가운
증상을 완화시킨다.

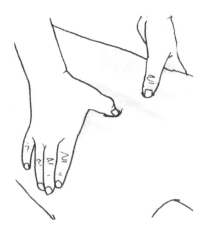

[위치] 좌우 어깨뼈의 안쪽에, 척추(제4흉추)를 사이
에 둔 양쪽 부분.

[치료] 시술자는 환자를 엎드리게 하고 경혈을 엄지
손가락으로 약간의 힘을 가해서 문지르듯이 누른다.
이 지압을 함으로써 혈액순환이 좋아지고 나른함과
차가운 증상이 완화된다. 저혈압의 치료에는 이 궐
음수에서 신수(腎兪)까지가 효과적이므로 정성을 다
해서 지압을 하면 증상이 개선된다.

천주(天柱) 목뒤의 긴장을 풀고 머리의 혈액순환을
좋게 한다.

[위치] 목뒤의 머리카락이 나는 부근에 있으
며, 두 개의 굵은 근육 바깥쪽에 오목하게 들
어간 부분.

[치료] 시술자는 환자의 머리를 뒤에서 양손
으로 감싸듯이 하고 엄지손가락으로 경혈점
을 지압한다. 이곳을 지압하면 목의 뻐근함
이 풀리고 머리와 몸의 혈액순환이 좋아진
다. 이 경혈점에서 견정(肩井)에 걸쳐서 마사
지를 함께 하면 머리가 무거운 증상이나 어

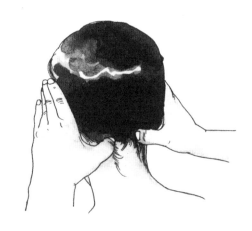

깨 걸림 등의 불쾌감을 치료할 수 있다.

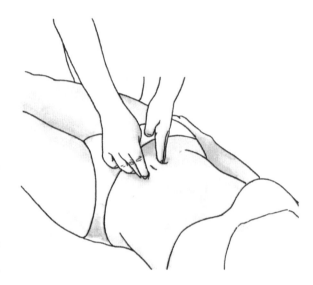

황수(肓兪) 저혈압인 사람에게 가장 많이 나타나는
만성적인 나른함을 해소시킨다.

[위치] 배꼽의 양쪽 옆부분.

[치료] 시술자는 환자를 반듯하게 눕히고, 양쪽 손가락을 세워서 집게손가락과 가운뎃손가락을 중심으로 하여 지압을 한다. 저혈압에서 자주 볼 수 있는 만성적인 나른함을 완화시키는 데 좋다. 또 만성적인 나른함과 동반되는 머리로 피가 올라가서 상기되는 증상과 차가운 증상을 완화시키는 데도 효과가 있다. 복부의 지압은 복부의 지방이 약간 들어갈 정도로 실시한다. 너무 힘을 가해서 지압하지 않도록 주의해야 한다.

백회(百會) 현기증 또는 앉았다가 일어날 때의 어지러운 증상이나 두통,
머리가 무거운 증상 등 저혈압의 모든 증상에 효과가 있다.

[위치] 양쪽 귀에서 똑바로 올라가는 선과 미간의 중심에서 올라간 선이 교차하는 머리의 꼭대기 부분.

[치료] 시술자는 환자의 머리를 양손으로 감싸듯이 하고 좌우의 엄지손가락을 경혈점에 대고 머리의 맨 위에서 꾹 누르듯이 지압을 한다. 이렇게 지압을 하면 혈압의 이상에 의

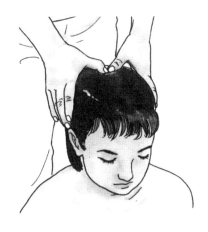

해서 생기는 현기증, 또는 앉았다가 일어날 때 생기는 어지러운 증상 특히 두통이나 머리가 무거운 증상 등이 동반되는 것을 개선시킬 수 있다. 또 전신의 불쾌감도 완전히 치료할 수 있다.

신문(神門)　손이 차갑거나 얼굴이 화끈거리는 증상 등을 완화시킨다.

[**위치**] 손목의 관절부분으로, 손바닥의 새끼손가락 끝 손목의 관절부분.

[**치료**] 환자는 손바닥을 위로 향하게 펼치고 시술자는 그 손바닥을 아래에서 건져 올리듯이 손목을 잡는다. 경혈의 위치에 엄지손가락을 대고 힘을 가해서 누른다. 이렇게 지압을 하면 손이 차갑거나 얼굴이 화끈거리는 증상이 완화된다. 순환기계의 병이 원인일 경우에도 매우 효과가 있는 경혈이다.

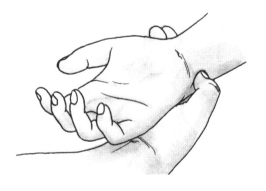

조해(照海)　　혈액순환을 좋게 하여 차가워지는 증상을 치료하는데 매우 효과적인 경혈로, 기경팔혈에 해당하며 신경증상에도 효과가 있다.

[위치] 발 안쪽의 복사뼈 맨 아래 오목하게 들어간 부분.

[치료] 시술자는 환자의 발끝 방향에서 손을 펼쳐서 환자의 발뒤꿈치를 잡고, 엄지손가락으로 환자의 안쪽 복사뼈 아래를 꽉 누른다. 이렇게 지압을 하면 혈액순환을 촉진시키고 저혈압 특유의 불면증이나 불쾌감 등의 신경증상에도 효과가 있다. 또 족삼리(足三里), 태계(太谿), 삼음교(三陰交), 음릉천(陰陵泉) 등도 함께 지압하면 더욱 효과가 좋다.

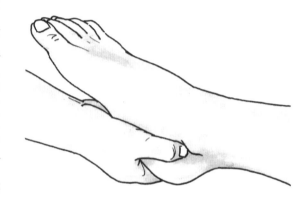

당뇨병

[증상] 왠지 모르게 몸이 나른해지고 쉽게 피곤이 쌓이거나 충분하게 식사를 하는데도 살이 찌지 않고 계속 마르거나, 또는 소변의 양이 많아지기도 하고 목이 자주 마르는 증상이 당뇨병의 전형적인 증상이라고 할 수 있다.

췌장에서 분비된 인슐린이 충분하지 않을 때, 체내의 당분이 에너지원으로서 잘 작용되지 않아서 일어나지만 그 원인은 췌장질환뿐만이 아니라 과음이나 과로, 비만, 스트레스 등 여러 가지를 들 수 있다.

[치료 포인트] 유감스럽게도 지압요법으로는 직접적으로 인슐린의 분비를 촉진할 수는 없다. 따라서 여기에서는 당뇨병과 동반되는 모든 증상의 완화 즉, 합병증의 완화와 췌장의 기능을 정상화시킬 수 있는 치료가 목적이 된다.

우선 췌장의 기능을 높이기 위해서 비수(脾兪)를 지압한다. 발의 삼음교(三陰交), 지기(地機) 등의 지압도 효과가 있다. 내장기능의 촉진을 위해서는 간수에서 위수(胃兪), 신수를 걸치면 중완에서 천추(天樞), 대거에 걸쳐서 지압을 실시한다.

온몸이 나른하거나 멍한 기분에는 목의 천주를 지압하고, 손발의 나른한 증상에는 곡지(曲池), 음릉천, 족삼리 등을 지압한다.

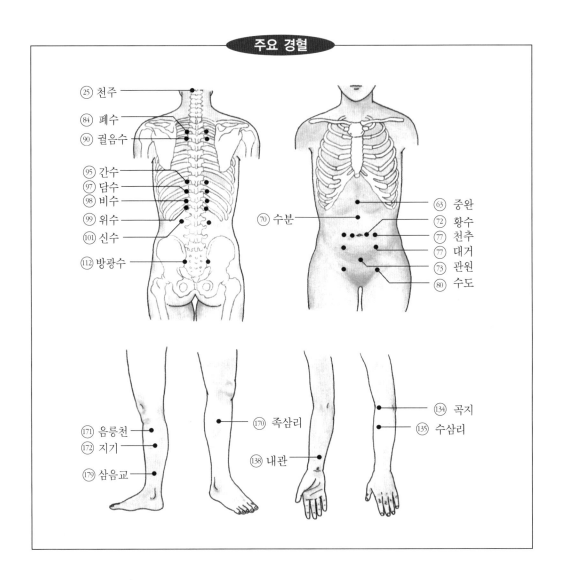

㉕ 천주
㉝ 폐수
㉧ 궐음수
㉟ 간수
㉞ 담수
㉞ 비수
㉟ 위수
⑩ 신수
⑪ 방광수

⑦ 수분
㉓ 중완
㉞ 황수
㉟ 천추
㉟ 대거
㉞ 관원
⑩ 수도

⑰ 음릉천
⑰ 지기
⑰ 삼음교
⑰ 족삼리
⑬ 내관
⑬ 곡지
⑬ 수삼리

🔵 치료 방법

비수(脾兪) 췌장의 기능을 높이고, 당뇨병의 증상을 완화시킬 수 있는 중요한 경혈점이다.

[**위치**] 등의 상하 한가운데 정도이며, 척추(제11흉추)의 양쪽 부분.

[**치료**] 환자를 엎드리게 하고 시술자는 양손으로 환자의 등에 손바닥을 대고, 좌우의 경혈점을 엄지손가락으로 동시에 약간의 힘을 가해서 누른다. 이 지압은 췌장의 기능을 높이고 당뇨병의 증상을 완화시킬 수 있다. 바로 아래의 위수(胃兪)도 함께 지압하면 위의 기능도 조절하기 때문에 보다 효과적이다.

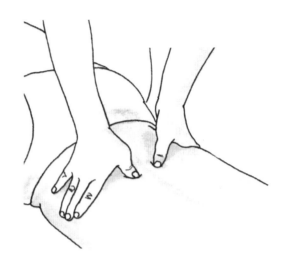

천주(天柱) 당뇨병과 동반되는 증상으로 멍한 느낌과 온몸이 나른한 증상을 푸는 데 좋다.

[**위치**] 목뒤의 머리카락이 나는 부근이다. 두 개의 굵은 근육의 바깥쪽에 오목하게 들어간 부분.

[**치료**] 시술자는 환자의 머리를 뒤에서 양손으로 감싸듯이 하고 엄지손가락으로 주무르듯이 지압을 한다. 이 지압으로 인하여 목의 뻐근함이 풀리고 혈액

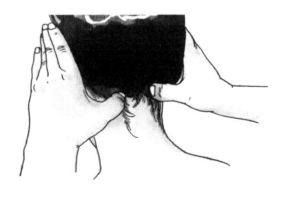

순환을 좋게 하며, 나른한 증상이나 멍한 불쾌감 등 당뇨병에 동반되는 전신증상을 완화시킬 수 있다.

천추(天樞) 소화기계와 비뇨기계 각각의 기능을 촉진하는 효과가 있다.

[위치] 배꼽의 양옆에서 손가락 2마디만큼 바깥쪽.

[치료] 환자를 똑바로 눕게 하고 양손의 집게손가락과 가운뎃손가락, 약손가락을 가지런하게 좌우의 경혈점에 대고 동시에 복부의 지방을 가볍게 찌르는 정도로 지압을 한다. 이 지압은 소화기계와 비뇨기계의 기능 촉진에 효과를 나타낼 수 있다. 자주 소변을 보거나 많은 양의 소변을 볼 경

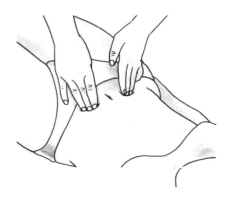

우에는 근처에 있는 수분(水分)이나 수도(水道)의 경혈점도 함께 지압하면 좋다.

곡지(曲池) 목이 마르거나 아프거나 불쾌한 경우에 특히 효과가 있는 경혈이다.

[위치] 팔꿈치를 구부렸을 때 엄지손가락쪽으로 오목하게 들어간 부분.

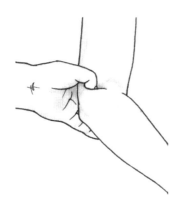

[치료] 팔꿈치를 꽉 잡듯이 하고 경혈의 위치에 엄지손가락을 댄다. 누를 때는 엄지손가락의 관절을 구부려서 힘을 가해 지압을 한다. 이것은 목의 증상에 효과가 있는 경혈이며, 당뇨병과 동반되는 것으로 목이 마르거나 아픈 등의 불쾌한 증상을 완화시키는 데 효과가 있다.

대거(大巨) 복부 마사지의 병용으로 위장의 기능을 조절한다.

[위치] 배꼽에서 손가락 2마디만큼 바깥쪽에서 2마디만큼 내려간 곳.

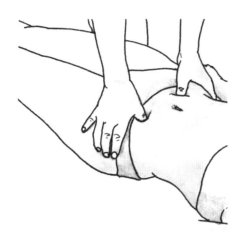

[치료] 환자를 똑바로 눕게 하고 시술자는 그 옆에 무릎을 대고 상반신을 앞으로 쭉 내밀어서 좌우 양측의 경혈점을 동시에 엄지손가락으로 지압한다. 위장의 기능을 조절하는 데 효과가 있으며, 아울러 중완(中脘)에서 관원(關元)까지 마사지를 하면 효과적이지만 너무 힘을 가해서 하지 않도록 주의해야 한다. 숨을 들이마시고 난 다음에 숨을 내쉴 때 눌러주는 것이 요령이다.

삼음교(三陰交) 췌장의 기능을 높이고 내장질환의 증상을 완화시킨다.

[위치] 발의 안쪽 복사뼈에서 손가락 3마디만큼 올라간 곳.

[치료] 환자를 똑바로 눕게 하고 가볍게 발을 벌리게 한다. 시술자는 환자의 경혈 위치에 엄지손가락을 대고 환자의 정강이를 손바닥으로 감싸듯이 하면서 엄지손가락에 힘을 가한다. 췌장의 기능을 높이고 위가 약한 증상 등 내장질환을 완화시키는 데 효과가 있고, 지기(地機)를 함께 지압하면 더욱 효과적이다.

구역질 · 구토

[증상] 구역질이나 구토가 일어날 경우에는 보통 속이 메슥거리고 얼굴색이 나빠지거나 고통을 동반하게 된다. 이 경우에는 중증병으로 볼 수도 있지만, 일반적으로는 위나 장 등의 소화기계의 병일 경우가 대부분이다.

구토는 일종의 반사적인 생리현상으로 부패된 음식물이나 독이 들어있는 약물 등이 위에 들어간 경우에 내뱉는 증상으로서 이것들을 몸 밖으로 제거하여 몸을 지키려고 하는 것이다. 그리고 구역질은 구토를 하기 전에 예고라고 말할 수 있다.

[치료 포인트] 원인이 되는 병이나 유해물이 있으면 그 치료와 제거가 먼저 이루어져야 한다. 그 이외의 경우에는 안정과 보온에 힘쓰고 심한 복통 등의 증상이 있을 경우를 제외하고 지압요법으로 증상을 진정시킬 수 있다.

소화기계 중에서 위의 기능장애가 주된 원인으로 생각되는 경우에는 위수, 중완, 천추, 거궐(巨闕) 등을 중심으로 지압한다. 간장이나 쓸개의 기능장애라고 생각되는 경우에는 간수, 담수, 기문(期門)도 함께 지압한다.

또 위장의 기능을 반사적으로 조절하기 위해서는 족삼리나 여태(厲兌), 축빈(築賓) 등이 유효하다. 속이 울렁거리는 구역질을 멈추게 하기 위해서는 기사(氣舍)의 지압이 효과적이다.

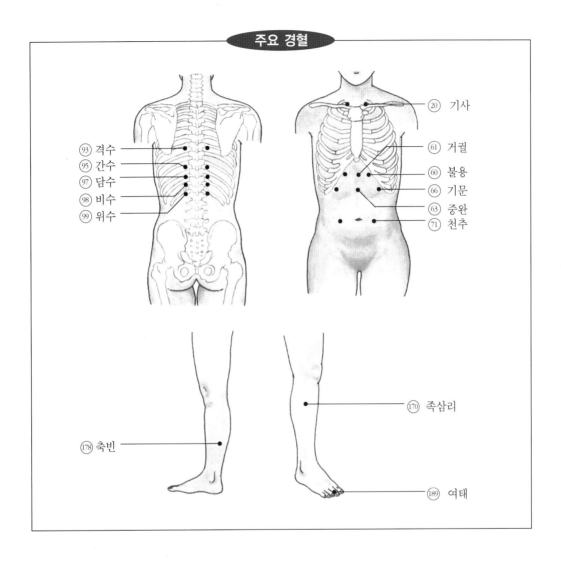

93 격수
95 간수
97 담수
98 비수
99 위수

20 기사
61 거궐
60 불용
66 기문
63 중완
71 천추

170 족삼리

178 축빈

189 여태

◉ 치료 방법

기사(氣舍) 구역질과 위통에 효과가 높은 경혈점으로, 속이 메슥거릴
때는 이 경혈점을 반복해서 지압을 한다.

[위치] 목 앞의 중심에서 양옆으로 흉골의 상단부분이며, 쇄골이 시작되는 윗부분.

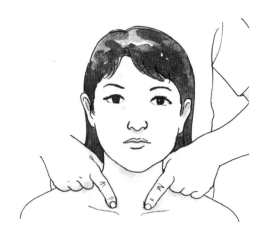

[치료] 집게손가락으로 양쪽의 경혈을
동시에 약간의 힘을 가해서 지압을 한다.
1회의 지압은 3~5초 정도로 하고, 이것
을 3~5회 반복하면 속이 메슥거리는 증
상이나 구역질이 진정된다. 이 경혈을 자
극함에 따라서 미주신경(迷走神經)이 자
극되어 위의 기능을 활발하게 하고 위통
이나 구역질 등의 증상을 완화시킨다.

위수(胃兪) 등의 긴장을 풀고 위장의 기능을
활발하게 한다.

[위치] 등의 중앙에서 약간 아래로 척추(제12
흉추)를 사이에 둔 양쪽 부분.

[치료] 시술자는 엎드려 있는 환자의 등에 양
손바닥을 대고 좌우의 경혈점을 엄지손가락
으로 동시에 약간의 힘을 가해서 누른다. 등
의 긴장을 풀고 위장의 기능을 활발하게 하
는 데 효과가 있다. 간수(肝兪)와 비수(脾兪)

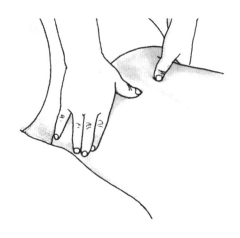

도 함께 지압을 하면 더욱 좋다.

거궐(巨闕) 가슴의 통증을 완화시키고 위산과다증이나 위경련,
만성 위장병에도 효과가 있다.

[위치] 명치의 한가운데 부분.

[치료] 환자를 바로 눕게 하고 시술자는 그
옆에 무릎을 대고, 환자의 목 방향으로 향
하여 양손의 손끝을 가지런하게 겹쳐서 놓
고, 명치를 가운뎃손가락 끝으로 반복해서
지압을 한다. 이렇게 지압을 하면 구토할
때 생기는 가슴의 통증이 완화된다. 위산과
다증, 위경련, 만성 위장병에도 효과가 있
는 경혈점이다.

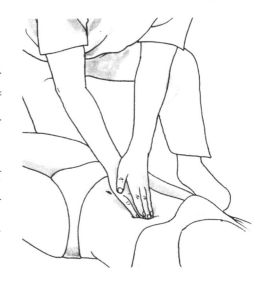

천추(天樞) 소화기계의 기능을 촉진하는 경혈이며
지압뿐만 아니라 마사지도 효과적이다.

[위치] 배꼽의 양옆에서 손가락의 2마디만큼 바깥 부분.

[치료] 환자를 바로 눕게 하고 양손의 집게손가락
과 가운뎃손가락, 약손가락을 가지런하게 모
아서 복부의 지방을 가볍게 찌르듯이 지압을
한다. 이렇게 지압을 하면 소화기계의 기능이 촉진된다. 명치에서 이 경혈까지의 범위
를 천천히 마사지하는 것도 매우 좋다.

여태(厲兌) 명치의 불쾌감 등 위에 관한 모든 증상에 효과가 있다.

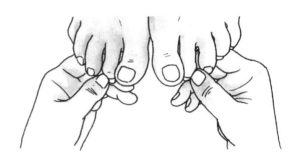

[위치] 두번째 발가락의 발톱 옆부분.

[치료] 양쪽 두번째 발가락의 발톱 옆부분을 손가락으로 잡고 문지르면서 누른다. 이 지압은 위의 증상을 완화시키는 데 효과가 있다. 특히 명치가 당겨서 왠지 모르게 배가 몹시 아픈 느낌이 들거나 메슥거리는 느낌이 있을 경우에 이 경혈점을 지압하면 효과가 있다.

족삼리(足三里) 위가 체한 것을 풀어주고 간장이나 쓸개가 원인으로 인한 증상에도 효과가 있다.

[위치] 종아리의 바깥쪽으로, 대략 손가락 3마디만큼 내려간 곳.

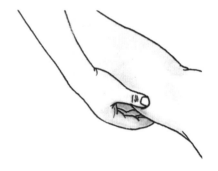

[치료] 환자를 똑바로 눕게 한 자세에서 시술자가 좌우 다리의 경혈을 각각 지압한다. 환자 자신이 스스로 지압할 경우에는 의자에 앉아서 하면 치료하기 쉽다. 일반적인 소화기계 증상 또는 위가 체했거나 간장이나 쓸개 등의 증상에도 효과가 있다.

숙취 · 멀미

[증상] 숙취라는 것은 과음으로 두통이나 머리가 무거운 증상, 구역질, 구토, 식욕부진, 허탈감 등의 증상이 나타나는 것을 말한다. 이러한 증상을 방지하기 위해서는 과음을 하지 않도록 음주량을 적절하게 조절하는 것이 중요하다.

또한 멀미는 차를 탔을 때 전해지는 몸의 기능이나 진동이 자율신경의 일시적인 변화를 가져와서 구역질이나 기분이 불쾌해지는 증상을 일으키는 것으로 보여진다.

[치료 포인트] 숙취와 멀미는 각각 원인은 다르지만 둘 다 불쾌감이나 구역질 등의 증상을 진정시킬 수 있는 치료가 포인트라고 말할 수 있다.

머리의 백회, 목의 천주, 풍지, 완골을 지압하면 숙취 시의 두통이나 머리가 무거운 증상에 효과가 있다. 또 이 지압을 함으로써 멀미의 경우에는 술에 취했을 때처럼 가슴이 울렁거리는 증상을 가라앉히는 데도 효과적이다. 구역질이나 속이 메슥거리는 것에는 복부의 구미(鳩尾)에서 기문(期門), 천추(天樞)에 걸쳐서, 등의 궐음수에서 간수, 신수에 걸쳐서 각각의 경혈점을 지압한다.

멀미의 경우에는 이 지압에 추가적으로 머리의 규음(竅陰), 예풍(翳風), 발의 축빈, 지기 등을 엄지손가락으로 꾹 눌러서 지압하면 더욱 효과가 있다.

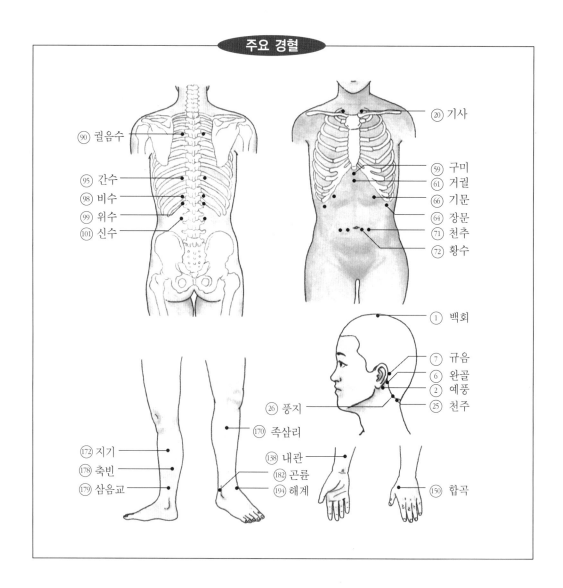

90 궐음수
95 간수
98 비수
99 위수
101 신수

20 기사
59 구미
61 거궐
66 기문
64 장문
71 천추
72 황수

1 백회
7 규음
6 완골
2 예풍
25 천주
26 풍지
170 족삼리

172 지기
178 축빈
179 삼음교

138 내관
182 곤륜
194 해계

150 합곡

🔵 치료 방법

백회(百會) 숙취로 인한 두통이나 머리가 무거운 증상 또는 멀미로 가슴이 울렁거리는 증상도 가라앉힌다.

[위치] 양쪽 귀에서 똑바로 올라간 선과 미간의 중심에서 올라간 선이 교차하는 머리의 꼭대기 부분.

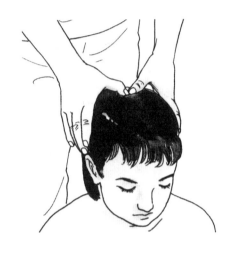

[치료] 시술자는 환자의 머리를 양손으로 감싸 안고 좌우의 엄지손가락으로 천천히 경혈점을 확실하게 지압한다. 숙취로 인한 두통이나 머리가 무거운 증상을 말끔히 없애주는 데 효과가 좋다. 또 멀미인 경우 가슴이 울렁거리는 증상도 진정시킬 수 있다.

규음(竅陰) 평형감각과 관계가 있는 경혈로 멀미를 할 경우에 보다 더 효과가 있다.

[위치] 머리의 옆부분으로 양쪽 귀의 바로 뒷부분.

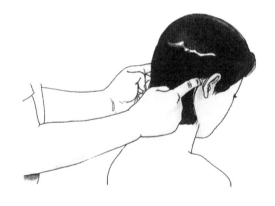

[치료] 좌우의 경혈을 집게손가락으로 세게 누른다. 이때 환자는 상반신을 똑바로 하고 앉아 있는 자세를 취한다. 계속해서 예풍(翳風)이나 완골(完骨) 등의 지압도 함께 하면 더욱 효과가 높다. 이것들은 평형감각과 관계가 있는 경혈점들이며, 교

통수단으로 목적지까지 갈 때 차의 움직임에 따라서 내이(內耳, 속귀)의 림프액 순환이 영향을 받아서 일어나는 멀미에 특히 효과가 있다.

천주(天柱)   술에 취했을 때의 멍한 느낌이나 나른함을 말끔하게 없애준다.

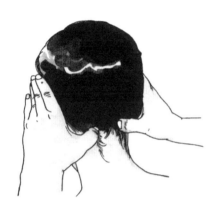

[위치] 목뒤에 머리카락이 나있는 두 개의 굵은 근육의 바깥쪽에서 오목하게 들어간 부분.

[치료] 시술자는 환자의 머리를 뒤에서 양손으로 감싸듯이 하여 엄지손가락으로 주무르듯이 지압을 한다. 이 지압에 의해서 목이 뻐근한 증상을 풀 수가 있고 혈액순환을 좋게 한다. 또 술에 취했을 때의 나른함이나 멍해진 불쾌감 등의 증상을 완화시킬 수 있으며, 가슴이 울렁거리는 증상도 진정시킨다.

간수(肝兪)   기분이 나쁘거나 구역질하고 속이 메슥거리는 증상을 진정시킨다.

[위치] 등의 상하 한가운데보다 약간 위쪽, 척추(제9흉추)를 사이에 둔 양쪽 부분.

[치료] 시술자는 엎드려 있는 환자의 등에 양 손바닥을 대고 좌우의 경혈점을 엄지손가락으로 동시에 약간의 힘을 가해서 누른다. 이 지압은 등의 긴장을 풀고 내장, 특히 간장의 기능을 높인다. 비수(脾兪)와 위수(胃兪)의 지압도 함께 하여 구역질

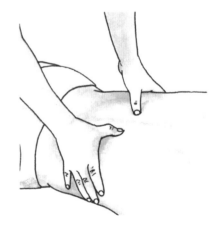

이나 속이 메슥거리는 증상을 진정시킬 수도 있다.

축빈(築賓) 차를 타기 전에 미리 반복하여 지압을 하면
멀미를 예방할 수 있다.

[위치] 다리 정강이의 안쪽으로, 발 안쪽 복사뼈에서 손가락
5마디만큼 윗부분.

[치료] 시술자는 바로 누운 환자의 발끝 방향에서 정강이
를 잡고 안쪽의 경혈점에 엄지손가락으로 힘을 가해서
지압을 한다. 멀미를 예방하는 데 효과적인 경혈점
으로 알려져 있고, 오랫동안 승차할 경우에는 이
경혈점을 반복하여 지압하거나 미리 이 부분에
뜸을 뜨는 것도 효과가 높다.

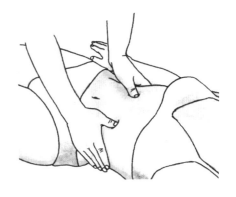

기문(期門) 숨이 막히는 것을 완화시키고, 구역질이나
구토에도 효과가 있다.

[위치] 젖꼭지의 맨 아래이며, 제9늑골의 안쪽
부분.

[치료] 시술자는 바로 누워 있는 환자의 늑골 아
래 방향을 양손으로 덮듯이 하고 엄지손가락으
로 경혈을 누른다. 이 지압은 숨이 막히는 것을
완화시키는 데 효과가 있다. 구역질이나 구토가
있을 경우에는 특히 주변의 복부 경혈 지압과 마
사지를 병행하는 것도 좋다.

반신불수(뇌졸중)

[증상] 뇌의 혈관이 막혔거나 파괴되어서 일어나는 것으로서, 몸의 좌우 중 어느 한쪽이 마비상태가 되는 것을 뇌졸중에 의한 반신불수라고 말한다. 반신불수가 된 직후 어느 정도는 손발이 축 늘어진 마비상태가 되어, 손발을 거의 움직일 수 없는 상태가 되는 경우가 많다. 이러한 상태가 지속되면 완전히 마비상태가 된다.

특히 손은 손바닥을 펼칠 수가 없게 되고, 발은 발 뒤쪽이 계속해서 뻗쳐진 상태가 된다. 마비된 손과 발은 차가워지거나 화끈거리고 붓거나 아프기도 한다.

[치료 포인트] 운동기능의 회복을 위한 치료가 효과를 볼 수 있는 것은 마비가 된 후 반년 정도에서 1년 정도까지 시간이 걸린다. 먼저 전문의의 치료를 받으면서 사회로의 복귀 운동(rehabilitation)을 하는 것이 매우 중요하다.

지압요법으로는 손발의 마사지를 중심으로 하여 몸의 기능을 정상적인 상태로 회복하려는 훈련을 순조롭게 할 수 있도록 도와준다. 머리와 목과 어깨를 마사지하거나 근육이 딱딱해져 있는 것을 풀어주어 관절의 기능이 원활하게 되도록 등의 궐음수(厥陰兪), 손의 곡지(曲池) 등, 등이나 손발의 여러 경혈점을 가볍게 지압해도 좋을 것이다.

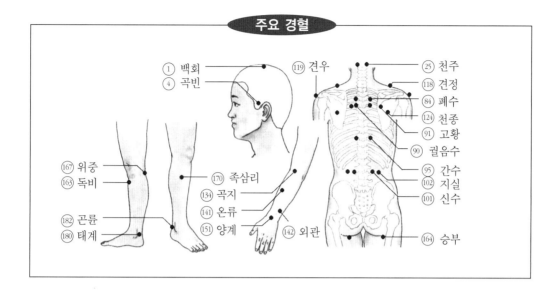

주요 경혈

① 백회
④ 곡빈
⑪⑨ 견우
㉕ 천주
⑪⑧ 견정
⑧④ 폐수
⑫④ 천종
⑨① 고황
⑨⓪ 궐음수
⑨⑤ 간수
⑩② 지실
⑩① 신수
⑯⑦ 위중
⑯③ 독비
⑰⓪ 족삼리
⑬④ 곡지
⑭① 온류
⑮① 양계
⑭② 외관
⑱② 곤륜
⑱⓪ 태계
⑯④ 승부

🔵 치료 방법

곡지(曲池) 팔꿈치의 운동을 하기 전에 가볍게 자극을 주어서 긴장을 풀어준다.

[위치] 팔꿈치를 구부렸을 때 엄지손가락쪽으로 오목하게 들어간 부분.

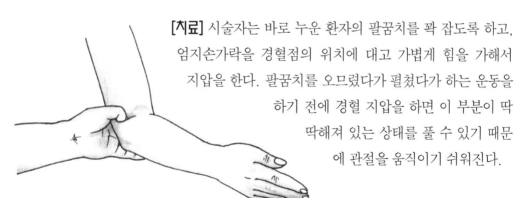

[치료] 시술자는 바로 누운 환자의 팔꿈치를 꽉 잡도록 하고, 엄지손가락을 경혈점의 위치에 대고 가볍게 힘을 가해서 지압을 한다. 팔꿈치를 오므렸다가 펼쳤다가 하는 운동을 하기 전에 경혈 지압을 하면 이 부분이 딱딱해져 있는 상태를 풀 수 있기 때문에 관절을 움직이기 쉬워진다.

궐음수(厥陰兪)　무리하지 않는 자세로 가볍게 등을 자극한다.

[위치] 어깨뼈의 안쪽이며, 척추(제4흉추)를 사이에 둔 양쪽 부근.

[치료] 보통 등의 경혈점은 환자를 엎드리게 하여 치료를 하지만, 반신불수 환자의 경우는 엎드린 자세를 취하는 것이 무리가 있기 때문에 옆으로 눕도록 한다. 시술자는 환자를 옆으로 눕게 하여 한쪽 손으로 지탱하고, 다른 한쪽 손으로 등을 가볍게 문지른다. 계속해서 손을 가지런하게 모으고 손끝으로 경혈을 가볍게 자극하여 등이 뻐근하거나 통증이 오는 증상을 완화시킬 수 있다.

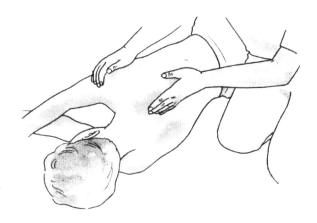

🖐 칼럼 반신불수 환자의 관절운동

반신불수 환자는 손발이 굳어졌기 때문에 똑바로 몸을 뻗고 잠을 잘 수가 없다. 더구나 계속해서 똑같은 자세를 오랫동안 지속하고 있으면 다른 병을 유발시키는 원인이 되기도 한다. 환자가 자기 스스로 자유롭게 움직일 수 없는 경우에는 간호하는 사람이 몇 시간에 한 번씩 환자의 몸의 방향이나 손발의 위치를 바꿔 줄 필요가 있다.

환자의 몸 방향을 간호하는 사람이 바르게 하는 것이 환자의 관절이 굳어지거나 변형되는 것을 방지하는 것과도 깊은 연관성이 있다. 또 환자의 손발 관절을 움직이는 운동을 간호하는 사람이 도와줌으로써 환자의 몸 기능을 정상적으로 빨리 회복하는 데 도움을 준다.

① 굳어진 손발을 똑바로 하기 위해서는, 바로 누운 환자의 마비된 쪽 어깨를 옆으로 벌려서 팔과 겨드랑이 사이에 원통모양으로 말은 둥근 모포를 끼워서 고정한다. 마비된 쪽의 발바닥에는 침대나 벽에 기대 세운 판을 대고 발이 안쪽이나 바깥쪽으로 향하지 않도록 베개나 모포, 방석 등으로 고정시킨다. 손에는 수건 등을 잡게 한다.

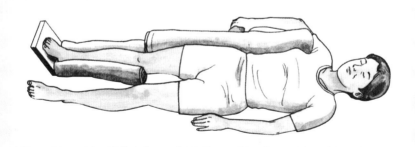

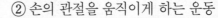

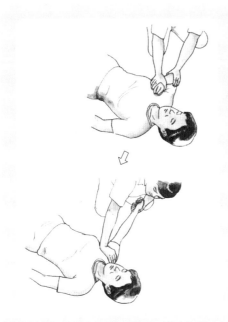

② 손의 관절을 움직이게 하는 운동

간호하는 사람은 환자의 손목을 잡고 팔을 편다. 환자가 아프지 않을 정도로 천천히 조금씩 움직이는 것이 요령이다.

처음에는 팔꿈치를 눌러서 전완(前腕)과 상완(上腕)이 직각이 되게 한 다음 누르는 장소를 겨드랑이 부분으로 이동하고 팔을 똑바로 뻗게 한다. 이것을 천천히 계속 반복한다. 굳어서 오므라진 손가락을 하나씩 풀어서 벌리거나 손목을 천천히 회전시키는 운동을 함께 해도 좋다.

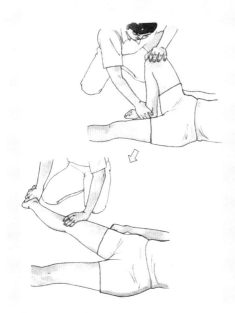

③ 다리의 관절을 움직이게 하는 운동

간호하는 사람은 환자의 발목과 무릎을 잡고 발을 구부렸다가 펼쳤다가 한다. 환자가 아프지 않을 정도로 천천히 조금씩 움직이게 하는 것이 요령이다.

처음에는 무릎을 누르면서 서서히 다리를 구부리게 하고, 어느 정도까지 구부러지면 다음에는 천천히 되돌린다. 이것을 여러 번 반복하는 것이 좋다. 발목을 누르고 발끝을 바깥쪽으로 향하게 하거나, 발목을 천천히 돌리는 운동을 함께 하면 좋다.

너무 말랐거나 너무 살찐 경우

[증상] 식욕이 있는데도 체질적으로 살이 찌지 않는 사람도 있지만, 일반적으로 너무 마른 사람은 위장이 그다지 좋지 않은 사람이거나 신경질적인 사람이 많다. 이런 사람 중에는 만성적으로 내장에 병이 있는 경우도 볼 수 있다.

한편 너무 살이 찐 경우에는 주로 음식 섭취를 편식하거나 너무 많이 먹거나 운동부족 등이 원인으로 나타난다. 너무 살이 찐 경우라면 동맥경화나 고혈압, 심장병을 초래하기 쉽기 때문에 주의해야 할 필요가 있다.

[치료 포인트] 너무 마른 경우에는 위장의 기능을 정비하여 소화활동을 활발하게 하는 등의 위수, 비수, 복부의 대거, 족삼리, 지기 등의 각 경혈점을 지압한다. 신경질적이며 먹는 것이 적고 체력이 약한 사람도 허리의 신수를 지압하여 온몸에 활력을 준다. 단이 경혈점을 지압할 때는 너무 세게 누르지 않도록 주의해야 한다.

한편 너무 살이 찐 경우에는 등이나 발의 각 경혈을 지압하고, 복부의 각 경혈에 따른 가벼운 마사지도 효과적이다. 명치에서 늑골의 안쪽 부근을 따라서 어루만지거나 하복부까지를 쓰다듬듯이 주무른다. 또 기문(期門)에서 관원(關元)까지를 쓰다듬어 내리듯이 하는 것이 좋다. 또한 다리에 지방이 붙기 쉬운 사람은 종아리의 승산(承山) 등을 자극하면 효과적이다.

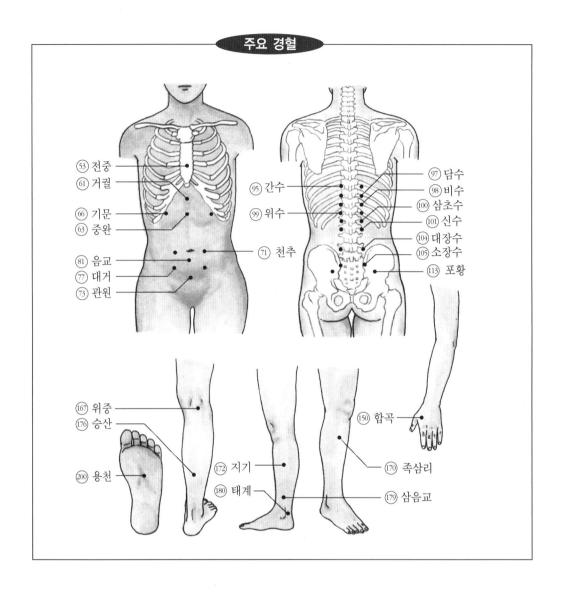

53 전중
61 거궐
66 기문
63 중완
81 음교
77 대거
73 관원

95 간수
99 위수
71 천추

97 담수
98 비수
100 삼초수
101 신수
104 대장수
105 소장수
113 포황

167 위중
176 승산
200 용천

172 지기
180 태계

150 합곡
170 족삼리
179 삼음교

74

● 치료 방법

신수(腎兪) 신경질적이며 식사의 양이 적어서 너무 마른 사람에게 체력과 활력을 넣는다.

[**위치**] 가장 아래의 늑골 끝부분과 같은 높이에 있으며, 척추를 사이에 둔 양쪽 부근.

[**치료**] 시술자는 환자를 엎드리게 하고 양손의 엄지손가락으로 경혈을 누른다. 이 경혈을 지압함으로써 허리의 긴장을 풀고 온몸의 체력 증강과 활력 증진에 도움이 된다. 또 소화기의 기능을 높이는 위수와 비수 등, 등의 각 경혈점을 지압한 후에는 등에서 허리까지의 마사지를 병행하는 것도 좋다.

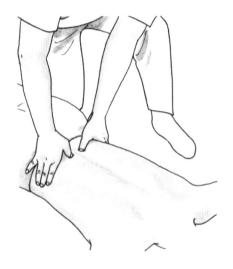

승산(承山) 다리에 지방이 붙기 쉬운 사람은 지압과 마사지로 종아리를 날씬하게 한다.

[**위치**] 다리 뒤쪽 종아리의 중심선상에서 힘줄과 근육이 구별되는 부분.

[**치료**] 엎드린 환자의 종아리에 있는 경혈점을 엄지손가락의 불룩한 부분으로 몇 초간, 2~3회 이상 반복하여 누른다. 다리가 너무 굵고 지방이 붙기 쉬운 사람은 이 부분의 근육을 흔들거나 주무르거나 하여 자극을 주면 더욱 효과적이다. 끈기 있게

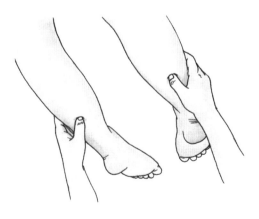

지속적으로 이 경혈점을 지압하면 다리가 가늘어지게 된다.

☞ 칼럼 복부 지방을 빼는 마사지

　바로 누운 환자(이 부분에서도 통상 환자라고 통칭한다)가 숨을 내쉬는 것에 맞춰서 명치에서 하복부까지를 천천히 누른다. 계속해서 명치에서 늑골을 따라서 가장 아래까지를 몇 번 쓰다듬어 내리면, 이번에는 복부에 큰 원이나 S자를 그리듯이 마사지를 한다. 이 경우 남자는 시계방향, 여자는 시계 반대방향으로 마사지를 한다.

　이 마사지는 환자가 혼자서도 할 수 있기 때문에 매일 취침하기 전에 마사지를 하는 습관을 들이는 것이 좋을 것이다. 또 배꼽 주변을 가볍게 잡아 떼어내는 듯한 동작을 반복하거나 한쪽 옆구리 배에서 다른 한쪽의 옆구리 배로 누르듯이 주무르는 것도 효과가 있다.

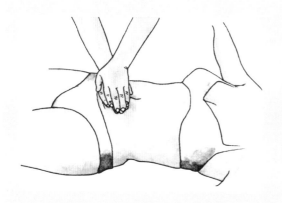

　① 시술자는 환자의 복부에 양손을 겹쳐서 놓고, 지방을 가볍게 배의 한가운데로 모았다가 떼어내는 듯한 동작을 계속 반복한다.

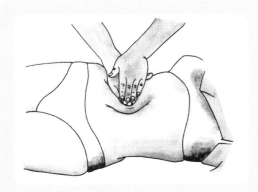

② 시술자는 환자의 옆구리 배부분에 양손을 겹쳐서 손끝을 가지런하게 모으고, 모은 손끝으로 노를 젓듯이 하여 주무르면서 밀고 나간다.

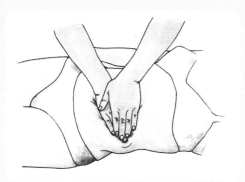

③ 모은 양손의 손끝으로 노를 젓듯이 주무르면서 밀고 나가서 반대쪽의 배까지 갔다면 다시 이와 같은 동작을 계속 반복한다.

식욕부진

[증상] 식욕이 없다, 먹고 싶은 생각이 안 든다, 먹어도 맛이 없다……. 이와 같이 식욕부진 현상의 대부분은 위장의 상태가 나쁘거나, 소화기계에 무슨 원인이 있거나, 또는 만성적인 병이 원인이 되어 일어나게 된다.

또 몸의 상태는 나쁘지 않은데 고민 등 심리적인 원인으로 인하여 식욕이 없는 경우도 있다.

[치료 포인트] 우선 직접적으로 식욕부진의 원인이 되는 병이 있으면 그것을 치료하고, 소화기계의 기능을 활발하게 하여 식욕을 높이는 것을 목표로 한다.

식욕을 높이기 위해서는 위의 기능을 높여서 연동운동(蠕動運動)을 정상화시키고, 위액의 분비를 촉진하여 위에서 장으로 음식물을 보내는 것을 원활하게 하는 것이 매우 중요하다.

이와 같은 일련의 기능들을 원활하게 하기 위해서는 등의 간수, 비수, 위수 등의 경혈점을 지압하면 더욱 효과적이다.

이 외에도 복부의 중완(中脘)에서 황수(肓兪) 등 각 경혈점의 지압과 심리적인 경우에는 족삼리나 지기, 충양(衝陽)의 지압을 병행하면 더욱 효과적이다.

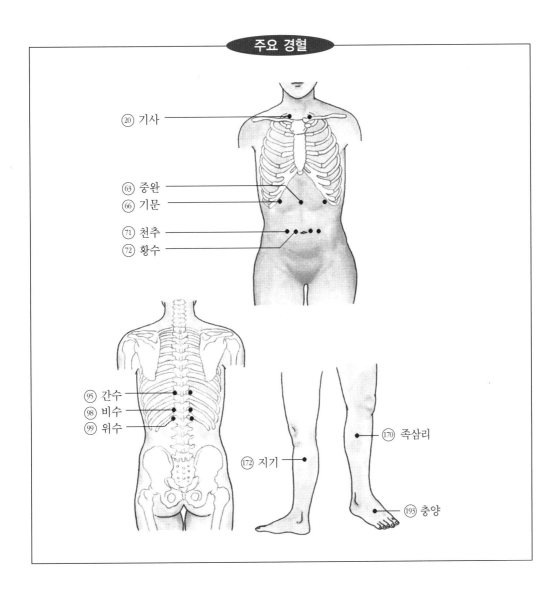

⑳ 기사

㊿ 중완
㊿ 기문
㊿ 천추
㊿ 황수

㊿ 간수
㊿ 비수
㊿ 위수

⑰ 지기

⑰ 족삼리

⑲ 충양

🔘 치료 방법

간수(肝兪)
간장의 기능을 높여서 건강한 식욕으로 되돌린다.

[위치] 등의 상하 한가운데 정도, 척추(제9흉추)를 사이에 둔 양쪽 부분.

[치료] 시술자는 엎드린 환자의 등에 양 손바닥을 대고, 좌우 경혈을 엄지손가락으로 동시에 약간의 힘을 가해서 누른다. 등의 긴장을 풀고 내장 특히 간장의 기능을 높여서 건강한 식욕을 되돌리는 데 효과적이다.

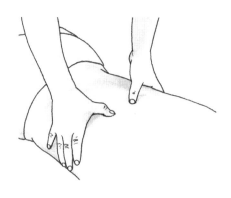

위수(胃兪)
소화기능을 촉진시키고 위장의 기능을 활발하게 한다.

[위치] 등의 중앙에서 약간 아래로, 척추(제12흉추)를 사이에 둔 양쪽 부분.

[치료] 시술자는 엎드린 환자의 등에 양 손바닥을 대고 좌우의 경혈을 엄지손가락으로 동시에 약간의 힘을 가해서 누른다. 이 지압은 위장의 기능을 활발하게 하는 데 효과가 있다. 그리고 바로 옆의 비수도 함께 지압하면 소화기능을 조절하는 데 좋다.

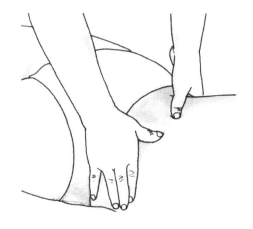

중완(中脘) 복부의 마사지와 병행하여 내장기능의
조절에 효과가 있다.

[위치] 복부의 중심선상에서 명치와 배꼽의 중간 부분.

[치료] 시술자는 바로 누운 환자의 가슴 위에 손끝을 가지
런하게 모으고 양손을 겹쳐서 집게손가락과 가운뎃손가
락, 약손가락 끝으로 지압을 한다. 내장기능의 조절
에 효과가 있고, 식욕부진이나 소화불량 등의
위 질환 치료에 자주 이용되고 있다. 여기에
서 배꼽까지 S자 모양으로 가볍게 마사지를
하면 더욱 효과적이다.

황수(肓兪) 장의 증상을 완화시키고 소화기능을
조절하여 식욕부진을 해소한다.

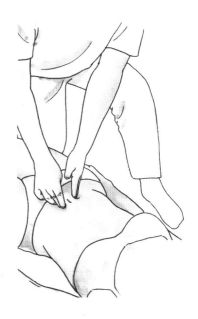

[위치] 배꼽의 양쪽 옆, 손가락 1마디만큼 바깥쪽 부분.

[치료] 시술자는 환자를 바로 눕게 하고 양손의 가운뎃
손가락으로 좌우의 경혈을 동시에 누른다. 이때 복부
의 지방이 약간 움푹 패일 정도로 누르지만 힘을 가하
지 않도록 주의해야 한다. 이 지압은 소화기능을 조절
할 수 있고 식욕부진에도 효과를 볼 수 있다. 복통이나
설사, 변비 등 장에 관한 모든 증상을 완화시키는 데도
매우 유효하다.

충양(衝陽) 주물러서 풀리도록 하면 심리적인
식욕부진에 효과가 있다.

[위치] 발등에서 경사진 곳의 어중간한 부
분, 엄지발가락부터 세어서 두번째와 세번째의
발가락 사이의 선상 부분.

[치료] 발등의 경혈점에 엄지손가락을 대고
발등을 잡듯이 하여 힘을 가한다. 고민
거리나 초조함이 원인으로 인한
식욕부진에 빠졌을 때는 이 경혈
의 주위를 주무르면서 풀리도록
지압을 계속하면 차츰 기분이 좋아지게 된다.

족삼리(足三里) 온몸의 활력원으로 알려져 있고, 식욕을
높이는 데도 연결되는 경혈이다.

[위치] 종아리 바깥쪽으로, 무릎 아래에 대략 손가락 3마디만큼 내려간 부분.

[치료] 환자는 바로 누운 자세를 취하고, 시술자는 좌우의 다리를 각각
지압한다. 환자가 자기 혼자서 지압을 할 경우에는 의자에 걸
터앉아서 하면 치료하기 쉽다. 족삼리를 지압하면 온몸의
피곤함과 나른함이 완화되어 활력을 솟게 하고
식욕도 좋아질 수 있다.

불면증

[증상] 잠을 자기가 힘들고, 잠을 잔다고 해도 잠시 후 잠에서 깨어 숙면을 취할 수가 없는 등의 증상이 거듭되는 것을 불면증이라고 말한다. 대부분의 경우 고민이 있거나 초조하거나, 불안감 등 정신적인 것이 원인이 되어 일어난다. 이 경우에는 단지 잠을 잘 수 없을 뿐만 아니라 목이나 등이 결리고 나른하며 머리가 멍한 느낌 등을 동반하는 경우가 많다.

[치료 포인트] 온몸을 자연스럽게 풀 수 있게 하는 것이 제일 키포인트가 된다. 목의 천주를 자주 주무르고 등의 격수(膈兪)에서 간수, 신수에 걸쳐서 천천히 지압하면 뻐근함과 통증을 완화시킬 수 있을 것이다. 그리고 머리의 백회를 지압하는 것은 잠이 부족하여 멍한 기분을 말끔하게 해준다.

가슴의 구미(鳩尾)에서 복부의 관원(關元)까지의 각 경혈을 지압하고 천천히 마사지하는 것도 효과가 있다. 발바닥의 용천을 반복하여 주무르거나 맥주병과 같이 둥근 도구로 발바닥을 마사지하는 것도 매우 효과적이다.

또 손발이 차가워서 잠을 잘 수 없는 경우에는 손의 양지(陽池), 다리의 삼음교(三陰交) 등의 지압을 병행하면 더욱 좋을 것이다. 아울러 증상이 만성적인 경우에는 각 경혈에 뜸을 뜨면 더욱 효과가 좋다.

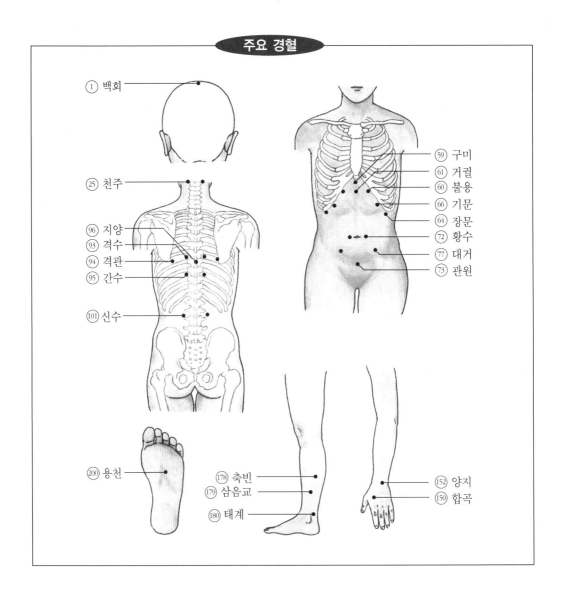

① 백회
㉕ 천주
⑨⑥ 지양
⑨③ 격수
⑨④ 격관
⑨⑤ 간수
⑩① 신수
⑲⑨ 구미
⑥① 거궐
⑥⓪ 불용
⑥⑥ 기문
⑥④ 장문
⑦② 황수
⑦⑦ 대거
⑦③ 관원
⑳⓪ 용천
⑰⑧ 축빈
⑰⑨ 삼음교
⑱⓪ 태계
⑮② 양지
⑮⓪ 합곡

🔵 치료 방법

천주(天柱) 목의 뻐근함과 피곤함을 풀고 기분을 좋게 한다.

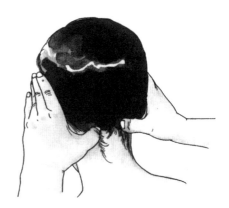

[위치] 머리 뒤쪽에 머리카락이 나있는 곳으로, 두 개의 굵은 근육의 바깥쪽에 오목하게 들어간 부분.

[치료] 시술자는 환자의 머리를 뒤에서 양손으로 감싸듯이 하고 엄지손가락으로 경혈점을 지압한다. 이 지압에 의해서 불면증 환자에게 많이 나타나는 목의 뻐근함과 피곤함이 풀리고 기분도 좋아진다. 또 여기를 기점으로 하여 어깨와 등을 잘 주무르면 더욱 온몸의 뻐근함과 나른함을 완화시킬 수 있다.

구미(鳩尾) 잠을 잘 수 없을 정도로 초조해지거나 불면이 계속되는 것이 원인으로 일어나는 신경쇠약 증상을 완화시킬 수 있다.

[위치] 명치의 중앙, 흉골의 하단에서 조금 아랫부분.

[치료] 시술자는 바로 누워 있는 환자의 늑골의 아래 방향으로 양 손바닥을 대고, 환자의 명치에 양손의 엄지손가락을 겹쳐서 놓은 상태로 지압을 한다. 잠을 잘 수 없을 정도로 초조해지거나 스트레스, 불면이 계속되는 것에 의한 신경쇠약 증상 등을 완화시키는 데 효과가 있다.

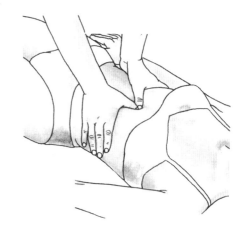

격수(膈兪)

호흡기와 순환기의 증상을 완화시키고,
건강하게 수면을 취하게 한다.

[위치] 어깨뼈 아랫부분의 안쪽으
로, 척추(제7흉추)를 사이에 둔 양
쪽 부분.

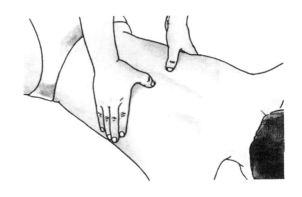

[치료] 시술자는 엎드려 있는 환자의
등에 양 손바닥을 대고, 좌우의 경혈
을 엄지손가락으로 동시에 약간의 힘
을 가해서 누른다. 호흡기와 순환기
의 증상에 효과가 있다. 열이 있는 듯하거나 왠지 모르게 숨이 막히는 느낌, 몸이 차가
워지거나 나른해지는 증상 등을 완화시킬 수 있고 건강하게 수면을 취할 수 있게 된다.

신수(腎兪)

몸의 나른함과 뻐근함을 풀 수 있고
숙면을 취할 수 있다.

[위치] 가장 아래의 늑골 끝과 같은 높이로, 척
추를 사이에 둔 양쪽 부분.

[치료] 치료하는 사람은 환자를 엎드리게 하고
양손의 엄지손가락에 약간의 힘을 가해서 경혈
점을 지압한다. 이 지압에 의해서 허리의 나른
함과 뻐근함을 풀 수 있으며 아울러 숙면을 취
할 수도 있다. 하반신이 차가워지는 것이 원인
으로 잠을 잘 수 없을 경우에도 이 경혈 지압이
효과적이다.

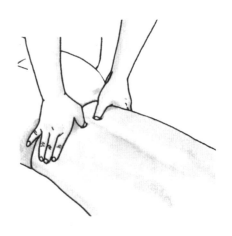

관원(關元)	자기 전에 자기 스스로 천천히 지압과 마사지를 할 수 있다.

[위치] 몸의 중심선상으로, 배꼽에서 손가락 3마디만큼 아랫부분.

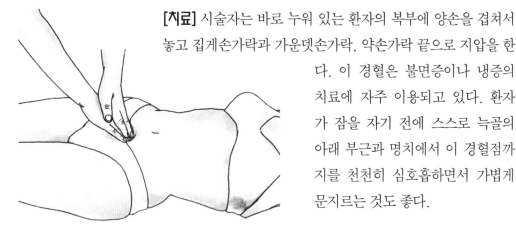

[치료] 시술자는 바로 누워 있는 환자의 복부에 양손을 겹쳐서 놓고 집게손가락과 가운뎃손가락, 약손가락 끝으로 지압을 한다. 이 경혈은 불면증이나 냉증의 치료에 자주 이용되고 있다. 환자가 잠을 자기 전에 스스로 늑골의 아래 부근과 명치에서 이 경혈점까지를 천천히 심호흡하면서 가볍게 문지르는 것도 좋다.

🖐 칼럼 졸음을 쫓고 싶을 때

불면증을 치료하고 건강하게 수면을 취하는 것은 매우 중요하다. 그러나 차를 운전하고 있는 중이나 근무 중일 경우에 갑자기 졸음이 엄습해 온다면 어떻게 하면 좋겠는가? 우선 운전이나 작업에서 잠시 손을 떼고 쉬거나 혼자서도 가능한 지압요법으로 기분을 풀어본다.

머리의 백회, 목의 천주, 풍지, 눈 주위의 정명, 동자료, 태양 등을 지압하면 특히 눈을 산뜻하게 하는 효과가 있다. 허리를 가볍게 두드리거나, 신수를 엄지손가락으로 누르거나, 가슴의 구미나 명치의 거궐을 가볍게 압박하는 것도 자율신경의 기능을 조절하여 잠을 쫓고 기분을 상쾌하게 한다.

머리·얼굴의 질병과 증상

두통 · 머리가 무거운 증상

   [증상] 두통의 증상을 크게 나눠보면 한쪽 머리가 욱신욱신하면서 맥박이 뛰듯이 고통스럽고 구역질을 동반하는 경우도 있는 혈관성 두통(血管性 頭痛), 주로 후두부에 통증이 오거나 어깨 결림을 동반하는 근육 긴장성 두통(筋肉 緊張性 頭痛), 마음이 괴로운 것이 원인인 심인성 두통(心因性 頭痛) 등으로 나눠볼 수 있다.

   두통은 머리의 병뿐만 아니라 감기나 피로, 혈압의 상태 등 여러 가지 원인으로도 일어날 수 있다.

   [치료 포인트] 증상이 심할 경우에는 검사를 받고 난 후에 머리 부분의 여러 가지 경혈을 이용하여 치료를 한다.

   우선 백회부터 지압을 시작하고 머리 꼭대기 부분을 가볍게 문지르거나, 머리 옆면의 곡차(曲差), 함염(頷厭), 각손(角孫), 완골(完骨) 등을 지압하여 머리의 통증과 무거운 증상을 완화시킬 수 있다. 손의 곡지(曲池)도 효과가 있다. 두통이나 머리가 무거운 증상에 어깨 결림을 동반하는 경우에는 목의 천주, 풍지에서 견정(肩井), 곡원(曲垣)까지 지압과 마사지로 풀어준다.

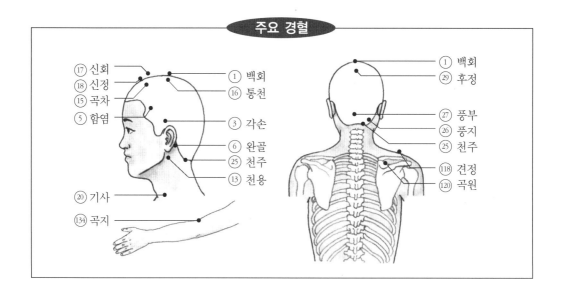

⑰ 신회
⑱ 신정
⑮ 곡차
⑤ 함염

① 백회
⑯ 통천
③ 각손
⑥ 완골
㉕ 천주
⑬ 천용

⑳ 기사
⑬⑭ 곡지

① 백회
㉙ 후정

㉗ 풍부
㉖ 풍지
㉕ 천주

⑪⑧ 견정
⑫⓪ 곡원

치료 방법

각손(角孫) 천천히 지압을 해야 하며 머리와 목덜미의 뻐근함을 풀고
귀나 눈의 증상에도 효과가 있다.

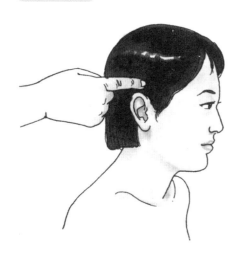

[위치] 귀 위에 머리가 나는 부분.

[치료] 집게손가락의 볼록한 부분으로 이 경혈
점에 대고 3~5초 정도 천천히 누르는 지압을
계속 되풀이한다. 머리나 목덜미의 뻐근함을
풀고 귀나 눈의 증상을 동반하는 경우에도 효
과가 있다. 관자놀이의 마사지도 병행하면 더
욱 좋다.

곡지(曲池)

머리 경혈과의 상호작용으로 치료 효과를 높일 수 있다.

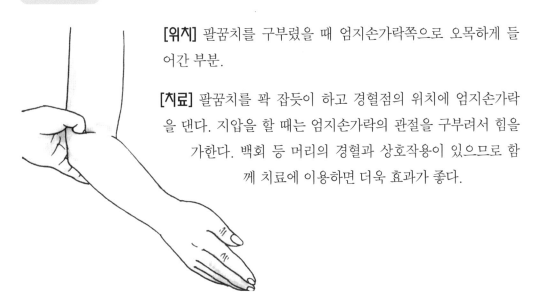

[위치] 팔꿈치를 구부렸을 때 엄지손가락쪽으로 오목하게 들어간 부분.

[치료] 팔꿈치를 꽉 잡듯이 하고 경혈점의 위치에 엄지손가락을 댄다. 지압을 할 때는 엄지손가락의 관절을 구부려서 힘을 가한다. 백회 등 머리의 경혈과 상호작용이 있으므로 함께 치료에 이용하면 더욱 효과가 좋다.

백회(百會)

두통이나 머리가 무거운 증상에 효과가 좋은 경혈로 한가운데를 누르는 것이 요령이다.

[위치] 양쪽 귀에서 똑바로 올라간 선과 미간의 중심에서 올라간 선이 교차하는 머리 꼭대기 부분.

[치료] 시술자는 환자의 머리를 양손으로 감싸안고 좌우의 엄지손가락으로 머리의 꼭대기에 있는 이 경혈을 지압하는데 마치 중앙의 심지가 빠져나가듯이 누른다. 머리 속이 욱신거리는 통증이나 머리가 무거운 증상이 진정된다.

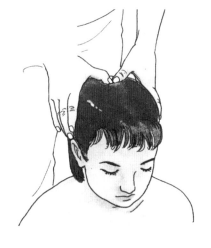

후두신경통

[증상] 후두부 즉 머리의 뒷부분에서 뒷목에 걸쳐서 또는 귀에서 아래턱에 걸쳐서 따끔따끔하면서 피부가 경련을 일으키는 듯한 통증, 이것은 소위 후두부의 두통과는 다른 증상이다.

특히 심할 경우 그 부분의 머리카락에 가볍게 손을 대기만 해도 심한 통증이 오는 경우가 대부분이며 이 통증은 머리 꼭대기 부분까지 전달되는 경우도 있다.

[치료 포인트] 머리에 손을 댈 수 없을 정도로 심한 통증이 있는 경우에는 우선 뒷목을 뜨거운 수건 등으로 자주 따뜻하게 해준다. 다음에는 목에서 어깨에 있는 각 경혈점을 천천히 주무르듯이 지압을 한다. 이렇게 하여 근육의 긴장을 풀고 나서 풍부(風府), 함염(頷厭), 통천(通天) 등 머리 부분의 각 경혈을 지압한다. 손의 합곡(合谷) 등도 강하게 지압하면 통증을 완화시킬 수 있다.

시술자는 환자가 숨을 들이마실 때에 힘을 빼고, 숨을 내쉴 때는 힘을 가해서 지압을 하는 것이 좋다.

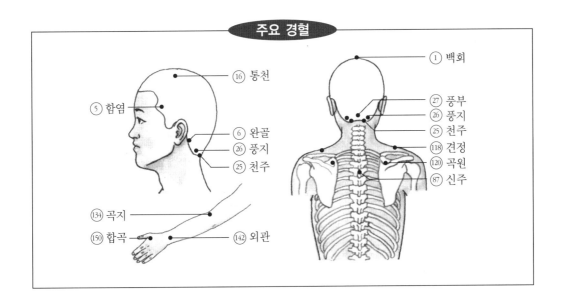

⑯ 통천

⑤ 함염

⑥ 완골
㉖ 풍지
㉕ 천주

⑭ 곡지
⑮ 합곡

⑭ 외관

① 백회

㉗ 풍부
㉖ 풍지
㉕ 천주
⑱ 견정
⑳ 곡원
⑧ 신주

● 치료 방법

풍부(風府)　후두부의 통증과 긴장을 완화시킨다.

[위치] 후두부에 머리가 나기 시작한 부분의 한가운데를 중심으로 손가락 2마디만큼 올라가서 오목하게 들어간 부분.

[치료] 환자의 머리를 양손으로 감싸안듯이 하고, 좌우의 엄지손가락으로 그 경혈점을 누르면 후두부의 통증과 긴장을 풀 수 있다. 또 감기나 고혈압에 의한 두통이나 머리가 무거운 증상에도 효과가 좋다. 후두부에서 여기까지를 손바닥으로 가볍게 어루만지면 더욱 효과가 높다.

함염(頷厭)　관자놀이를 주무르듯이 누르는 것이
포인트이다.

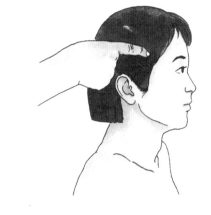

[위치] 이마의 모서리에 머리가 나는 부분보다
약간 아래쪽.

[치료] 집게손가락의 볼록한 부분으로 3~5초 정
도씩 천천히 주무르듯이 누른다. 이 지압을 반복
함에 따라서 머리의 통증을 완화시킬 수 있다.
편두통이나 안면신경통 등에도 효과가 있다.

통천(通天)　목이 뻐근해짐을 완화시킬 수 있고
머리의 신경통에도 효과가 있다.

[위치] 머리의 꼭대기에서 좌우로 각각의 양쪽
귀 방향으로 약간 떨어진 곳.

[치료] 양손으로 옆머리 부분을 받치듯이 하면
서 엄지손가락으로 지압을 한다. 머리의 신경통
이나 편두통, 목의 뻐근함을 완화시키는 데 매
우 효과가 높다. 여기부터 귀 뒤나 목 주변까지
주무르면 더욱 효과적이다.

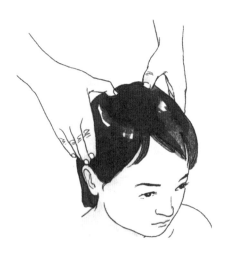

안면마비 · 경련

[증상] 얼굴을 오랫동안 차갑게 하거나 정신적인 피로가 계속 누적되는 경우에 얼굴이 굳어져서 웃을 수도 없게 되는 경우가 있다. 이러한 증상도 안면신경마비의 일종이다. 또 안면신경마비는 알코올 중독이나 뇌졸중 등이 원인으로 얼굴의 한쪽만 마비가 오는 경우도 있다.

한편 눈꺼풀에 경련이 일어나는 듯한 얼굴의 경련은 통증이나 긴장, 피로 등으로 인해 발생하며, 이 외에도 다른 병이 원인이 되어 발생하는 경우가 있다.

[치료 포인트] 얼굴의 마비에는 뜨거운 수건으로 얼굴을 따뜻하게 하고, 안면의 여러 경혈점들을 이마와 눈 주위에서 입 아랫부분까지 누르면서 마사지를 한다.

얼굴의 경련에는 뒷목과 어깨의 지압으로 근육의 긴장을 푸는 것이 매우 중요하다. 눈 주위의 경련에는 정명(睛明)과 동자료(瞳子髎), 뺨에는 관료(顴髎)와 하관(下關), 입술에는 사백(四白)과 지창(地倉), 통증에는 예풍(翳風) 등을 지압한다. 어느 경혈을 지압하든 가벼운 마사지를 병행하면 더 좋은 효과를 볼 수 있다.

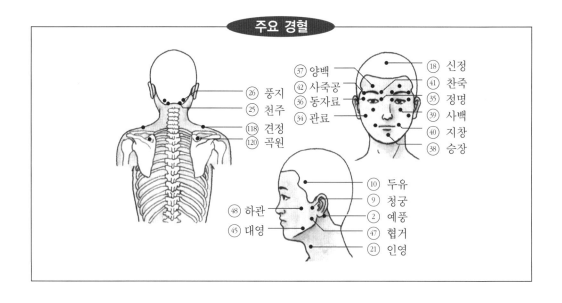

㊲ 양백
㊷ 사죽공
㊱ 동자료
㉞ 관료

⑱ 신정
㊶ 찬죽
㉟ 정명
㊴ 사백
㊵ 지창
㊳ 승장

㉖ 풍지
㉕ 천주
⑪⑱ 견정
⑫⑳ 곡원

⑩ 두유
⑨ 청궁
② 예풍
㊼ 협거
㉑ 인영

㊽ 하관
㊺ 대영

● 치료 방법

동자료(瞳子髎) 　눈꺼풀에 경련이 일어나면 이 경혈을 강하게
지압하는 것을 되풀이한다.

[위치] 눈꼬리에서 손가락 1마디만큼 바깥
쪽 뼈의 오목하게 들어간 부분.

[치료] 집게손가락의 볼록한 부분으로 좌우
를 동시에 지압하는 것을 되풀이한다. 강하
게 눌렀다가 갑자기 힘을 빼는 것이 요령이
다. 이 지압은 눈꺼풀이 따끔따끔한 경련을
진정시킨다. 또 눈썹꼬리 옆의 사죽공(絲竹
空)도 함께 지압과 마사지를 하면 마비에도
효과적이다.

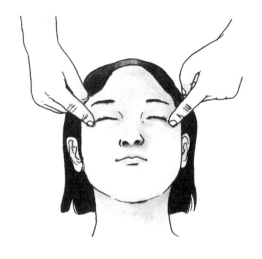

| 관료(顴髎) | 뺨이 딱딱해지는 증상이나 경련을 완화시킬 수 있다. |

[위치] 눈꼬리의 맨 아래 볼뼈가 볼록하게 올라간 부분의 아래쪽.

[치료] 엄지손가락의 볼록한 부분으로 5초나 10초 정도 길게 주무르면서 누른다. 뺨이 굳어지는 것을 진정시키는 데 효과적이다. 마비에 의해서 뺨이 굳어질 때는 여기에서 하관(下關)까지의 주변을 천천히 마사지하면 좋다.

| 예풍(翳風) | 반복하여 지압을 하면 얼굴의 경련과 통증에 효과가 있다. |

[위치] 귓불 뒤에 오목하게 들어간 곳.

[치료] 집게손가락을 귀 아래의 오목하게 들어간 곳에 넣고 누른다. 환자가 혼자서 할 때는 손바닥을 뺨에 대고 엄지손가락으로 지압을 해도 좋다. 이 경혈점은 강하게 눌렀다가 확 풀어주는 지압을 되풀이하는 것이 요령이다. 얼굴의 경련과 이에 동반되는 통증에도 효과가 있다.

얼굴 통증 · 삼차신경통

[증상] 평상시에는 건강한데 가끔 발작하는 증상으로 심하게 통증을 일으키는 병이 삼차신경통이다. 초기 증상은 얼굴의 한쪽에 그다지 느끼지 못하는 통증이 있는 정도이며, 심해지면 뺨에서부터 위턱, 이마나 눈 주위 때로는 후두부에서 어깨까지 넓은 범위에 걸쳐서 찌르는 듯한 통증이 느껴진다.

[치료 포인트] 통증이 심해서 얼굴에 손을 댈 수도 없을 때에는 목뒤를 따뜻하게 하여 주무르면 진정시킬 수 있으며, 이 경혈점들의 지압과 마사지를 병행한다.

먼저 이마에서 미간에 이어 콧날에 통증이 있는 경우에는 정명(睛明), 양백(陽白) 등을 지압한다. 또 뺨에서부터 위턱의 통증에는 사백(四白), 거료(巨髎), 지창(地倉)을 중심으로 지압하고 아래턱, 관자놀이, 귀 등의 통증에는 하관(下關), 관료(顴髎), 천정(天鼎)을 중심으로 지압하며 그 주변을 가볍게 만지도록 한다.

통증을 경감시키고자 할 경우 손의 합곡(合谷)을 지압하는 것도 매우 효과적이다.

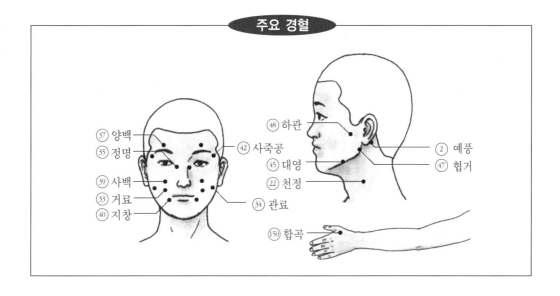

주요 경혈

- 37 양백
- 35 정명
- 39 사백
- 33 거료
- 40 지창
- 42 사죽공
- 45 대영
- 22 천정
- 34 관료
- 48 하관
- 2 예풍
- 47 협거
- 150 합곡

🔵 치료 방법

양백(陽白) 미간에서 콧날로 이어지는 통증을 완화시킬 수 있다.

[위치] 눈썹의 중앙에서 손가락 1마디만큼 위쪽 부분.

[치료] 집게손가락 또는 엄지손가락의 볼록한 부분으로 경혈점을 꾹 누른다. 환자 자신이 혼자서 지압을 해도 좋다. 여기에서 눈 안쪽까지의 라인을 잘 누르면서 주무르면 미간, 눈, 콧날로 이어지는 통증을 완화시킬 수 있다.

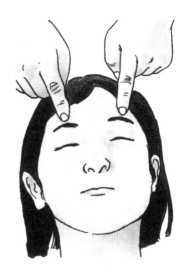

정명(睛明) 눈 주위의 통증과 불쾌감을 없애는 데 효과가 있다.

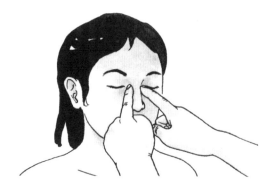

[위치] 눈 안쪽과 코 기둥 사이에 있는 뼈의 오목한 부분.

[치료] 집게손가락의 볼록한 부분으로 주무르듯이 누른다. 환자가 혼자서 지압을 할 경우에는 한쪽 손의 엄지손가락과 집게손가락으로 코를 잡듯이 누르면 된다. 콧날도 포함하여 눈 주위의 통증을 억제하고 말끔하게 한다.

사백(四白) 뺨의 통증을 완화시키고자 할 경우 조금 세게 지압과 마사지를 하면 효과가 있다.

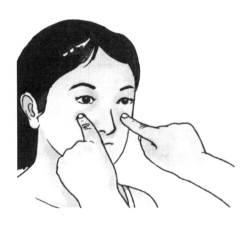

[위치] 눈 아래의 뼈의 한가운데에서 손가락 1마디만큼 아랫부분.

[치료] 집게손가락의 볼록한 부분으로 이 경혈을 약간 세게 지압을 하면 뺨의 통증을 완화시키는 효과를 볼 수 있다. 이 지압과 함께 뺨 전체와 눈꼬리에서 귀, 입술 끝까지를 마사지하면, 아랫눈썹이나 윗입술의 통증도 완화시킬 수 있다.

눈·코·귀의 질병과 증상

눈의 피로 · 눈동자의 피로

[증상] 눈이 피로하면 왠지 모르게 눈이 부시고 따끔따끔하고 침침하거나 충혈이 되는 눈에 관한 증상뿐만 아니라 목이나 어깨 결림, 두통, 머리가 무거운 증상 등을 동반하는 경우도 있다. 그 원인은 육체적, 정신적인 피로에서 수면부족 또는 안경의 도수가 맞지 않는 경우, 노안의 초기 등 여러 가지가 있다.

[치료 포인트] 눈을 너무 많이 사용하는 것이 원인인 단순한 눈의 피로에는 눈과 이마 주위 경혈점들의 자극이 효과적이다. 동자료(瞳子髎), 정명(睛明) 이외에도 찬죽(攢竹), 사죽공(絲竹空) 등을 처음부터 세게 누르지 않고 천천히 힘을 가하면서 누른다. 단, 이때는 안구를 누르지 않도록 주의해야 한다. 관자놀이를 주무르면서 누르거나 태양(太陽), 곡빈(曲鬢) 등의 지압을 함께 하는 것도 좋다. 머리가 무겁고 아픈 증상은 백회를 지압하면 통증이 말끔하게 사라진다.

목이나 어깨에 딱딱한 면이 넓게 퍼져 있을 때는 천주, 풍지에서 견정, 곡원, 견중수(肩中俞)까지 지압과 마사지를 한다. 허리의 신수 지압도 함께 하면 온몸의 피곤함과 나른함을 완화시키는 데 효과적이다.

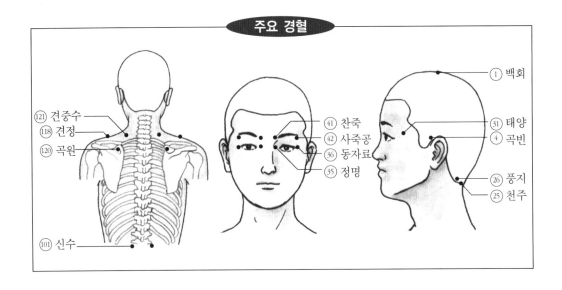

주요 경혈

- ㉑ 견중수
- ⑱ 견정
- ⑳ 곡원
- ⑩ 신수
- ㊶ 찬죽
- ㊷ 사죽공
- ㊱ 동자료
- ㉟ 정명
- ① 백회
- ㉛ 태양
- ④ 곡빈
- ㉖ 풍지
- ㉕ 천주

🔵 치료 방법

태양(太陽) 태양이 비추듯이 시원하게 눈의 피로를 풀 수 있다.

[위치] 눈썹꼬리의 바깥쪽과 눈꼬리의 바깥쪽의 중간 부분.

[치료] 집게손가락 또는 엄지손가락의 볼록한 부분으로 처음부터 강하게 누르지 않고, 조금씩 힘을 가해서 누르는데 마지막에는 확실하게 힘을 넣어서 꾹 누른다. 이 경혈 이름을 태양이라고 한 것은 「태양이 비추듯이」 눈의 피로를 말끔하고 시원하게 풀 수 있기 때문이다.

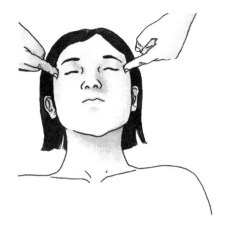

천주(天柱) 매우 심한 눈의 피로와 함께 목의 뻐근함도 풀어서 편안해질 수 있다.

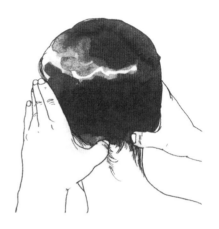

[위치] 목뒤의 머리카락이 나있는 부분, 두 개의 굵은 근육의 바깥쪽에 오목하게 들어간 부분.

[치료] 시술자는 환자의 머리를 뒤에서 양손으로 감싸듯이 하고 엄지손가락으로 경혈을 지압한다. 이 경혈을 지압함으로써 매우 심한 눈의 피로로 인해서 목이 뻐근한 증상을 풀 수 있고, 머리의 혈액순환이 좋아져서 편안해질 수 있다. 또 풍지(風池)의 지압도 병행하면 더욱 효과적이다.

동자료(瞳子髎) 피로한 눈의 치료에 매우 중요한 경혈로 2초 정도 지압을 되풀이한다.

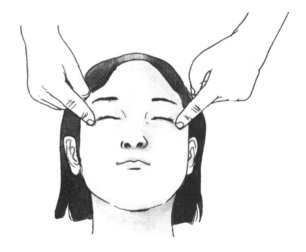

[위치] 눈꼬리에서 손가락 1마디만큼 바깥쪽의 오목하게 들어간 부분.

[치료] 집게손가락의 볼록한 부분으로 좌우를 동시에 조금씩 힘을 가해서 2초 정도 눌렀다가 떼었다가 하는 것을 되풀이한다. 피로한 눈의 치료에는 반드시 이용되는 중요한 경혈점이므로 증상이 심할 경우에는 그 주변도 함께 마사지하면 더욱 좋다.

정명(睛明) 눈의 피로가 매우 심한 경우에 나타나는 통증을 완화시키고 기분도 상쾌하게 한다.

[위치] 눈 안쪽과 콧날 사이에 있는 오목하게 들어간 부분.

[치료] 집게손가락의 볼록한 부분으로 주무르듯이 누른다. 이 경혈 지압에서는 안구를 누르지 않도록 주의해야 한다. 환자가 혼자서 지압을 할 경우에는 한쪽 손의 엄지손가락과 집게손가락으로 코를 잡듯이 하면서 누르는 것도 좋다. 눈의 피로와 그와 동반된 심한 통증을 완화시키고 기분도 상쾌하게 한다.

견정(肩井) 눈과 눈동자의 피로에서 동반되는 어깨의 뻐근함에도 매우 효과가 좋다.

[위치] 뒷목 부분과 어깨 끝의 중간 지점.

[치료] 시술자는 환자를 앉게 하고 뒤에서 환자의 어깨를 잡고 엄지손가락으로 강하게 주무르듯이 누른다. 눈의 피로와 동반되는 어깨의 뻐근함을 완화시킬 수 있다. 계속해서 곡원(曲垣), 견중수(肩中兪) 등도 지압하고, 주위를 손바닥으로 누르면서 쓰다듬듯이 하면 더욱 효과적이다.

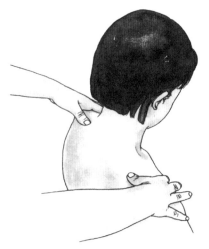

🖐 칼럼 머리가 무거운 증상을 동반하는 경우

눈이 피로하면 목과 어깨가 딱딱하게 굳어지고, 심할 경우에는 머리가 무거운 느낌이 들어서 기분이 나빠지게 된다.

특히 근무 중이나 운전 중에 이런 증상이 나타나면 참을 수가 없다. 그럴 때는 증상을 진정시키기 위해서 자기 스스로 할 수 있는 간단한 지압요법을 알고 있으면 많은 도움이 된다.

이런 증상이 일어날 경우에 포인트가 되는 경혈은 머리의 백회, 목의 천주와 풍지 등이다. 의자에 앉아서 상반신의 자세를 바르게 하고 양손으로 자신의 머리를 감싸듯이 주무르면서 누른다.

또 관자놀이의 마사지도 효과적이다. 근무 중에 이런 증상이 나타날 경우에는 휴식시간에 지압이나 마사지를 하면 효과를 볼 수 있다.

코막힘 · 콧물

[증상] 코를 풀고 또 풀어도 고름과 같은 콧물이 나오거나 묽은 콧물이 나와서 곤란한 경우 또는 코가 막혀서 숨을 쉬기가 어려운 경우가 있다. 이러한 증상은 코에 병이 생기지 않아도 감기기운이나 수면 부족, 알레르기, 초봄에 많이 나타나는 화분증 등의 여러 가지 원인에 의해서도 나타날 수 있다.

[치료 포인트] 머리에서 콧날로 이어지는 각 경혈의 자극이 치료 효과를 높인다. 먼저 건강에 필요한 순환 계통이 모두 모여있다고 말할 수 있는 머리의 꼭대기인 백회와 그 주변의 경혈들을 천천히 지압한다. 이 지압은 코가 막혔을 때 특이하게도 머리가 무거운 느낌이 드는 증상을 완화시킬 수 있다.

다음에는 곡차(曲差), 정명(睛明), 영향(迎香) 등 콧날로 이어진 경혈을 손끝으로 조금 세게 반복하여 지압을 한다. 계속해서 다리의 비양(飛陽), 곤륜(崑崙)도 함께 지압하면 더욱 효과를 높일 수 있다.

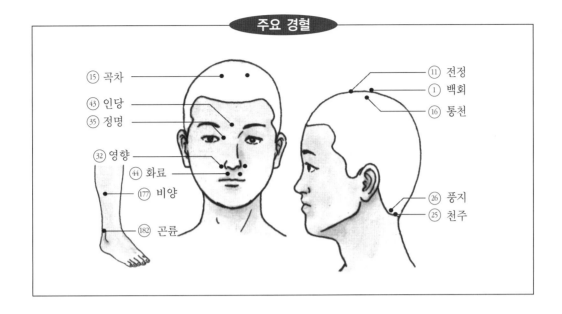

- ⑮ 곡차
- ⑪ 전정
- ① 백회
- ⑯ 통천
- ㊸ 인당
- ㉟ 정명
- ㉜ 영향
- ㊹ 화료
- ⑰ 비양
- ㉖ 풍지
- ㉕ 천주
- ⑱ 곤륜

● 치료 방법

영향(迎香) 코가 뚫리고 둔했던 후각도 회복된다.

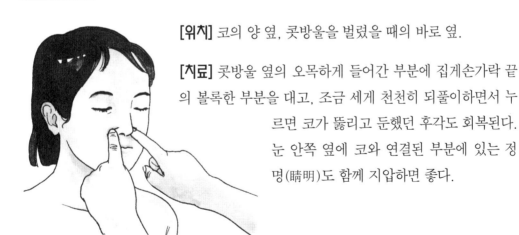

[위치] 코의 양 옆, 콧방울을 벌렸을 때의 바로 옆.

[치료] 콧방울 옆의 오목하게 들어간 부분에 집게손가락 끝의 볼록한 부분을 대고, 조금 세게 천천히 되풀이하면서 누르면 코가 뚫리고 둔했던 후각도 회복된다. 눈 안쪽 옆에 코와 연결된 부분에 있는 정명(睛明)도 함께 지압하면 좋다.

비양(飛陽)

막혀 있는 코와 같은 쪽의 경혈점을 지압하는 것이 치료의 포인트이다.

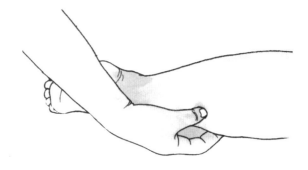

[위치] 발의 바깥쪽 복사뼈에서 손가락 7마디만큼 올라간 곳에서, 종아리쪽으로 손가락 1마디만큼 이동한 부분.

[치료] 시술자의 손바닥은 환자의 종아리를 감싸듯이 잡고 엄지손가락의 볼록한 부분으로 강하게 지압을 한다. 막혀 있는 코와 같은 쪽 다리의 경혈을 누르면 효과가 높다. 코막힘을 완화시킬 수 있고 이와 동반되어 나타나는 머리가 무거운 증상도 완화시킨다.

곤륜(崑崙)

주무르듯이 누르면 코막힘을 완화시킬 수 있다.

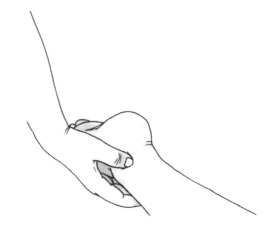

[위치] 발의 바깥쪽 복사뼈의 뒷부분.

[치료] 엄지손가락으로 주무르듯이 누르면 머리가 무거운 증상을 동반하는 코막힘을 완화시킬 수 있다. 발목의 앞쪽을 손바닥으로 펼쳐서 잡으면 지압하기 쉬워진다. 비양과 마찬가지로 코가 막힌 쪽 다리의 경혈을 지압하면 좋다.

축농증 · 만성비염

[증상] 축농증은 부비동염(副鼻洞炎)이라고도 하며, 부비동에 고름이 고여 있어서 코가 막히는 증상을 일으키는 병이다. 만성비염은 코의 점막에 붙어 있는 염증 등이 원인으로 인하여 일어나고 콧물이나 코막힘이 계속된다. 이러한 증상이 계속되기 때문에 머리가 멍한 느낌이 들거나 집중력과 기억력이 저하되는 경우도 있다.

[치료 포인트] 코막힘, 콧물의 지압요법을 참고로 하여 통천(通天), 풍지(風池) 등 머리와 목의 지압을 실시한다.

계속해서 미간의 인당(印堂), 눈 안쪽의 정명(睛明), 코 옆의 영향(迎香)과 거료(巨髎) 등 얼굴의 각 경혈점을 손가락 끝의 볼록한 부분으로 천천히 누르면서 주무른다. 이 지압법은 후각이 둔해졌을 경우에도 효과적이다.

또 만성적인 코막힘은 코로 호흡하기가 곤란해져서 입으로 숨을 쉬기 때문에 목에 통증이 오는 경우도 있다. 이런 경우에는 목의 천돌(天突)이나 등의 폐수(肺兪)와 그 주변을 함께 지압하는 것도 효과가 있다.

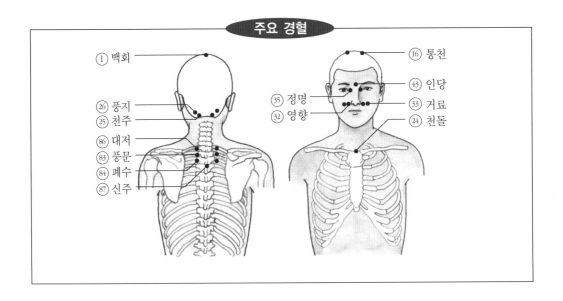

① 백회
⑯ 통천
㉖ 풍지
㉕ 천주
㊶ 인당
⑧⑥ 대저
㉟ 정명
㉝ 거료
⑧③ 풍문
㉜ 영향
⑧④ 폐수
㉔ 천돌
⑧⑦ 신주

🔵 치료 방법

풍지(風池) 만성적인 코막힘에 의해서 머리가 멍한 증상을 확실하게 치료해준다.

[위치] 목뒤에 머리카락이 난 언저리로, 두 개의 굵은 근육의 양쪽 바깥 부분을 조금 벗어나서 오목하게 들어간 부분.

[치료] 환자의 머리를 뒤에서부터 감싸듯이 하고 양손의 엄지손가락을 경혈점에 대고 주무르듯이 누른다. 천주도 함께 지압하면 만성적인 코막힘에 의해서 머리가 무겁거나 멍한 증상을 확실하게 치료해준다. 또는 뜸을 뜨는 것도 효과적이다.

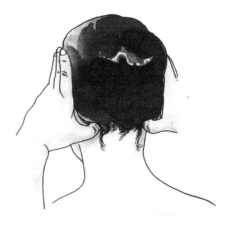

거료(巨髎) 반복하여 지압을 하면 만성적인 증상이 완화되어 코로 숨을 쉴 수 있는 등 여러 가지 면에서 좋아진다.

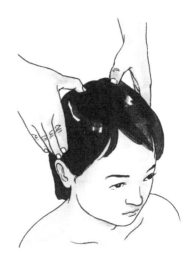

[위치] 코 양옆으로 콧방울에서 약간 바깥쪽 부분.

[치료] 코의 양옆에 집게손가락 끝의 볼록한 부분을 대고 약간의 힘을 가해서 천천히 되풀이하면 코로 숨을 쉴 수 있는 등 여러 가지 면에서 좋아진다. 거료의 안쪽에 있는 영향도 함께 지압하면 더욱 효과가 높아지고 둔했던 후각도 회복된다.

통천(通天) 코막힘으로 인한 두통이나 머리가 무거운 증상에 효과가 있다.

[위치] 머리 꼭대기에서 좌우 각각 양쪽 귀 방향으로 약간 떨어진 곳.

[치료] 옆머리를 지탱하듯이 하면서 엄지손가락으로 지압을 한다. 만성적인 코막힘에 동반되는 증상으로서 자주 나타나는 두통이나 머리가 무거운 증상을 완화시킬 수 있다. 머리 꼭대기 부분에서 목 주변까지를 가볍게 어루만지듯이 지압을 해주면 더욱 효과가 높다.

코피

[증상] 코를 심하게 풀었거나 코를 맞았거나 해서 코의 점막에 상처가 생겼을 경우에 일어나는 케이스가 대부분이다. 그러나 고혈압이나 동맥경화, 현기증 등이 원인이거나 스트레스 등으로 인해서 자율신경이 불안정하여 일어나는 경우도 있다.

[치료 포인트] 많은 양의 출혈이 자주 발생하는 경우에는 전문의의 진찰을 받을 필요가 있다. 우선 코피가 나면 당황하지 말고 코를 꽉 잡도록 한다.

지압요법을 사용할 경우에는 먼저 목의 천주, 풍지, 풍부 등을 엄지손가락으로 가볍게 지압을 하기 시작한다. 등의 대추(大椎), 신주(身柱)도 강하게 힘을 가해서 지압을 한다. 계속해서 코 옆의 거료와 영향의 지압도 함께 한다. 또 손의 온류(溫溜)와 합곡(合谷)도 지압하면 코피가 나는 것을 진정시킬 수 있다.

혈압이 높아서 코피가 나기 쉬운 경우에는 머리의 백회, 목의 인영(人迎)을 지압하면 효과적이다.

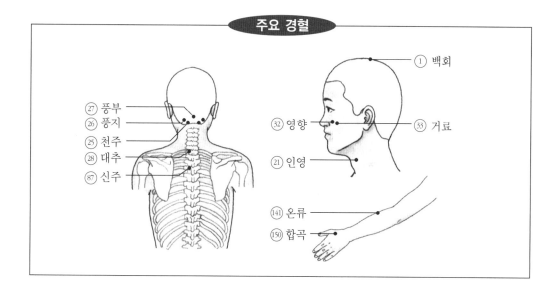

주요 경혈

① 백회
② 풍부
㉖ 풍지
㉕ 천주
㉘ 대추
⑧⑦ 신주
㉜ 영향
㉑ 인영
㉝ 거료
⑭① 온류
⑮⓪ 합곡

🔵 치료 방법

영향(迎香) 평소에도 지압을 지속적으로 해두면 코피가
나기 쉬운 체질도 개선하게 된다.

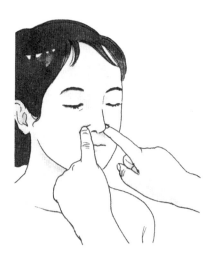

[위치] 코의 양옆으로, 콧방울을 벌렸을 때 코끝
의 바로 그 부분.

[치료] 콧방울 옆의 오목하게 들어간 부분에 집게
손가락 끝의 볼록한 부분을 대고 약간 세게 하면
서 천천히 3~5초 정도의 지압을 반복하면 코피
를 멈추게 하는 데 효과가 있다. 체질적으로 코피
가 나기 쉬운 사람은 평소에도 이 경혈을 자주 지
압해 두면 체질 개선에도 도움이 된다.

대추(大椎) 코피가 났을 경우에 매우 중요한 경혈점으로, 목덜미가 뻐근함도 완화시킬 수 있다.

[위치] 목 부분의 중심, 경추의 가장 아랫부분.

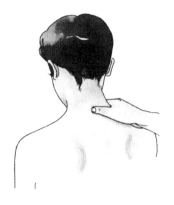

[치료] 시술자는 한쪽 손으로 환자의 등을 지탱하고, 다른 한쪽 손의 엄지손가락으로 강하게 경혈을 지압한다. 코피를 멈추게 하는 데 매우 효과가 높고 목덜미가 뻐근한 증상도 완화시킬 수 있다. 목을 주무르거나 대추의 약간 아래에 있는 등의 신주(身柱)도 병행하여 지압하면 더욱 효과적이다.

합곡(合谷) 엄지손가락으로 세게 지압을 하면 코피가 멈추게 된다. 지속적으로 지압을 하면 체질 개선에도 도움이 된다.

[위치] 손등의 엄지손가락과 집게손가락이 연결된 사이.

[치료] 시술자는 환자의 손목을 한쪽 손으로 지탱하고, 다른 한쪽 손으로 환자와 악수를 하듯이 하면서 엄지손가락을 환자의 손등에 있는 경혈점에 대고 강하게 지압을 한다. 이 경혈점을 지속적으로 지압하면 체질 개선에도 도움이 된다.

귀울음(이명)

[증상] 한마디로 귀울음이라고 하면 머리가 울리거나 귀에 작은 소리가 계속해서 거슬리거나 하는 등 여러 가지 증상이 있다. 고막의 염증이나 내이, 중이 등 귓병뿐만 아니라 혈압의 상태나 심신의 피로 등의 원인으로 일어나는 경우가 있다. 또 기압의 변화 등 외적 조건이 원인이 되는 경우도 있다.

[치료 포인트] 귀울음 치료에는 청궁(聽宮), 각손(角孫), 규음(竅陰), 예풍(翳風) 등 귀 주위에 있는 4개의 경혈점이 가장 중요한 치료 포인트가 된다. 먼저 이 경혈점들을 정성 들여서 지압을 한다.

또 목의 천주와 풍지를 연결하고 이것을 밑변으로 하여 아래 방향으로 작은 정삼각형을 그린 꼭지점의 위치에는 경혈점은 아니지만, 귀울음에 관계가 깊은 귀울음의 조정점이라고 말할 수 있는 곳이 있다. 이 조정점을 꽉 잡고 누르는 것도 매우 효과가 높다.

그 외에도 머리의 백회, 함염, 발의 태계 등의 지압도 병행하면 더욱 좋다.

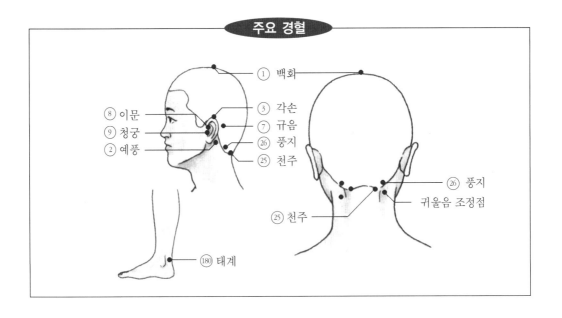

① 백회
③ 각손
⑦ 규음
㉖ 풍지
㉕ 천주
⑧ 이문
⑨ 청궁
② 예풍
⑱ 태계
㉖ 풍지
귀울음 조정점
㉕ 천주

● 치료 방법

각손(角孫) 천천히 지압하면 머리와 목덜미의 뻐근함을 풀고 귀울음을 진정시킨다.

[위치] 머리 옆부분, 귀 위에 머리카락이 나는 언저리.

[치료] 집게손가락 끝의 볼록한 부분으로 3~5 초 정도씩 힘을 가해서 귓속까지 전해질 정도로 누르는 것을 반복한다. 머리와 목덜미의 뻐근함 을 풀고 귀울음을 진정시킨다. 귀의 주변에 있 는 예풍(翳風), 청궁(聽宮), 규음(竅陰) 등도 차례대로 지압을 하면 더욱 효과가 높아진다.

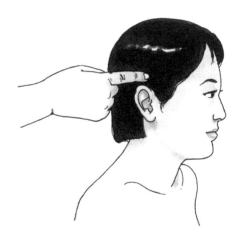

천주(天柱)

목 근육의 긴장을 완화시키고, 귀울음의
조정점과 함께 치료하면 효과가 높다.

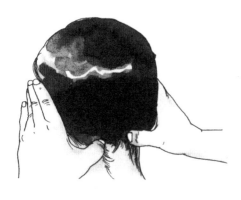

[위치] 목뒤의 머리카락이 난 부분에 있는 두 개
의 굵은 근육의 바깥쪽에 오목하게 들어간 부분.

[치료] 시술자는 환자의 머리를 뒤에서 양손으
로 감싸안듯이 하고 엄지손가락으로 지압을
한다. 근처에 있는 풍지, 또 천주와 풍지를 연
결한 선을 밑변으로 하는 작은 정삼각형의 꼭
지점이 귀울음 조정점인데 이 부분을 함께 지
압하면 효과가 더욱 높다.

태계(太谿)

혈액순환을 좋게 하고 혈압이 원인으로 발생하는
귀울음에 더욱 효과가 있다.

[위치] 발의 안쪽 복사뼈의 바로 뒤쪽.

[치료] 시술자는 환자를 똑바로 눕게 하고 환자의
발목을 손바닥으로 감싸듯이 하여 경혈점을 엄지
손가락으로 누른다. 이 경혈의 자극이 혈액순환을
좋게 하고 혈압의 변화가 원인으로 인하여 발생하
는 귀울음 등의 모든 증상에도 효과가 있다.

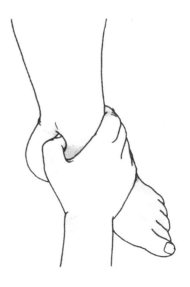

귀의 통증 · 외이염 · 중이염

[증상] 귀에 통증이 있는 것은 대부분 외이(外耳)나 내이(內耳)에 염증이 생겼다고 볼 수 있다. 처음에는 가벼운 통증이었는데 점차 심해지고, 음식을 씹어도 통증이 느껴지게 되면 운동이나 목욕을 하는 것을 피하고 조용하게 안정을 취해야 한다.

또 신경성 이통(耳痛)이라고 하여 귀가 나쁜 것도 아닌데 귀 주위가 아픈 경우도 있다.

[치료 포인트] 귀의 통증에는 청궁, 각손, 규음, 예풍, 이문(耳門), 협거(頰車) 등 귀 주위의 경혈점들을 지압한다. 중이염의 통증에는 이문, 예풍, 완골(完骨)과 손의 합곡을 지압하면 효과적이다. 특히 손의 합곡은 힘을 가해서 지압을 하도록 한다.

수삼리, 곡지, 양로(養老), 다리의 부류(復溜), 태계 등도 귀의 통증에 효과가 있는 경혈로서 자주 치료에 이용된다. 그러나 염증을 띠고 있는 귀의 통증에는 반드시 염증 치료를 병행해야 하며 너무 세게 누르면 안 된다.

또 신경성 이통의 경우에는 복부의 황수, 허리의 신수도 병행하여 지압을 하면 매우 효과적이다.

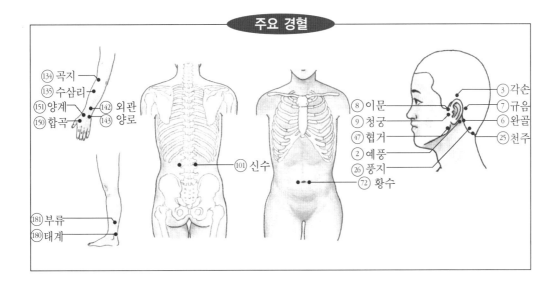

⑬④ 곡지
⑬⑤ 수삼리
⑮① 양계   ⑭② 외관
⑮⓪ 합곡   ⑭③ 양로

⑧ 이문
⑨ 청궁
㊼ 협거
② 예풍
㉖ 풍지

③ 각손
⑦ 규음
⑥ 완골
㉕ 천주

⑩① 신수

㊅② 황수

⑱① 부류
⑱⓪ 태계

🔵 치료 방법

이문(耳門)　　중이염과 외이염의 통증을 완화시킬
　　　　　　　　수 있다.

[위치] 좌우 귓구멍의 바로 앞부분.

[치료] 집게손가락 또는 엄지손가락으
로 약간 힘을 가해서 지압을 한다. 이
것은 중이염에 의한 통증을 완화시킬
수 있는 효과가 있다. 외이염으로 욱신
욱신 쑤시는 통증이 있을 경우에는 귀
아래의 예풍도 함께 지압이나 마사지
를 하면 더욱 좋다. 그러나 반드시 염
증 치료를 병행해야 한다.

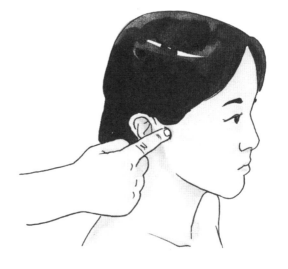

각손(角孫) 만성적인 귀의 통증에는 각손을 비롯하여 귀 주변의 여러 경혈을 지압한다.

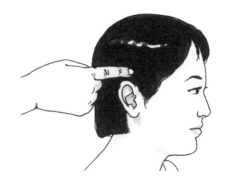

[위치] 머리 옆부분으로 귀 위에 머리카락이 난 언저리.

[치료] 집게손가락 끝의 볼록한 부분으로 3~5초 정도씩 작은 원을 그리듯이 누르면서 이 지압을 계속 반복한다. 만성 중이염 등의 통증을 완화시킬 수 있다. 또 귀 주위의 예풍, 청궁, 규음 등도 차례대로 지압을 하면 보다 효과가 높아진다.

청궁(聽宮) 통증을 완화시키고 귀울음이나 난청에 효과가 있다.

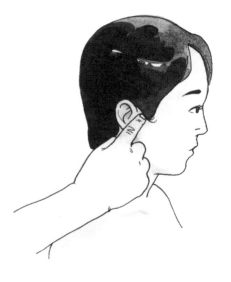

[위치] 좌우의 귓구멍 바로 앞이며, 이주(耳珠, 물렁거리는 작은 돌기) 바로 앞부분.

[치료] 집게손가락 또는 엄지손가락으로 작은 원을 그리면서 지압을 하며 이를 반복한다. 이 경혈의 자극은 귀의 통증을 완화시킬 뿐만 아니라 귀울음이나 난청 등 귀에 관한 여러 가지 증상의 치료에 자주 이용되며 효과를 높인다.

신수(腎兪)

심신의 활력을 넘쳐흐르게 하고, 신경성 귀의 통증에 효과가 있다.

[위치] 늑골의 가장 아래(제12늑골)의 끝부분과 같은 높이에 있으며, 척추를 사이에 둔 양쪽 부분.

[치료] 시술자는 환자를 엎드리게 하고 양손의 엄지손가락으로 경혈을 주무르듯이 천천히 누르는 것을 반복한다. 이 경혈을 지압하면 심신의 상태를 조절하며 온몸에 활력을 불어넣는 효과가 있다. 신경성 이통에는 특히 효과가 있다.

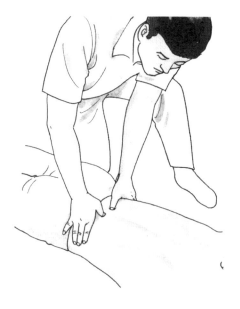

황수(肓兪)

만성적인 나른함을 해소하고 기분을 산뜻하게 해주며, 신경성 이통에 효과가 있다.

[위치] 배꼽의 양옆으로, 배꼽에서 손가락 1마디만큼 바깥쪽 부분.

[치료] 시술자는 환자를 바로 눕게 하고 양손의 가운뎃손가락으로 좌우의 경혈을 동시에 누른다. 만성적인 나른함을 완화시키는 효과가 있다. 또 신수와 마찬가지로 심신의 변화를 조절하고 신경성 이통에 매우 효과가 좋다.

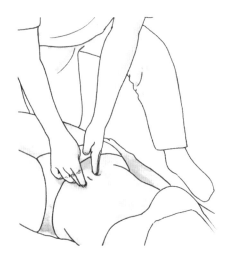

부류(復溜) 다리에 있는 경혈이지만 외이염과 중이염 등 귀에 관한 통증에 매우 효과가 있다.

[위치] 발목의 위쪽, 안쪽 복사뼈의 뒤에서 손가락 2마디 만큼 올라간 부분.

[치료] 시술자는 손바닥으로 환자의 발목을 잡고 엄지손 가락으로 세게 누른다. 이 경혈은 두통이나 치통, 귀의 통증을 완화시키는 것으로 잘 알려져 있다. 안쪽 복사뼈 의 뒤쪽에 있는 태계도 함께 지압하면 더욱 효과가 높아 진다.

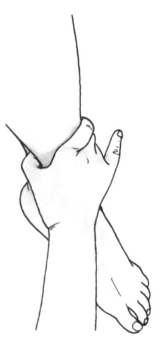

이·입·목의 질병과 증상

치통

[증상] 맥이 뛰듯이 욱신거리는 통증이 오거나 차가운 물이 자극하면 아픈 치통의 대부분은 충치가 원인으로 일어난다. 또 삼차신경통 등과 같이 이(齒)를 둘러싸고 있는 신경이 원인으로 통증이 생기는 경우도 있다.

[치료 포인트] 입 끝의 가장자리에서 옆턱의 경사진 부분의 아래에 있는 대영(大迎), 귀 아래의 예풍을 세게 누르면 아랫니의 통증을 진정시킬 수 있다. 여기에다가 뺨의 사백, 코 옆의 거료 등도 함께 지압하면 보다 더 효과적이다. 윗니의 통증이 심할 경우에는 사백과 예풍, 귀 근처에 있는 하관(下關)과 협거(頰車), 입 끝의 지창(地倉) 등을 지압한다.

손의 공최(孔最), 내관(內關), 곡지(曲池)나 머리 뒤의 천주도 엄지손가락으로 천천히 지압한다.

갑작스러운 치통일 경우에는 손의 합곡을 엄지손가락 끝으로 아프지 않을 정도로 강하게 주무르듯이 지압을 한다. 3~5회 정도 계속하면 치통이 진정될 것이다.

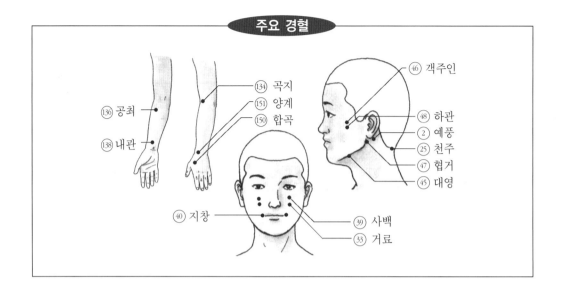

① 객주인 46
② 공최 136
② 곡지 134
② 양계 151
② 합곡 150
② 하관 48
② 예풍 2
② 천주 25
② 협거 47
② 대영 45
② 내관 138
② 지창 40
② 사백 39
② 거료 33

🔵 치료 방법

사백(四白) 윗니의 통증을 완화시킬 수 있으며 한 번 지압할 때 2~3초 정도를 누르고 있으며 이를 여러 번 반복한다.

[위치] 눈 아래 뼈부분의 한가운데에서 손가락 1 마디만큼 아랫부분.

[치료] 집게손가락 끝의 볼록한 부분을 대고 약간 세게 누르면 더욱더 통증에 반응이 심해지는 듯한 느낌으로 지압을 한다. 한 번 지압을 할 때 2~3초 정도 누르고 이것을 4~5회 정도 반복하면 좋다. 이것은 윗니의 통증을 완화시키는 데 매우 효과가 높다.

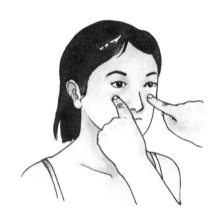

예풍(翳風) 사백이나 대영 등과 조화를 이루어서 지압을 하면 각각 윗니와 아랫니의 통증에 효과를 볼 수 있다.

[위치] 귓불의 뒤쪽에 오목하게 들어간 부분.

[치료] 집게손가락을 귀 아래의 오목하게 들어간 부분에 대고 세게 누른다. 예풍에 집게손가락을 댄 채로 엄지손가락으로 뺨의 사백을 함께 누르면 윗니의 통증이 완화된다. 또한 턱의 대영을 함께 누르면 아랫니의 통증을 완화시킬 수 있다.

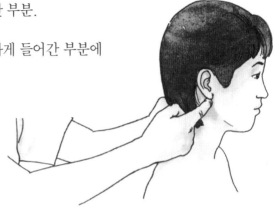

지창(地倉) 이가 아프면 원을 그리듯이 천천히 주무르면서 누른다.

[위치] 입술 양끝(口角, 입아귀)의 바로 옆부분.

[치료] 집게손가락이나 가운뎃손가락으로 작은 원을 그리듯이 천천히 주무르면서 누른다. 이 경혈의 자극은 턱을 둘러싼 신경증상에 효과가 있고 욱신거리는 치통을 완화시킬 수 있다.

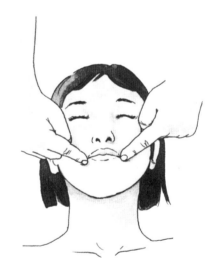

잇몸 통증

[증상] 잇몸 통증에는 잇몸이 붓고 말랑말랑해지거나 열이 나며 피가 나는 증상 등을 동반하는 경우가 대부분이다. 치조농루(齒槽膿漏)가 원인인 경우에는 심하면 이의 뿌리가 노출되거나 이가 흔들거리는 경우도 있다.

[치료 포인트] 우선 입이나 코 주변의 영향(迎香), 화료(禾髎), 승장(承漿), 거료(巨髎), 대영(大迎), 하관(下關) 등의 지압을 지속적으로 반복하여 실시하는 것이 좋다.

잇몸의 염증은 내장의 기능이나 대사기능, 자율신경 기능 등의 영향으로 인하여 일어나는 것이다. 이와 같은 경우는 복부의 중완(中脘), 황수(肓兪), 천추(天樞), 등의 간수(肝兪), 허리의 신수(腎兪) 등의 경혈점을 정성들여서 지압을 반복하면 효과적이다.

또 목의 천주와 팔의 수삼리, 곡지, 합곡 등의 지압도 병행한다. 특히 합곡은 통증을 진정시키는 경혈점으로서 유효하다.

주요 경혈

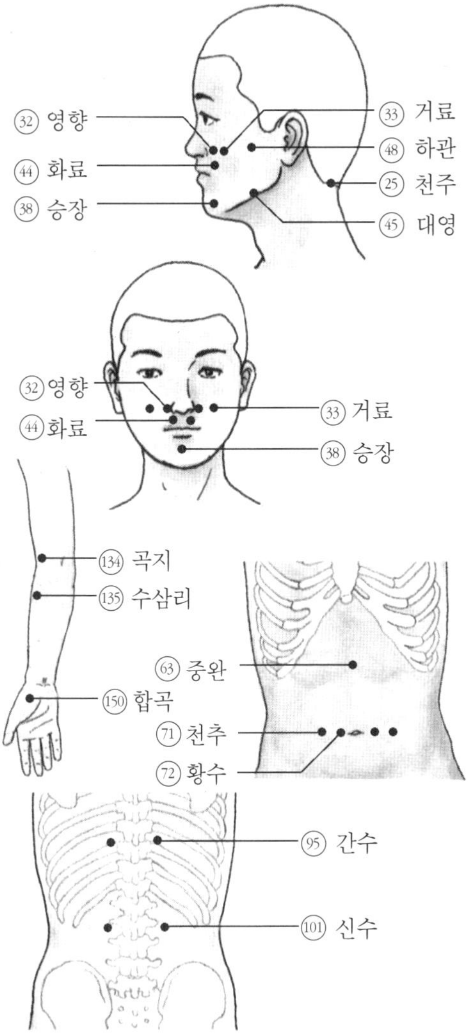

32 영향
44 화료
38 승장
33 거료
48 하관
25 천주
45 대영
32 영향
44 화료
33 거료
38 승장
134 곡지
135 수삼리
63 중완
150 합곡
71 천추
72 황수
95 간수
101 신수

치료 방법

대영(大迎) 반복해서 지압을 하면 아래턱의 통증을 완화시킬 수 있다.

[위치] 입술 끝의 경사진 부분의 아래로, 아래턱 뼈의 오목하게 들어간 부분.

[치료] 집게손가락의 볼록한 부분으로 꾹 세게 누르듯이 지압을 반복한다. 이것은 아래턱에 생기는 통증을 완화시킬 수 있다. 귀 아래에 있는 예풍의 지압도 동시에 하면 더욱 효과가 높아진다.

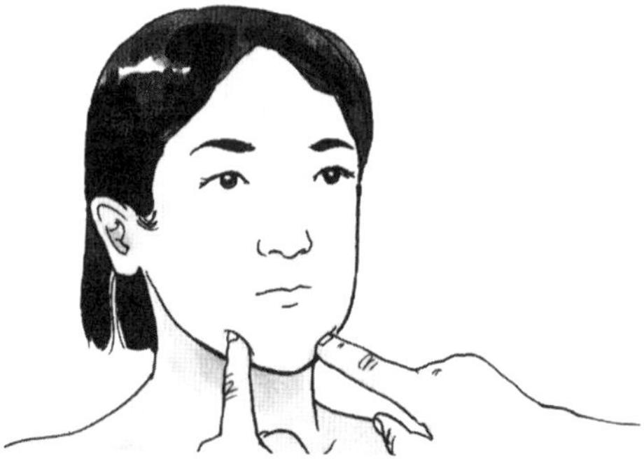

합곡(合谷) 통증이 심할 때에는 시술자의 엄지손가락이 환자의 경혈점을 파고들어 가듯이 세게 누른다.

[위치] 손등, 엄지손가락과 집게손가락의 사이.

[치료] 시술자는 환자의 손목을 한 손으로 지탱하고 다른 한 손으로 환자와 악수를 하듯이 하면서 시술자의 엄지손가락이 환자의 손등을 파고들어 갈 정도로 세게 누른다. 통증이 심해서 욱신거리는 느낌을 진정시키는 효과가 있다.

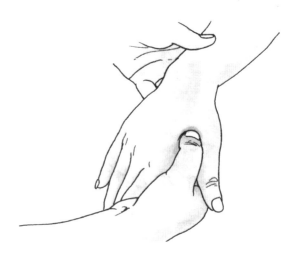

수삼리(手三里) 치조농루 등에 의해서 잇몸이 붓는 경우에 효과적이다.

[위치] 팔의 안쪽 엄지손가락쪽에 팔꿈치를 구부렸을 때 손끝 방향으로 손가락 2마디만큼 내려간 곳.

[치료] 시술자의 엄지손가락 끝이 환자의 팔에 파고들어 갈 정도로 약간의 힘을 가해서 누른다. 이 경혈의 자극은 가능한 한 몸에 생기는 부종을 없애는 효과가 있고, 치조농루 등이 원인으로 일어나는 잇몸의 부종에도 효과가 있다.

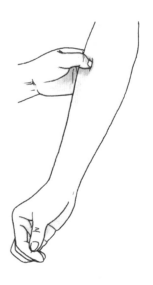

구내염 · 구각염

[증상] 잇몸, 혀, 입술 등 구강 점막이 거칠어졌거나 염증이 생긴 경우를 구내염(口內炎)이라고 말한다. 입 속의 점막이 하얗게 흐려지거나 빨갛게 부어오르고 좁쌀 같은 것이 생기는 등 염증의 모양도 여러 종류이다. 부스럼이나 종기 등이 심하게 되면 매우 심한 통증과 아울러 음식이나 음료수조차도 먹을 수 없을 정도로 곤란한 상황이 되는 경우도 있다. 또 구각염(口角炎)이란 이런 증상이 구각(입술 끝)에 생긴 염증을 말한다. 뿐만 아니라 구내염이나 구각염은 위장의 상태가 나쁠 경우에도 생기기 쉽다.

[치료 포인트] 구내염과 구각염은 염증에 의한 통증의 완화와 위장의 기능을 조절하는 것에 중점을 두는 것이 치료의 포인트이다.

입술 끝의 지창(地倉), 목의 염천(廉泉), 코 옆의 거료(巨髎), 턱의 승장(承漿), 대영(大迎) 등의 지압은 구내염의 치료에 도움이 된다. 염증에 의한 통증에 효과가 있는 하관(下關), 식도의 기능을 조절하는 천돌(天突)의 지압도 병행하여 확실하게 치료한다. 수삼리(手三里)도 염증을 가라앉히는 데 유효하며, 그 외에도 합곡(合谷), 곡지(曲池)의 지압도 통증을 완화시키는 데 효과가 있다.

또 복부의 불용(不容)에서 중완(中脘), 천추(天樞)에 걸쳐서 지압과 마사지를 하면 위장의 기능을 조절할 수 있다. 등의 간수에서 신수에 걸쳐서도 지압과 마사지를 하면 마찬가지의 효과를 볼 수 있다.

주요 경혈

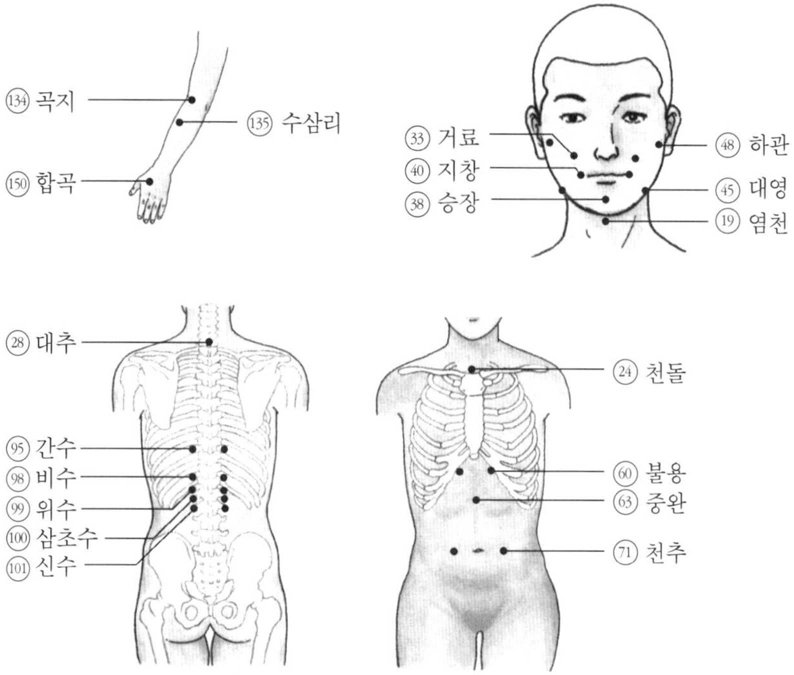

⑬④ 곡지
⑬⑤ 수삼리
⑮⓪ 합곡
㉝ 거료
㊵ 지창
㊳ 승장
㊽ 하관
㊺ 대영
⑲ 염천
㉘ 대추
㊉⑤ 간수
⑨⑧ 비수
⑨⑨ 위수
⑩⓪ 삼초수
⑩① 신수
㉔ 천돌
⑥⓪ 불용
⑥③ 중완
⑦① 천추

치료 방법

염천(廉泉) 입술 가장자리의 부스럼이나 혀의 염증 치료에 효과가 있다.

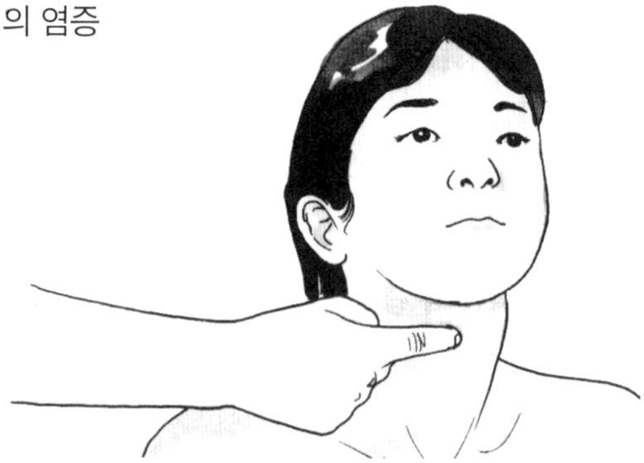

[위치] 목의 중간에 있는 갑상 연골 위의 가로 주름의 중앙

[치료] 환자를 바로 눕게 하고 집게손가락 또는 가운뎃손가락으로 지압을 한다. 이

때 시술자는 환자의 목이 아프지 않도록 힘을 너무 가하지 않게 주의해야 한다. 입술 가장자리의 부스럼이나 혀의 염증 치료 또 부종과 동반하는 혀의 모든 증상에 효과가 있다.

승장(承漿) 구내염, 구각염의 통증으로 인해서 표정이 일그러진 것을 바로잡는다.

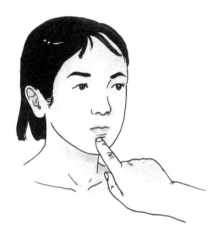

[위치] 아랫입술에서 조금 아래, 턱의 중앙 부분.

[치료] 집게손가락을 아래턱의 오목하게 들어간 부분에 대고 누르면서 천천히 주무르듯이 지압을 한다. 이 경혈의 자극은 구내염, 구각염에 의한 입의 통증과 그것이 심한 경우에 일어나는 것으로 입이 비틀어지는 증상 등을 치료하는 데 효과가 있다.

간수(肝兪) 위장의 상태를 조절하고 구내염의 예방과 치료에 효과가 있다.

[위치] 등의 상하 한가운데 정도, 척추(제9흉추)를 사이에 둔 양쪽 부분.

[치료] 시술자는 엎드려 있는 환자의 등에 양손바닥을 대고 좌우의 경혈을 동시에 약간의 힘을 가해서 누른다. 등의 긴장을 완화시키고 위장의 기능을 조절하여 구내염의 예방과 치료에 효과가 좋다.

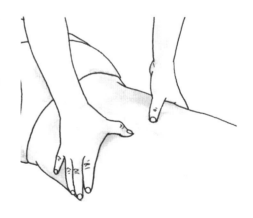

위수(胃兪) 구내염이 자주 생기는 사람은 평소에도
이 경혈의 지압을 실시하면 좋다.

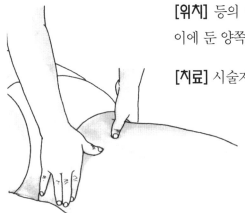

[위치] 등의 중앙에서 약간 아래로, 척추(제12흉추)를 사이에 둔 양쪽 부분.

[치료] 시술자는 엎드려 있는 환자의 등에 양 손바닥을 대고 좌우의 경혈을 동시에 힘을 가해서 누른다. 이 지압은 구내염의 원인인 위장의 기능을 조절하기 때문에 구내염이 자주 생기는 사람은 평소에도 이 경혈의 지압을 습관적으로 해 두는 것이 좋다.

지창(地倉) 통증이 심할 경우에는 원을 그리듯이
천천히 주무르면서 누른다.

[위치] 입술의 양끝(口角) 바로 옆부분.

[치료] 집게손가락이나 가운뎃손가락으로 작은 원을 그리듯이 천천히 주무른다. 위가 나쁠 경우에 생기는 구내염과 구각염에 매우 효과가 있다. 통증이 심할 경우에는 그 증상을 진정시키는 데도 매우 유효하다.

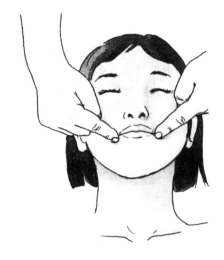

목의 통증 · 목소리가 잘 나오지 않는 증상

[증상] 목의 통증은 감기가 걸렸을 경우에 자주 볼 수 있다. 이 경우에는 목이 마르고 따끔따끔하거나 편도선이 빨갛게 부어오르고 때로는 발열을 동반하는 경우도 있다. 이런 증상이 심해지면 목소리가 잘 나오지 않거나 음식을 먹을 수가 없게 되기도 한다. 또 목소리가 잘 나오지 않는 경우에는 큰 소리를 치거나 단순히 목을 너무 많이 사용했기 때문에도 이런 증상이 일어나며 통증을 동반하기도 한다.

그 외에도 심신증이나 신경증 등이 원인으로 목의 통증이나 이물질이 들어있는 느낌을 호소하는 경우도 있다.

[치료 포인트] 우선 뒷목의 풍지(風池)에서 어깨와 등에 걸친 각 경혈들을 자극하여 긴장을 완화시키고, 호흡을 조절하고 난 후에 목의 통증에 관한 지압을 시작한다.

인영(人迎), 수돌(水突), 기사(氣舍), 천돌(天突) 등 목의 경혈 지압은 기도가 막혀서 고통스럽기 때문에 너무 힘을 가하지 않도록 주의하면서 지압을 한다. 목 주변은 아주 가볍게 마시지하듯 해야 한다. 특히 천돌은 편도선이 부어서 목이 메이는 증상을 완화시킬 때 효과가 좋다. 또 목 옆의 천창(天窓)과 천정(天鼎), 귀 아래의 예풍(翳風), 가슴의 전중(膻中), 복부의 황수(肓兪) 지압도 병행하는 것이 좋다.

팔의 척택(尺沢) 및 공최(孔最), 다리의 삼음교(三陰交)의 지압은 신경증상을 완화시키는 데 효과적이다.

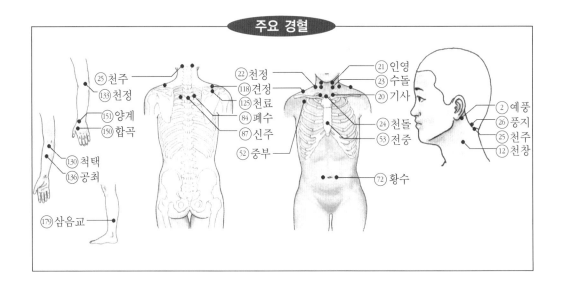

주요 경혈

㉕ 천주
⑬ 천정
⑮ 양계
⑮ 합곡
⑬ 척택
⑬ 공최
⑰ 삼음교

㉒ 천정
⑱ 견정
⑫ 천료
㉘ 폐수
㉘ 신주
㉒ 중부

㉑ 인영
㉓ 수돌
⑳ 기사
㉔ 천돌
㊿ 전중
㉒ 황수

② 예풍
㉖ 풍지
㉕ 천주
⑫ 천창

🔵 치료 방법

인영(人迎) 목의 통증과 불쾌감 치료 외에도 혈액순환을 조절하는 경혈이다.

[위치] 목 중간에 있는 갑상 연골을 사이에 둔 양 옆, 맥박이 느껴지는 곳.

[치료] 환자의 목이 아프지 않을 정도로 힘을 조절하는 것에 주의를 하여 지압과 마사지를 병행한다. 목에서 머리로 둘러싼 혈액순환을 조절하고, 목이 아프거나 불쾌한 느낌이 있는 경우 치료 효과가 매우 높다.

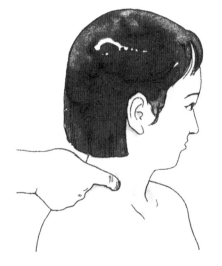

천정(天鼎)	편도선이 부어서 생기는 통증과 목이 메인 듯한 느낌을 풀어준다.

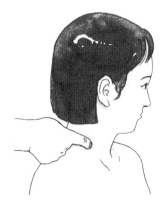

[위치] 목 중간에 있는 갑상 연골에서 손가락 1마디만큼 아래 높이로, 목 옆의 근육 뒷부분.

[치료] 시술자는 환자의 뒤쪽에 서서 한 손으로 환자의 몸을 지탱하고, 다른 한 손의 집게손가락으로 경혈을 가볍게 누르면서 주무른다. 편도선이 부어서 생기는 통증과 목이 아픈 느낌을 없애는 데 효과적인 지압이다.

수돌(水突)	목이 붓거나 숨이 막혀 답답한 증상을 완화시키고 목소리가 잘 나오지 않는 경우에도 좋다.

[위치] 목 중앙에 있는 갑상 연골에서 비스듬하게 아래로 목 옆의 근육 앞부분.

[치료] 시술자는 환자를 한 손으로 지탱하고 다른 한 손의 집게손가락으로 경혈을 가볍게 누르면서 주무른다. 목이 붓거나 통증이 있을 때 효과가 있고, 기침이 나와 숨이 막혀서 답답할 때에도 이 경혈점을 지압하는 것이 효과적이다. 또 목의 상태가 나쁘고 목소리가 잘 나오지 않는 경우에도 매우 효과가 좋다.

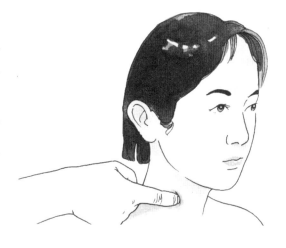

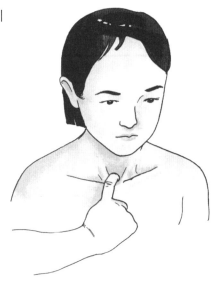

천돌(天突) 목이 따끔따끔한 통증이나 음식을 먹기 어려울 정도의 증상을 완화시킨다.

[위치] 흉골의 상단에 있으며, 좌우 쇄골 사이에 오목하게 들어간 부분.

[치료] 목 아래에서 쇄골 방향으로 밀어 넣듯이 지압을 한다. 목이 말라서 싸하거나 따끔따끔한 통증이 있으며, 음식을 먹기 어려울 정도로 목이 메이는 느낌이 있는 증상에 효과적이다. 목을 많이 사용하는 직업을 가진 사람은 항상 이 경혈을 지압하는 것이 좋다.

풍지(風池) 목의 긴장을 풀고 감기가 원인으로 인하여 일어나는 목의 증상을 완화시킬 수 있다.

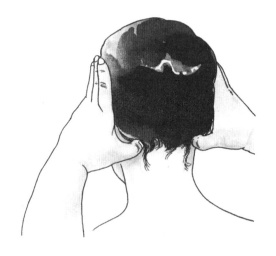

[위치] 목뒤의 머리카락이 나기 시작하는 부분으로, 두 개의 굵은 근육 바깥쪽에서 약간 벗어나서 오목하게 들어간 부분.

[치료] 환자의 머리를 뒤에서 감싸듯이 하고 양손의 엄지손가락을 경혈점에 대고 주무르듯이 누른다. 이 경혈은 감기를 치료하는 데 효과가 좋은 곳이다. 또한 목의 긴장을 풀고 감기가 원인으로 인하여 생기는 목의 모든 증상을 완화시키는 효과가 있다.

합곡(合谷) 지속적으로 지압을 하면 만성적인 증상을 완화시키는 효과를 볼 수 있다.

[위치] 손등의 엄지손가락과 집게손가락의 사이 부분.

[치료] 시술자는 환자의 손목을 한 손으로 지탱하고 다른 한 손으로 환자와 악수하듯이 하며 시술자의 엄지손가락이 환자의 손등을 파고들어 갈 정도로 세게 누른다. 이 지압을 함으로써 목이 붓거나 그에 따른 통증을 완화시킬 수 있다. 지속적으로 자주 지압을 하면 만성 편도염의 치료에도 효과를 볼 수 있다.

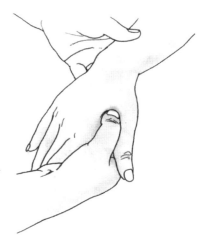

가슴·호흡기계의 질병과 증상

심장 박동이 심하다

[증상] 심한 운동을 하고 난 뒤나 정신적인 충격을 받은 경우에 가슴이 두근거리는 것은 생리적인 반응이다. 그러나 이런 경우가 아니라 약간 가벼운 운동을 했을 뿐인데도 몸이 차가워지거나 땀이 나거나 숨을 헐떡거리는 증상이 생기는 경우는 심장이나 순환기계의 병은 아닌가라고 의심해 보아야 한다.

또 초조해하거나 불안감 등 정신적인 요인으로 인하여 일어나는 경우에 자기 스스로 심장병에 걸린 것은 아닐까라고 생각한 나머지 더욱 심해지는 경향도 있다.

[치료 포인트] 심장병이라고 의심될 정도라면 반드시 전문의에게 치료를 받아야 할 것이다. 그러나 정신적인 것이 원인인 경우나 가벼운 증상에는 지압요법으로 대처할 수 있다.

우선 목의 천주, 등의 궐음수와 심수, 가슴의 전중, 명치의 거궐 등을 지압한다. 어느 경혈을 지압하든 혈액의 순환기능을 조절한다. 손의 신문(神門)이나 극문(郄門)도 효과가 있다. 손끝의 소충(少衝), 소택(少澤)을 주무르는 것도 가슴이 답답한 증상을 진정시키는 데 효과적이다.

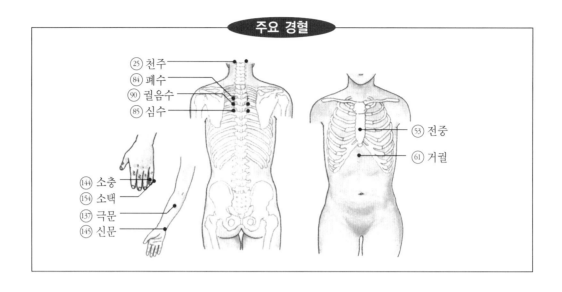

㉕ 천주
㉜ 폐수
㉚ 궐음수
㉟ 심수

⑭ 소충
⑭ 소택
⑬ 극문
⑭ 신문

㉝ 전중
㉛ 거궐

● 치료 방법

전중(膻中) 심장발작의 치료에도 이용되고 있는 경혈로, 심장 박동을
원활하게 하는 데 매우 중요한 경혈이다.

[위치] 좌우의 젖꼭지를 연결한 선의 한가운데.

[치료] 시술자는 바로 누워있는 환자의 가슴
한가운데를 양손을 겹쳐놓고, 가운뎃손가락
의 끝으로 반복하여 지압을 한다. 이 경혈의
지압은 심장발작 치료에 효과가 있다. 심장
박동으로 가슴의 통증을 동반하는 경우에는
등의 폐수(肺兪) 등도 함께 지압을 하면 더욱
좋다.

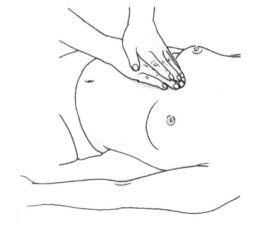

신문(神門) 두근거릴 때 이 경혈을 반복하여 지압하면 바로 효과를 볼 수 있다.

[위치] 손바닥에서 새끼손가락 끝의 손목 관절부분.

[치료] 시술자는 환자의 손목을 아래에서 떠받듯이 하여 잡고 엄지손가락으로 경혈을 지압한다. 3~5초 정도 지압하면 1~2초 휴식을 취하게 하는 것을 3~5회 정도 계속 되풀이한다. 심장의 박동을 진정시키고 원활하게 하는 데 매우 효과가 높다. 팔 앞부분 중앙의 극문(郄門)도 마찬가지로 지압을 하면 효과적이다.

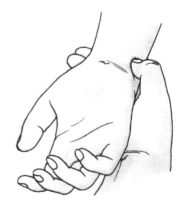

심수(心兪) 순환기계의 기능을 조절하는 효과가 있고 가슴이 답답한 증상도 해소시킨다.

[위치] 어깨뼈의 안쪽으로 척추(제5흉추)를 사이에 둔 양쪽 부분.

[치료] 시술자는 엎드려 있는 환자의 등에 양손을 대고 엄지손가락으로 좌우의 경혈을 동시에 지압한다. 또 바로 위에 있는 궐음수도 순환기계의 기능을 조절하는 효과가 있고, 차가워지는 증상이나 현기증을 동반하는 경우, 또는 가슴이 답답한 증상이 있는 경우에도 매우 효과가 있다.

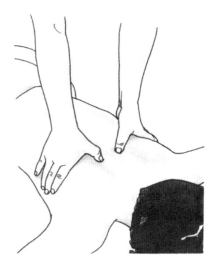

숨이 차다 · 호흡이 곤란하다

[증상] 호흡이 빨라지거나 많은 호흡을 필요로 하는 상태를 숨이 차다라고 말한다. 이러한 증상은 심한 운동을 하고 난 후나 감정이 흥분되거나 하는 등에 따라서 건강한 사람에게서도 자주 일어나는 현상이다.

스트레스 등 정신적인 것이 원인으로 인하여 일어나는 경우도 많지만 너무 심한 경우에는 호흡기나 심장, 순환기 등의 병을 의심해 보아야 한다.

[치료 포인트] 병이 심하다라는 의심이 생기면 반드시 전문의에게 진찰을 받아야 한다. 그러나 정신적인 것이 원인이 되는 경우나 가벼운 증상에는 지압요법으로 대처할 수 있다.

우선 기도를 넓히고 호흡을 편안하게 할 수 있도록 하기 위해서 등의 고황(膏肓), 신당(神堂), 궐음수(厥陰兪), 심수(心兪), 가슴의 중부(中府)를 지압한다. 또 복부의 중완(中脘), 거궐(巨闕)도 효과가 있다.

손의 극문(郄門), 음극(陰郄)의 지압은 가슴의 충혈과 손이 차가워지는 증상을 완화시킨다. 마지막으로 신수를 지압하여 온몸의 상태를 조절한다.

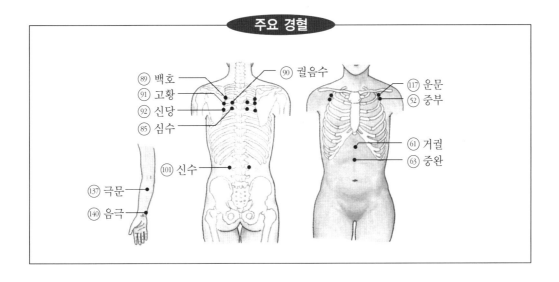

주요 경혈

89 백호
91 고황
92 신당
85 심수

90 궐음수

137 극문
140 음극

101 신수

117 운문
52 중부

61 거궐
63 중완

🔵 치료 방법

궐음수(厥陰兪) 살며시 길게 지압을 하면 숨이 차거나 가슴이 답답한 증상을 완화시킬 수 있다.

[위치] 어깨뼈의 안쪽으로 척추(제4흉추)를 사이에 둔 양 쪽 부분.

[치료] 시술자는 엎드려 있는 환자의 등에 양손을 대고 엄지손가락으로 좌우의 경혈을 동시에 누른다. 살며시 10초 정도 계속해서 누르는 것이 이 지압요법의 요령이 다. 숨이 차거나 가슴이 답답한 증상을 완화시킬 수 있 다. 복부의 거궐 지압도 병행하면 더욱 효과적이다.

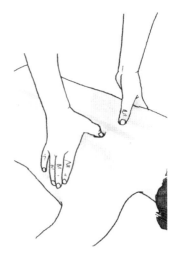

신당(神堂)	심장 박동이 심해지거나 숨이 차는 증상을 진정시키고 가슴이 답답함을 완화시킨다.

[위치] 척추(제5흉추)를 사이에 둔 양쪽으로, 좌우 어깨뼈의 바로 안쪽 부분.

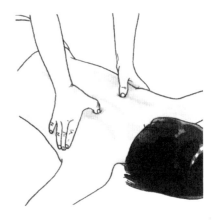

[치료] 시술자는 엎드려 있는 환자의 등에 양손을 대고, 엄지손가락으로 좌우의 경혈을 동시에 살며시 10초 정도 계속해서 누른다. 심장질환의 치료에 이용되는 지압으로 심장의 박동이 심해지거나 숨이 차는 증상을 진정시키고 가슴이 답답한 증상도 완화시킨다.

중완(中脘)	자율신경 기능에 작용하여 호흡을 조절한다.

[위치] 복부의 중심선상으로, 명치와 배꼽의 중간 부분.

[치료] 시술자는 바로 누워 있는 환자의 가슴 위에서 환자의 목 방향으로 손가락 끝을 향하게 양손을 겹쳐 놓고 가운뎃손가락으로 지압을 한다. 이렇게 지압을 하면 자율신경 기능에 작용하여 호흡을 조절한다. 정신적인 요인으로 인하여 숨을 쉬기 곤란한 경우에도 매우 효과가 있으며, 증상이 만성적인 경우에는 뜸을 뜨는 것도 효과적이다.

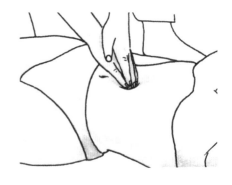

가슴의 통증 · 늑간신경통

[증상] 운동을 심하게 하여 일어나는 근육의 통증을 비롯하여 호흡기의 병이 원인으로 발생하는 가슴이 답답한 증상을 동반하거나 통증, 협심증 등 심장병이 원인으로 일어나는 가슴의 통증은 여러 가지가 있다.

가슴에서 배 옆을 걸쳐서 갑자기 심한 통증이 오거나, 숨을 가쁘게 들이켰다가 내쉬었다가 하거나, 소리 높여서 이야기한 것뿐인데 갑자기 가슴에 심한 통증이 생기는 경우에는 늑간신경통이 아닌가 하고 의심해 볼 필요가 있다.

[치료 포인트] 호흡과는 관계없이 일어나는 가슴의 통증은 심장에 심한 병이 생기지 않았는지 의심해 보아야 한다. 협심증 발작 등을 일시적으로 진정시키는 데는 팔의 극문이라는 매우 중요한 경혈이 있지만 반드시 전문의의 치료를 받아야 한다. 근육통이나 늑간신경통의 경우에는 따뜻한 습포와 지압요법으로 증상을 완화시킬 수 있다.

가슴의 통증에 효과가 있는 경혈로는 결분(缺盆), 중부(中府), 신봉(神封), 전중(膻中) 등이 포인트가 되지만, 지압과 동시에 늑골(갈비뼈) 사이를 따라서 마사지를 하는 것이 더욱 효과적이다.

척추의 통증이 동반되는 경우에는 폐수(肺兪), 심수(心兪) 등 척추의 각 경혈점에 지압과 동시에 척추를 따라서 마사지를 병행하고, 복부가 아플 경우에는 황수(肓兪) 등 복부의 각 경혈도 가볍게 눌러서 문지른다.

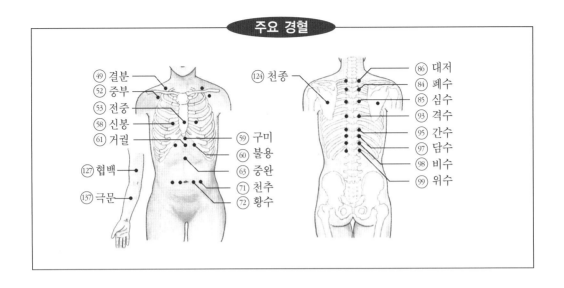

㊾ 결분
㊼ 중부
㊾ 전중
㊽ 신봉
㊿ 거궐
⑫ 협백
⑬ 극문

⑲ 구미
㉍ 불용
㉖ 중완
㉗ 천추
㉘ 황수

⑭ 천종

㊏ 대저
㊁ 폐수
㊐ 심수
㊓ 격수
㊕ 간수
㊗ 담수
㊘ 비수
㊙ 위수

🔵 치료 방법

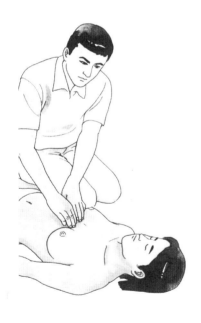

신봉(神封) 협심증에서 늑간신경통까지 여러 가지 가슴의 통증에 효과가 있다.

[위치] 좌우 젖꼭지를 연결한 선의 한가운데에서 손가락 3마디만큼 바깥쪽 부분.

[치료] 시술자는 바로 누워 있는 환자의 가슴에 양손을 대고 좌우의 경혈을 각각 집게손가락과 가운뎃손가락, 약손가락을 가지런하게 놓고 동시에 지압을 한다. 협심증 등 심장병의 통증에서 늑간신경통까지 가슴의 통증을 완화시키는 데 매우 효과가 있다.

154

전중(膻中)   가슴 근육의 긴장을 풀고 가슴의 통증과
답답함을 완화시킨다.

[위치] 좌우 젖꼭지를 연결한 선의 한가운데 부분.

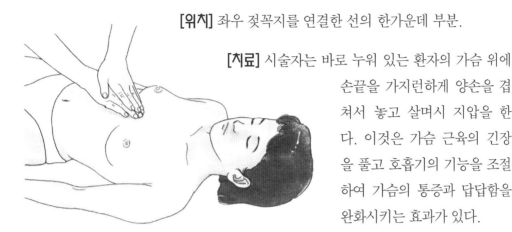

[치료] 시술자는 바로 누워 있는 환자의 가슴 위에
손끝을 가지런하게 양손을 겹
쳐서 놓고 살며시 지압을 한
다. 이것은 가슴 근육의 긴장
을 풀고 호흡기의 기능을 조절
하여 가슴의 통증과 답답함을
완화시키는 효과가 있다.

중부(中府)   어깨에서 가슴으로 연결된 부분이 빠지는
듯한 통증에 효과가 있다.

[위치] 쇄골의 아래로, 제2늑골의 바깥쪽과 어깨 관절
사이에 생기는 오목하게 들어가는 부분.

[치료] 시술자는 환자를 바로 눕게 하
고 엄지손가락을 쇄골의 아래 경혈점
위치에 대고, 환자의 양쪽 어깨를 잡
는 것처럼 하면서 힘을 넣는다. 이것
은 어깨에서 가슴으로 연결된 부분이
빠지는 듯한 통증을 완화시키는 데
매우 효과적이다.

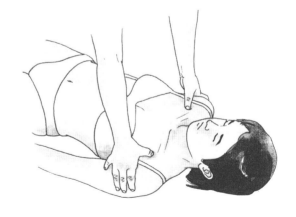

결분(缺盆) 손가락 2개로 쇄골을 깊숙하게 눌러서 가슴의 통증을 완화시킨다.

[위치] 쇄골의 위에 오목하게 들어간 부분.

[치료] 집게손가락과 가운뎃손가락을 구부려서 쇄골을 깊숙이 꾹 누른다. 이것은 가슴을 둘러싼 신경의 통로에 있는 경혈점으로, 환자의 호흡에 맞춰서 반복하면 가슴의 통증을 완화시킬 수 있다.

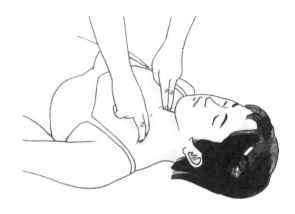

심수(心兪) 늑간신경통과 동반하는 등의 통증에는 등의 각 경혈을 차례대로 지압한다.

[위치] 좌우의 어깨뼈 안쪽, 척추(제5흉추)를 사이에 둔 양쪽 부분.

[치료] 시술자는 엎드려 있는 환자의 등에 양 손바닥을 대고, 좌우 경혈을 엄지손가락으로 동시에 약간의 힘을 가해서 누른다. 이 지압은 심신의 긴장을 풀고 늑간신경통과 동반하는 등의 통증에 효과가 있다. 등 이외의 각 경혈도 위에서 차례대로 지압을 하면 좋다.

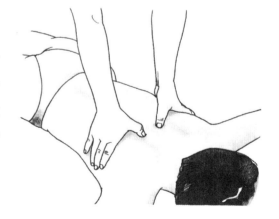

극문(郄門) 심장 박동이 심해지거나 숨이 차거나 하는 증상을 동반하는 가슴의 통증에 효과적이다.

[위치] 팔 안쪽부분의 손바닥쪽에서 한가운데 부분.

[치료] 시술자는 환자의 팔을 잡듯이 하고 엄지손가락으로 강하게 누른다. 심장 박동이 심해지거나 숨이 차거나 하는 증상이 동반되는 가슴의 통증에 효과가 있다. 이 경혈점은 환자가 혼자서 지압을 하는 것도 좋다.

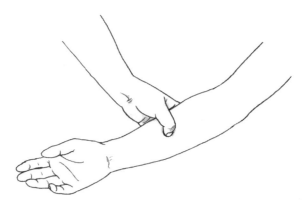

기침

[증상] 기침은 이물질이 잘못하여 기도로 들어갔을 때나 가래가 가득 찼을 때 나오는 것으로, 이것은 목이나 기도, 기관지 속으로 들어간 이물질을 토해내려고 하는 자연스러운 현상이다. 너무 심하게 막혀서 계속 기침을 하면 복근이 아픈 경우도 있다.

감기에 걸렸을 때의 기침은 가래를 동반하기 때문에 가슴을 찌르는 듯한 통증이 있는 경우와 목이 싸하게 아프고 건조해지는 경우 등 여러 가지 증상이 나타난다.

[치료 포인트] 우선 몸의 보온에 신경 쓰고 목의 천주를 지압한다. 다음에 목에서 어깨 주변을 마사지하고 기도의 긴장을 풀어주기 위해서 등의 궐음수, 목의 천돌 등을 비롯하여 가슴의 각 경혈들을 지압한다. 심하게 재채기를 할 경우에는 손의 공최(孔最)를 강하게 누르면 효과적이다.

또 치료의 마지막으로 허리의 신수를 지압하면 나른함이 풀리고 체력 증강에도 도움이 된다.

주요 경혈

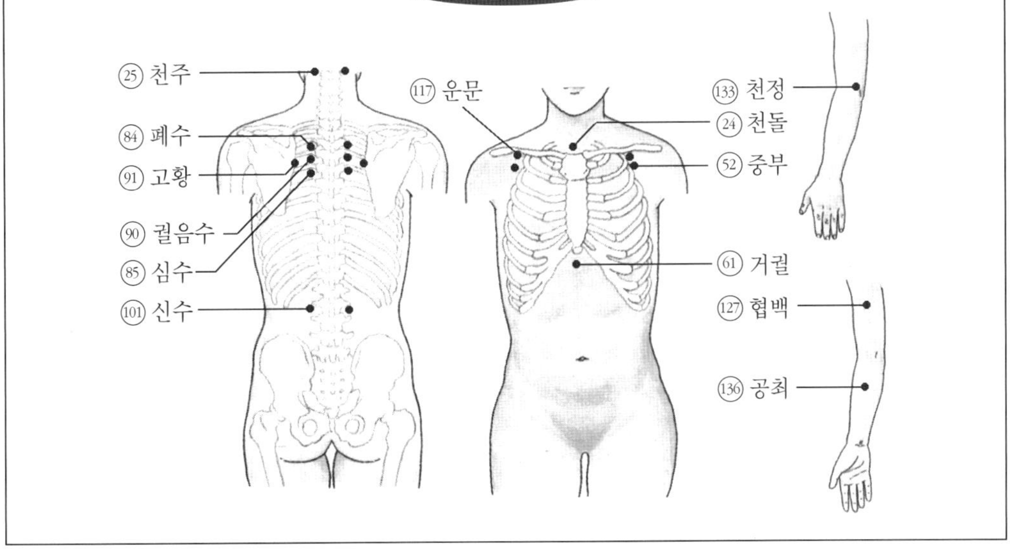
㉕ 천주
(84) 폐수
(91) 고황
(90) 궐음수
(85) 심수
(101) 신수
(117) 운문
(133) 천정
㉔ 천돌
(52) 중부
(61) 거궐
(127) 협백
(136) 공최

치료 방법

천돌(天突) 기도를 풀어주고 목이 메이는 듯한 느낌을 완화시킬 수 있다.

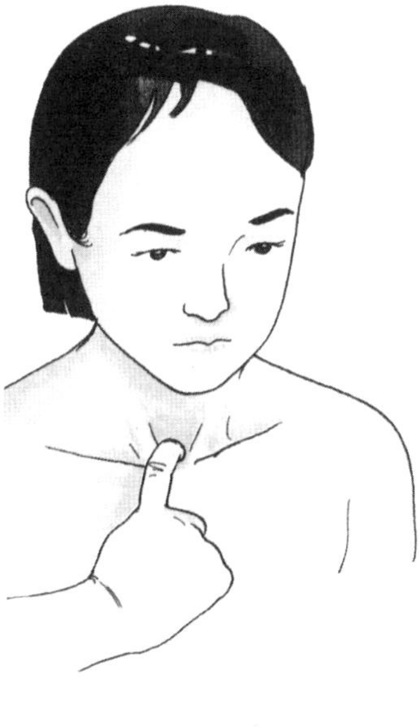

[위치] 흉골의 상단에 있으며, 좌우 쇄골의 사이에 오목하게 들어간 부분.

[치료] 목 아래에서 흉골의 방향으로 파고들어 가듯이 지압을 한다. 이 지압에 의해서 기도가 풀리고 기침을 진정시킨다. 아무것도 막히지 않았는데 목이 메이는 듯한 느낌이 있는 경우에도 효과가 있다.

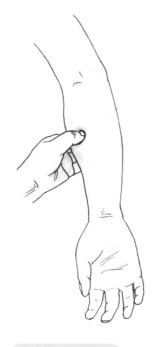

공최(孔最) 기침을 진정시키는 가장 효과가 높은 경혈로서 힘을 가해서 주무르듯이 지압을 한다.

[위치] 팔 안쪽 부분 손바닥의 엄지손가락쪽으로, 팔 안쪽 부분을 팔꿈치에서 보았을 때 3분의 1정도 되는 부분.

[치료] 엄지손가락으로 꽉 잡듯이 힘을 넣는다. 심하게 계속 해서 기침이 나올 경우에는 이 경혈을 잠시 주무르듯이 누르고 있으면 기침이 어느 정도 진정되는 경우가 많다. 기침이나 가래를 진정시키는 것 외에 가슴이 답답한 증상도 완화시킬 수 있다.

궐음수(厥陰兪) 등의 긴장을 풀고 기도를 완화시켜서 호흡하기 편안하게 한다.

[위치] 어깨뼈의 안쪽으로, 척추(제4흉추)를 사이에 둔 양쪽 부분.

[치료] 시술자는 엎드려 있는 환자의 등에 양손을 대고, 엄지손가락으로 좌우의 경혈을 동시에 천천히 누른다. 등의 긴장을 풀고 기도를 완화시켜서 호흡이 편안하도록 한다. 근처에 있는 폐수나 심수, 고황도 마찬가지로 지압을 하면 좋다.

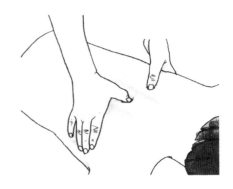

가래

[증상] 가래는 목에서 폐까지 기도 내의 점막에서 스며 나오는 액체이며, 공기 중의 먼지나 세균 바이러스, 곰팡이 등이 섞인 것이다. 건강한 사람의 경우 가래는 그다지 나오지 않지만 주로 호흡기 등에 병이 생기면 가래가 많이 나오게 된다.

묽은 가래, 점액성의 가래, 고름이 섞인 가래, 피가 섞인 가래 등 병의 종류에 따라서 그 상태는 여러 가지이다.

[치료 포인트] 가래의 원인이 되고 있는 병의 치료가 최우선이 되어야 한다. 지압요법은 가래가 생기는 것과 관계가 있는 호흡기의 증상을 완화시켜 주므로 우선 가슴이나 등의 각 경혈을 지압한다.

한편 가래가 나오지 않아서 괴로울 경우에는 목의 천주나 풍지, 허리의 삼초수 및 신수, 복부의 천추, 팔의 수삼리 등을 지압하면 효과가 있다.

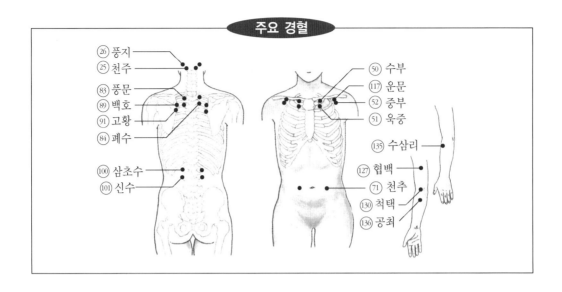

주요 경혈

㉖ 풍지
㉕ 천주
㉘ 풍문
㉙ 백호
㉛ 고황
㉛ 폐수
⑩ 삼초수
⑩ 신수

㊿ 수부
⑰ 운문
㉕ 중부
㉑ 욱중
⑬ 수삼리
⑫ 협백
㉛ 천추
⑬ 척택
⑬ 공최

🔵 치료 방법

천추(天樞) 복근의 기능을 높이고 가래가 나오기 쉽게 한다.

[위치] 배꼽의 양옆, 배꼽에서 손가락 2마디 만큼 바깥 부분.

[치료] 환자를 바로 눕게 하고 양손의 가운뎃 손가락으로 좌우의 경혈을 동시에 누르는데 복부의 지방이 쑥 들어갈 정도로 지압을 한 다. 이렇게 지압을 하면 가래를 심하게 계속 해서 토해냈기 때문에 피로하여 약해진 복근 의 기능이 회복되어 가래가 나오기 쉬워진다.

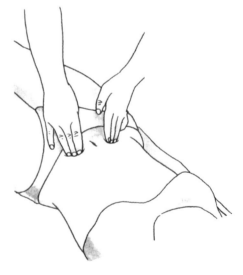

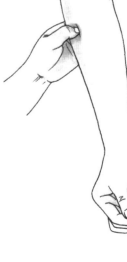

수삼리(手三里)   가래가 나올 때에 일어나는 목의 통증과 불쾌감에 효과가 있다.

[위치] 팔 안쪽의 엄지손가락쪽으로, 팔꿈치가 구부러진 곳에서 손끝으로 향해서 손가락 2마디만큼 떨어진 곳.

[치료] 시술자는 한 손으로 팔꿈치를 잡듯이 하고 엄지손가락으로 강하게 경혈을 주무르면서 누른다. 이 지압은 가래가 나올 때 일어나는 목의 통증과 불쾌감, 기분이 초조해지는 증상 등을 진정시키는 효과가 있다.

신수(腎兪)   천추의 지압과 병행하면 가래를 편안하게 토해낼 수 있게 된다.

[위치] 늑골의 가장 아래(제12늑골)의 끝부분과 같은 높이에 있으며, 척추를 사이에 둔 양쪽 부분.

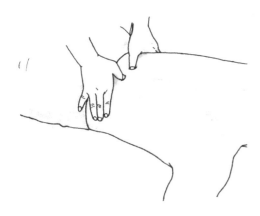

[치료] 시술자는 환자를 엎드리게 하고 양손의 엄지손가락으로 경혈을 누른다. 이 지압은 등의 뻐근함을 풀고 체력 증강에도 연결되는 요법이다. 천추도 함께 지압하면 복근의 기능을 높여서 가래를 편안하게 토해낼 수 있게 된다.

감기증후군

[증상] 감기에 걸리면 오한이 나거나 나른하거나 열이 나는 증상부터 시작하여 재채기, 콧물, 코 막힘, 기침, 가래, 목의 통증, 목소리가 나오지 않는 증상, 두통, 발열, 몸의 통증, 식욕부진, 구토, 설사 등 여러 가지 증상들이 나타난다.

이러한 증상들을 감기증후군이라고 하는데 감기 바이러스 감염이 원인이 되고 있다. 악화되면 큰 병으로 연결될 위험도 있기 때문에 주의해야 할 필요가 있다.

[치료 포인트] 머리, 코, 호흡기 등 각각의 증상을 완화시키는 지압요법을 실시한다. 기본이 되는 것은 등의 풍문(風門), 목뒤의 풍지(風池), 머리 뒷부분(후두부)의 풍부(風府)이다.

동양의학에서는 「바람의 사기(邪氣)」라고 불리는 것이 등의 풍문을 통해서 체내로 들어가서 목의 풍지에 모이고, 후두부의 풍부에 모여 있어서 감기를 악화시킨다고 한다. 따라서 이 3가지의 경혈 지압이 중요시되고 있다.

그 외에도 중부(中府)의 자극도 감기를 치료하는 데 효과적이다.

주요 경혈

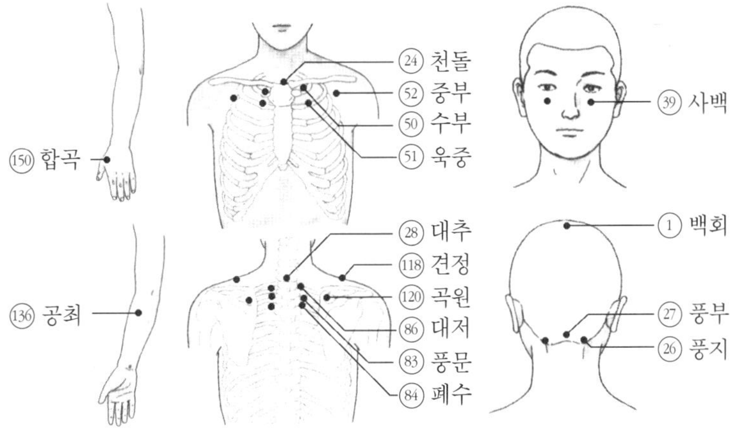

㉔ 천돌
(52) 중부
㊿ 수부
(51) 옥중
(150) 합곡
㊴ 사백
㉘ 대추
(118) 견정
(120) 곡원
(86) 대저
(83) 풍문
(84) 폐수
(136) 공최
① 백회
㉗ 풍부
㉖ 풍지

치료 방법

풍지(風池) 감기의 모든 증상에 매우 효과가 있는 경혈로, 두통과 머리가 무거운 증상, 나른함 등을 완화시킬 수 있다.

[위치] 목뒤에 머리가 나는 부분으로, 두 개의 굵은 근육의 양 바깥쪽으로 약간 떨어져서 오목하게 들어간 부분.

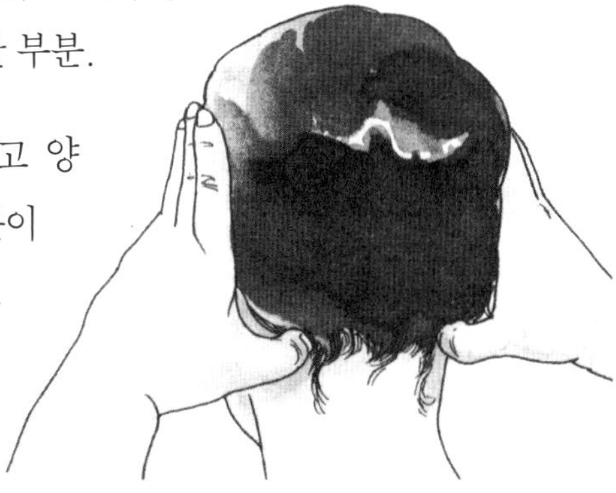

[치료] 환자의 머리를 뒤에서 감싸안듯이 하고 양 손의 엄지손가락을 경혈점에 대고 주무르듯이 지압을 한다. 머리의 혈액순환을 좋게 하고 두통, 머리가 무거운 증상, 나른함, 현기증 등을 완화시킬 수 있다. 약간 위의 후두부 중심에 있는 풍부(風府)도 마찬가지로 지압을 하면 좋다.

중부(中府) 심한 기침이나 숨 쉬기 곤란할 경우 등 호흡기의
증상에 매우 효과적이다.

[위치] 쇄골의 아래로, 제2늑골의 바
깥쪽과 어깨의 관절 사이에 오목하게
들어간 부분.

[치료] 시술자는 바로 누워 있는 환자의 쇄
골 아래의 경혈점 위치에 양손의 엄지손가락을
대고 환자의 양쪽 어깨를 잡고서 힘을 가한다. 호흡기의 증상에 효
과가 높은 경혈이며, 심한 기침이나 숨을 쉬기 곤란한 증상 등을 완화시켜준다. 팔의 공
최(孔最)도 병행하여 지압을 하면 더욱 효과적이다.

풍문(風門) 풍지 · 풍부와 함께 감기를 치료하는 데 효과가 좋은 경혈로서, 평소에도
이 경혈의 지압을 습관화해 두면 감기를 사전에 예방할 수 있다.

[위치] 좌우 어깨뼈의 안쪽으로, 척추(제2흉추)를
사이에 둔 양쪽 부분.

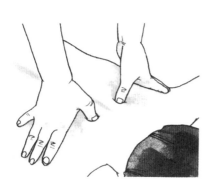

[치료] 시술자는 엎드려 있는 환자의 등에 양손을
대고 엄지손가락으로 좌우의 경혈을 동시에 누른
다. 주로 호흡기의 증상에 효과가 있고 풍지와 풍
부를 함께 지압하면 감기에 매우 효과적이다. 이
경혈의 지압을 평소에도 습관화해 두면 감기를 사
전에 예방할 수 있다.

만성기관지염

[증상] 만성기관지염은 기관지에 염증이 생기고, 숨이 막힐 것과 같은 기침이나 가래로 인하여 숨을 쉬기 곤란함을 호소하는 것이 주된 증상이다. 심한 경우에는 피가 섞인 가래를 토해내는 경우도 있다.

기관지염은 감기증상이 악화됨에 따라서 걸리기 쉬운 병이지만, 공기의 오염이나 지나친 흡연 등이 영향을 미치는 경우도 있다. 그러나 만성화되면 치료하기 어려운 경우도 있다.

[치료 포인트] 우선 가슴의 통증이나 숨 쉬기 곤란함, 기침, 가래를 진정시키는 것에 포인트를 둔다. 대추(大椎), 폐수(肺兪), 궐음수(厥陰兪), 심수(心兪)의 지압은 등의 긴장을 풀고 숨 쉬기 곤란한 증상을 완화시키는 효과가 있다.

가슴의 전중(膻中)과 중부(中府), 명치의 거궐(巨闕), 목의 천돌(天突)도 숨 쉬기 곤란한 증상을 진정시킨다. 나아가서 허리의 신수(腎兪), 지실(志室)을 지압하여 온몸에 활력을 불어넣는다. 공최(孔最) 등 팔의 각 경혈을 자극하면 기침, 가래, 목의 증상에도 효과적이다.

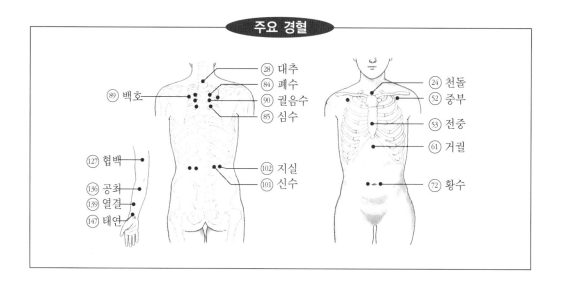

주요 경혈

㉘ 대추
㊙ 백호
㉘ 폐수
㉚ 궐음수
㉙ 심수
⑳ 천돌
⑳ 중부
⑬ 전중
㉖ 거궐
⑰ 협백
⑯ 공최
⑲ 열결
⑰ 태연
⑩ 지실
⑪ 신수
⑫ 황수

● 치료 방법

전중(膻中) 호흡기계의 증상에 매우 효과적이며 가슴의 통증이나 답답한 증상을 완화시킨다.

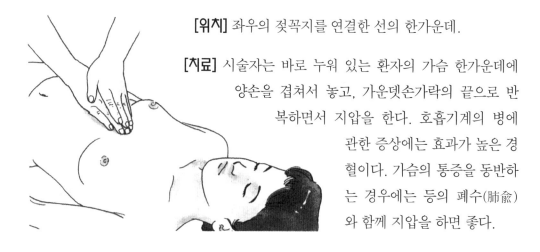

[위치] 좌우의 젖꼭지를 연결한 선의 한가운데.

[치료] 시술자는 바로 누워 있는 환자의 가슴 한가운데에 양손을 겹쳐서 놓고, 가운뎃손가락의 끝으로 반복하면서 지압을 한다. 호흡기계의 병에 관한 증상에는 효과가 높은 경혈이다. 가슴의 통증을 동반하는 경우에는 등의 폐수(肺兪)와 함께 지압을 하면 좋다.

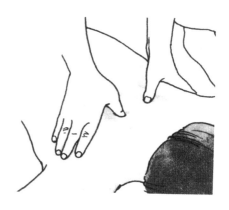

폐수(肺兪) 천천히 꼼꼼하게 지압을 하면 호흡이
편안하게 된다.

[위치] 어깨뼈의 안쪽으로, 척추(제3흉추)를 사
이에 둔 양쪽 부분.

[치료] 시술자는 엎드려 있는 환자의 등에 양손
을 대고 엄지손가락으로 좌우의 경혈을 동시에
누른다. 이 지압은 천천히 꼼꼼하게 누르는 것
이 요령이며, 등의 긴장을 풀어주어 호흡을 편
안하게 할 수 있다.

공최(孔最) 기침을 가라앉히는 효능이 높은 경혈로
힘을 가해서 주무르듯이 지압을 한다.

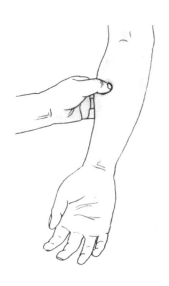

[위치] 팔의 안쪽에 손바닥을 펴고 봤을 때 엄지손가락쪽
이며, 팔의 안쪽을 기준으로 팔꿈치에서 3분의 1정도 되
는 부분.

[치료] 시술자는 엄지손가락으로 꽉 잡으면서 경혈점에 힘
을 준다. 기침이 심할 경우에는 여기를 잠시 주무르듯이
누르면 진정되는 경우가 많다. 기침이나 가래를 진정시키
는 것 외에 가슴의 답답함을 완화시키는 효과도 있다.

천식

[증상] 대부분의 천식은 기관지 천식이라고 불린다. 갑자기 발작적으로 기침이 심해지거나 목에 싸한 통증이 느껴질 뿐만 아니라 심할 경우에는 안면이 창백해져서 호흡하기 곤란한 경우도 생긴다. 알레르기 질환의 대표적인 증상으로 알려져 있으며 허약한 체질에서 많이 나타난다.

[치료 포인트] 천식의 발작이 끝날 때는 몸의 보온에 신경을 써야 하고 등과 가슴의 각 경혈을 지압한다. 이 경혈들을 지압하면 몸의 긴장이 풀리는데, 그 다음에는 대추, 천돌, 중부 등의 경혈점에 힘을 너무 많이 가하지 않도록 주의하면서 지압을 한다.

또 손이나 발의 각 경혈도 지압을 해주면 손발의 냉증을 완화시킬 수 있다. 천식 발작이 일어날 경우에는 목의 천주에서 허리의 신수, 지실까지의 모든 경혈을 지압하면서 자주 마사지를 하면 편안해진다. 팔의 공최는 기침을 멈추게 하는 데 효과가 있다.

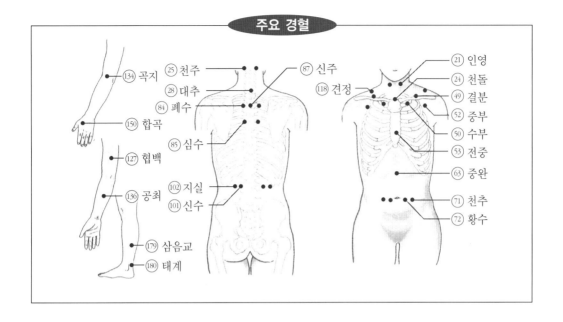

- ⑬④ 곡지
- ㉕ 천주
- ㉘ 대추
- ㊻ 폐수
- ⑮⑩ 합곡
- ⑧⑤ 심수
- ⑫⑦ 협백
- ⑬⑥ 공최
- ⑰⑨ 삼음교
- ⑱⓪ 태계
- ㊿⑦ 신주
- ⑩② 지실
- ⑩① 신수
- ⑪⑧ 견정
- ㉑ 인영
- ㉔ 천돌
- ㊼ 결분
- ㊾ 중부
- ㊿ 수부
- ㊾③ 전중
- ⑥③ 중완
- ⑦① 천추
- ⑦② 황수

치료 방법

대추(大椎) 목의 긴장을 완화시켜 주고 가슴이 답답한 느낌을 편안하게 한다.

[위치] 뒷목의 중심, 경추의 제일 아랫부분.

[치료] 시술자는 한 손으로 환자의 등을 지탱하고, 다른 한 손의 엄지손가락으로 너무 힘을 가하지 않도록 주의하면서 경혈을 지압한다. 목의 긴장을 완화시켜 주고 가슴이 답답한 느낌을 편안하게 한다. 신주나 어깨의 견정 등의 지압도 병행하면 더욱 효과가 좋다.

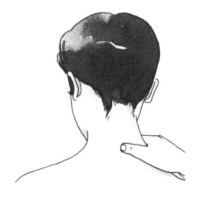

중부(中府)	주무르면 풀리도록 지압을 하여, 심한 기침이나 가슴이 답답한 증상을 완화시킨다.

[위치] 쇄골의 아래로, 제2늑골의 바깥쪽과 어깨 관절 사이에 오목하게 들어간 부분.

[치료] 시술자는 바로 누워 있는 환자의 쇄골 아래의 경혈 위치에 양손의 엄지손가락을 대고, 환자의 양쪽 어깨를 꽉 잡듯이 힘을 가한다. 누르면 아픈 응어리에 닿게 되는데 이것을 잘 주무르면서 푼다. 심한 기침이나 숨 쉬기 곤란한 증상 등을 완화시키는 효과가 있다.

공최(孔最)	기침이 심할 경우에는 강하게 지압을 하는 것이 효과적이다.

[위치] 팔의 안쪽에서 손바닥을 펴고 봤을 때 엄지손가락쪽이며, 팔의 안쪽을 기준으로 팔꿈치에서 3분의 1정도 되는 부분.

[치료] 시술자는 엄지손가락으로 꽉 잡듯이 힘을 가한다. 기침이 심할 경우에 이 경혈을 잠시 주무르듯이 누르고 있으면 진정되는 경우가 많다. 기침을 진정시키는 것 외에 가슴의 통증이나 숨 쉬기 곤란한 증상을 완화시키는 효과도 있다.

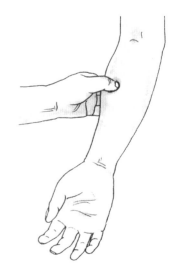

딸꾹질

[증상] 몇 초 간격으로 되풀이되는 딸꾹질은 횡격막(橫隔膜)의 경련에 의해서 일어나는 일종의 반사운동이다. 가슴의 횡격막이 상하운동을 함으로써 폐가 부풀어올라서 호흡을 할 수 있지만, 그 리듬이 순조롭지 않을 경우에 딸꾹질이 일어난다.

[치료 포인트] 한 잔의 물을 단숨에 마셔버리거나, 또는 크게 심호흡을 하여 하복부를 부풀리게 하고 나서 숨을 쉬지 않는 등 딸꾹질을 멈추게 하는 가정요법은 여러 가지가 있다.

목뒤에는 측경점(側頸点)이라는 곳이 있는데, 이곳은 머리와 몸을 연결하는 신경이 집중되어 통하는 곳이다. 지압요법을 하기 전에 이곳을 꽉 주무르는 것도 효과적이다.

계속해서 기사, 천정, 천돌을 목이 아프지 않을 정도로 지압을 하고 목덜미를 마사지하는 것도 좋다. 등의 격수(膈兪), 명치의 거궐(巨闕) 등도 지압을 한다.

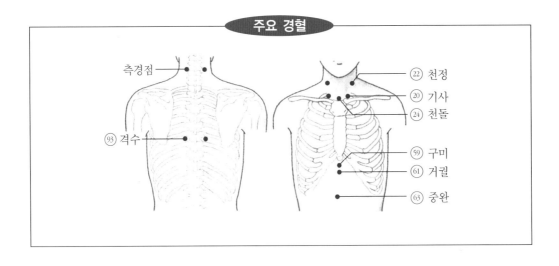

측경점

② 천정
② 기사
② 천돌

⑨ 격수

⑤ 구미
⑥ 거궐

⑥ 중완

● 치료 방법

기사(氣舍) 천정, 천돌과 함께 딸꾹질을 멈추게
하는 데 효과가 높다.

[위치] 앞목의 중심선 양옆으로, 흉골의 상단 즉
쇄골이 시작되는 상단에 오목하게 들어간 부분.

[치료] 집게손가락 끝으로 양쪽의 경혈을 동시에
너무 아프지 않을 정도로 힘을 가하지 않도록 주
의하면서 지압을 한다. 계속해서 천정과 천돌도
지압을 하고, 목덜미를 천천히 쓰다듬듯이 하면
결국 딸꾹질을 멈추게 한다.

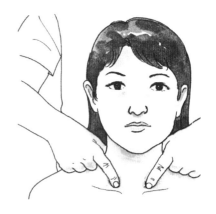

거궐(巨闕)	횡격막에 작용하여 딸꾹질을 진정시키는 효과가 있다.

[위치] 명치의 한가운데 부분.

[치료] 시술자는 바로 누워 있는 환자의 가슴 한가운데에 양손을 겹쳐서 놓고, 가운뎃손가락 끝으로 주무르듯이 누른다. 이것은 등의 격수(膈兪)와 함께 가슴과 배를 사이에 둔 횡격막의 위치에 있는 경혈이며, 횡격막의 기능에 작용하여 딸꾹질을 진정시킨다.

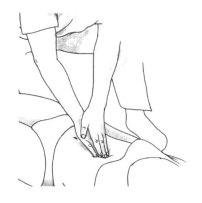

격수(膈兪)	횡격막의 경련을 진정시키고 호흡하기 편안해진다.

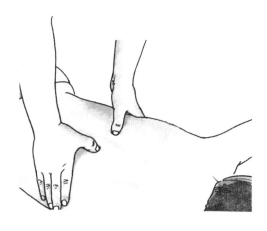

[위치] 좌우 어깨뼈의 아랫부분 안쪽으로, 척추(제7흉추)를 사이에 둔 양쪽 부분.

[치료] 시술자는 엎드려 있는 환자의 등에 양손을 대고 엄지손가락으로 좌우의 경혈을 동시에 누른다. 누르면서 마사지하듯이 주무르는 것이 요령이다. 등의 긴장을 풀어주고 횡격막의 경련을 완화시키기 때문에 호흡하기 편안해진다.

목·어깨의 질병과 증상

목 · 어깨 결림 통증

[증상] 목덜미에서 어깨 끝이나 어깨뼈의 주변이 참기 어려울 정도로 고통스럽다고 느끼거나, 딱딱하게 굳어졌거나 때로는 머리가 둔해지거나 나른한 느낌이 생긴다. 이와 같이 목이나 어깨의 결림은 근육의 긴장과 피로에서 일어나는 증상들이다.

팔이나 어깨를 사용하는 장시간의 작업, 바싹 긴장을 해서 하는 업무, 부자연스러운 자세, 눈의 피로, 내장관계의 부조화, 정신적인 스트레스 등 그 원인은 여러 가지이다. 그리고 어깨 결림은 오십견의 현상과는 비슷하면서도 다르므로 지압요법에 구분이 필요하다.

[치료 포인트] 우선 목과 어깨를 뜨거운 수건으로 자주 따뜻하게 해주며 근육의 긴장을 풀어준다. 목이 뻐근한 통증에는 천주, 풍지의 지압이 매우 효과적이다. 목 옆이 아플 경우에는 예풍에서 기사에 걸쳐서 마사지를 하면 좋다.

또 어깨가 결려서 아픈 것을 완화시키는 데는 견정에서 곡원 등 어깨뼈 주변의 경혈점을 지압과 마사지를 실시한다. 등의 결음수도 온몸의 혈액순환을 좋게 하고 근육을 풀어주는 데 효과가 있기 때문에 잊지 말고 지압을 해야 한다.

온몸이 몹시 나른할 경우에는 등과 허리의 지압도 함께 실시한다. 위장의 상태가 나쁘고 만성적으로 어깨에서 등부분이 뻐근할 경우에는 복부의 경혈 주변을 부드럽게 마사지하는 것도 매우 좋다.

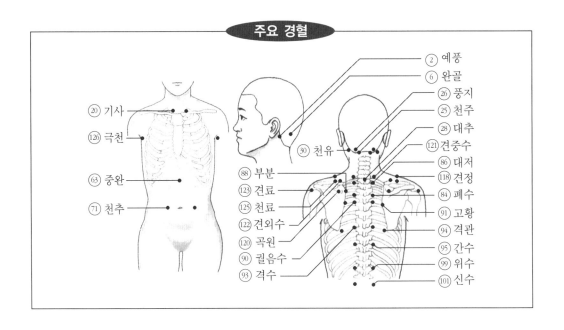

② 예풍
⑥ 완골
㉖ 풍지
㉕ 천주
㉘ 대추
⑫ 견중수
⑧ 대저
⑱ 견정
⑧ 폐수
⑨ 고황
⑨ 격관
⑨ 간수
⑨ 위수
⑩ 신수

⑳ 기사
⑫ 극천
⑥ 중완
⑦ 천추

㉚ 천유
⑧ 부분
⑫ 견료
⑫ 천료
⑫ 견외수
⑳ 곡원
⑨ 궐음수
⑨ 격수

● 치료 방법

천주(天柱) 목의 뻐근함을 풀 때에는 우선 여기를 지압하여 목의 긴장을 풀어준다.

[위치] 목뒤의 머리카락이 나는 부분으로 두 개의 굵은 근육의 바깥쪽에 오목하게 들어간 부분.

[치료] 환자의 머리를 손바닥으로 감싸듯이 하고 엄지손가락으로 주무르듯이 경혈을 누른다. 목의 뻐근함을 푸는 데는 매우 효과적인 경혈이다. 목뒤의 두 개의 굵은 근육을 따라서 마사지를 하면 더욱 효과가 있다.

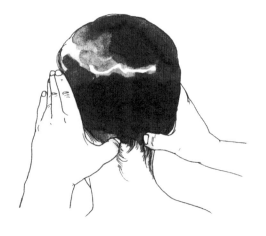

견정(肩井) 어깨 결림의 치료에 가장 자주 이용되며 매우 효과가 좋은 경혈이다.

[위치] 목뒤의 끝부분과 어깻죽지의 중간부분.

[치료] 시술자는 환자의 뒤에서 환자의 어깨에 손바닥을 대고 엄지손가락으로 경혈을 주무르듯이 누른다. 어깨 결림을 치료하는 몇 개의 경혈 중에서 가장 자주 이용되고 있는 경혈이며 매우 효과가 좋다. 목이나 어깨뼈도 포함하여 어깨 결림 마사지를 실시하면 보다 효과적이다.

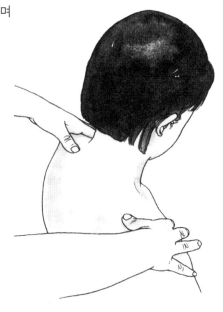

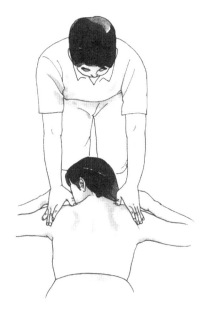

곡원(曲垣) 등까지 딱딱하게 굳어있는 목과 어깨의 뻐근한 통증에 효과적이다.

[위치] 어깨뼈의 위쪽, 안쪽의 모서리 부분.

[치료] 시술자는 엎드려 있는 환자의 머리맡에 무릎을 대고 양손의 중심이 곧바로 환자의 경혈점에 전해지도록 지압을 한다. 목이나 어깨의 뻐근한 통증이 심하고 등까지 딱딱하게 굳어있는 듯할 때 이 경혈을 지압하면 매우 효과적이다.

예풍(翳風) 목옆이 딱딱해졌을 경우에는 이 경혈점을 치료의 기점으로 한다.

[위치] 귓불의 뒤에 오목하게 들어간 부분.

[치료] 손끝으로 귓불의 뒤를 반복하여 누른다. 흉쇄유돌근(胸鎖乳突筋)이 뻣뻣해졌을 경우에는 그 뿌리에 가까운 예풍과 천유(天牖)의 주변을 기점으로 목 아래의 기사 주변까지 근육을 따라서 가볍게 문지르면 좋다.

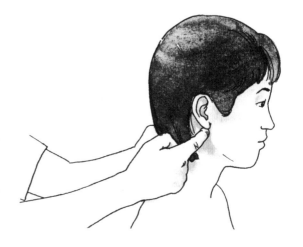

☝ 칼럼 어깨 결림을 완화시키는 마사지

　목에서 어깨에 걸친 결림이 매우 심할 경우에는 다음과 같은 순서대로 마사지를 실시하면 좋다. 우선 처음에 시술자는 환자의 목덜미를 천주(天柱)의 위치에서 대저(大杼)의 방향으로 향하여 손바닥과 손가락 끝을 사용하여 문지른다.

　다음에는 대저에서 어깻죽지 방향으로 어깨를 꽉 잡듯이 하여 비벼가면서 계속해서 어깨뼈의 주변을 손바닥으로 어루만진다. 척추를 따라서 허리 주변까지 정성을 다해서 마사지를 하면 더욱 효과적이다.

　마지막으로는 어깨를 가볍게 두드리거나 어깨뼈를 손바닥으로 가볍게 누르면 좋다. 단, 두드릴 때는 주먹을 쥐고 해서는 안 되며 다섯 개의 손가락을 가볍게 펼치고 손바닥의 새끼손가락쪽의 가장자리를 이용해서 손목으로 톡톡 내려치는 듯하게 두드려야 한다.

① 치료자는 환자를 엎드리게 하고 목 부분에서 어깨에 걸쳐서 쓰다듬는다. 그와 동시에 가끔은 어깨를 가볍게 잡듯이 주무른다.

② 엎드려 있는 환자의 어깨뼈 주변을 어루만지고 마무리로 어깨뼈 위에 손바닥을 대고 가볍게 압박을 한다. 이 경우는 시술자의 무게 중심이 너무 환자에게 쏠리지 않도록 주의해야 한다.

③ 마지막으로는 마사지와 함께 운동처방 요법으로 가벼운 스트레칭을 한다.

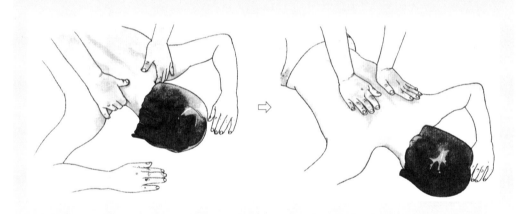

오십견

[증상] 40~50대의 사람에게 많이 나타나는 어깨의 통증으로 정확하게는 견관절주위염(肩關節周圍炎)이라고 말한다.

어깨 결림과는 차이가 있어도 어깨가 무겁거나 나른한 느낌이 오십견의 시초이고, 결국에는 어깨를 조금도 움직일 수 없을 정도의 통증이 오게 된다. 심할 경우에는 어깨의 근육이 야위거나 가볍게 누르는 것만으로도 통증을 느끼거나 어깨 주변이 딱딱하게 굳어지는 경우도 있다.

[치료 포인트] 오십견은 동결견(凍結肩)이라는 별명이 붙을 정도로 어깨가 차가워지는 증상도 동반한다. 따라서 지압이나 마사지를 하기 전에는 목에서 어깨까지 뜨거운 수건 등으로 따뜻하게 하는 것이 매우 중요하다. 평소에도 어깨가 차가워지지 않도록 주의를 해야 한다.

지압요법으로는 어깨의 전후면에 집중되어 있는 견정(肩井), 견우(肩髃), 노회(臑會), 비노(臂臑), 운문(雲門), 천종(天宗) 등의 각 경혈점들을 정성껏 지압하면 효과가 있다. 통증에는 뜨겁게 뜸을 뜨는 치료도 매우 효과가 있다. 오십견은 환자가 스스로 몇 개월 정도는 스트레칭 운동을 해주어야만 한다.

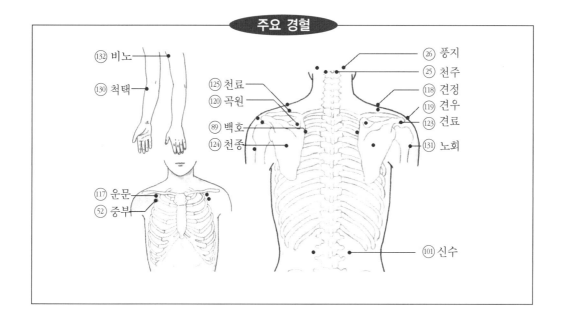

주요 경혈

- ⑬² 비노
- ⑬⁰ 척택
- ㉖ 풍지
- ㉕ 천주
- ⑫⁵ 천료
- ⑫⁰ 곡원
- ⑧⁹ 백호
- ⑫⁴ 천종
- ⑪⁸ 견정
- ⑪⁹ 견우
- ⑫³ 견료
- ⑬¹ 노회
- ⑪⁷ 운문
- ㉟² 중부
- ⑩¹ 신수

🔵 치료 방법

견정(肩井) 지압을 하거나 뜸을 떠도 어깨가 뻐근한 통증에는 매우 효과가 있는 경혈이다.

[**위치**] 목뒤 부분과 어깻죽지의 중간 부분.

[**치료**] 시술자는 환자의 어깨를 잡고 엄지손가락으로 강하게 비비면서 누른다. 환자가 혼자서 지압을 할 경우에는 집게손가락을 사용하여 오른손으로 왼쪽 어깨를, 왼손으로 오른쪽 어깨를 엇갈리게 한쪽씩을 누르면 좋다. 어깨 결림과 통증에 자주 이용되는 경혈이며 뜸을 떠도 효과적이다.

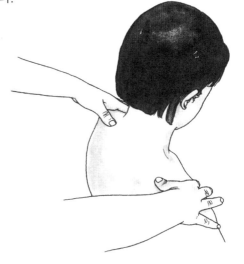

견우(肩髃) 지압과 마사지의 병행으로 어깨의 삼각근의 통증을 풀어준다.

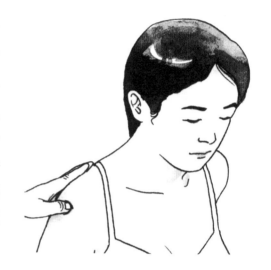

[위치] 어깨의 시작점, 팔을 똑바로 옆으로 들어올렸을 때 생기는 오목하게 들어간 곳.

[치료] 시술자는 한 손으로 환자의 팔을 잡고 지탱하고, 다른 한 손의 엄지손가락으로 경혈을 지압한다. 이에 따라서 어깨의 삼각근의 통증을 완화시킬 수 있다. 가슴의 중심에서 쇄골의 아랫부분을 따라서 이 경혈 방향으로 향하여 마사지를 되풀이하면 더욱 효과적이다.

노회(臑會) 어깨와 팔 윗부분의 통증이나 팔을 위로 올리지 못하는 증상에 효과가 있다.

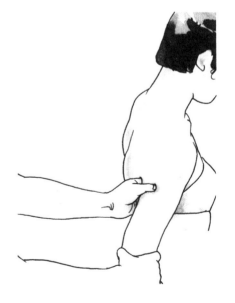

[위치] 어깨 뒤 뼈에 오목하게 들어간 부분에서 손가락 3마디만큼 내려간 부분.

[치료] 시술자는 한 손으로 환자의 팔을 잡고 지탱하고 다른 한 손의 엄지손가락으로 경혈을 지압한다. 어깨의 삼각근과 팔의 윗부분의 통증에 매우 효과가 있기 때문에 팔이 너무 아파서 올리지 못할 경우에 주무르듯이 누르면 증상이 가벼워진다.

비노(臂臑)　팔의 통증에 더욱 효과가 있는 경혈이다.

[위치] 어깨에서 팔꿈치까지의 사이에서 한가운데 부분, 어깨의 삼각근이 끝나는 부분.

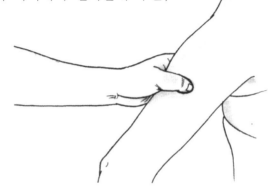

[치료] 시술자는 한 손으로 환자의 팔을 잡고, 다른 한 손의 엄지손가락으로 경혈을 지압한다. 팔의 통증에 보다 효과가 있는 경혈이다. 이 지압과 아울러서 팔의 안쪽 부분을 위에서 아래까지 잡듯이 주무르면 더욱 효과적이다.

운문(雲門)　어깨의 기능을 좋게 하는 효과가 있고 팔을 올렸다가 내렸다 하는 것을 편안하게 할 수 있다.

[위치] 어깨의 큰 관절 부분에서 약간 가슴 쪽으로 들어간 쇄골의 아래에 오목하게 들어간 부분.

[치료] 시술자는 한 손으로 환자의 등을 받치고 다른 한 손의 손가락으로 경혈을 지압한다. 팔 부분의 통증을 완화시키고 어깨의 기능을 좋게 하기 때문에 팔을 올렸다가 내렸다 하는 것을 편안하게 할 수 있다. 또 바로 아래의 중부(中府)도 함께 지압을 하면 좋다.

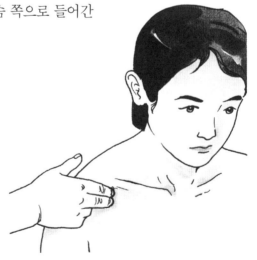

천종(天宗) 팔이 올라가지 않을 정도의 어깨 통증을 완화시킬 수 있다.

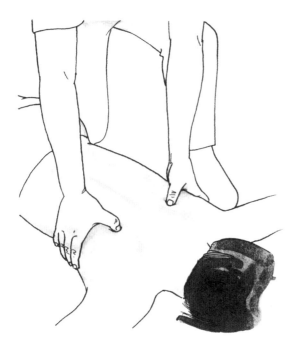

[위치] 어깨뼈의 한가운데 부분.

[치료] 시술자는 엎드려 있는 환자의 어깨뼈에 양손을 대고 엄지손가락으로 좌우의 경혈을 동시에 누른다. 이때 엄지손가락을 제외한 모든 손가락으로 겨드랑이를 잡는 듯한 자세가 이 지압요법의 요령이다. 이렇게 지압을 하면 팔이 올라가지 않을 정도의 어깨 통증도 완화시킬 수 있다. 마찬가지로 어깨뼈의 위에 있는 곡원(曲垣)이나 백호(魄戶) 등도 함께 지압을 하면 좋다.

잠을 잘못 자서 목이나 어깨가 결리는 통증

[증상] 아침에 일어났을 때 목이 아파서 돌릴 수 없거나 후두부에서 목이나 어깨에 걸쳐서 통증이 있는 경우가 있다. 이러한 현상은 대개 잠을 잘못 자서 목이나 어깨가 결리는 통증이 생긴 것이다. 대부분이 올바르지 못한 자세로 잠을 잤기 때문에 목의 근육이 이상하게 긴장을 하거나 당기는 증상이 나타난다. 그 외에도 목 부분을 갑자기 차갑게 하는 것에 의해서 목이나 어깨가 결리는 경우도 있다.

[치료 포인트] 목을 지탱하고 있는 굵은 근육과 어깨와 등의 근육을 중심으로 치료를 한다. 단 치료를 하기 전에 반드시 뜨거운 수건 등으로 목 부분을 따뜻하게 한 다음에 지압과 마사지를 한다.

천주, 풍지의 지압과 목뒤의 승모근(僧帽筋)의 마사지, 천용(天容), 천정(天鼎)의 지압과 목 옆의 흉쇄유돌근(胸鎖乳突筋)의 마사지는 매우 중요하다. 어깨의 견정(肩井), 등의 고황(膏肓), 곡원(曲垣)을 잘 주무르면서 누르고 어깨뼈를 아래에서 위로 어루만지면 더욱 효과적이다.

주요 경혈

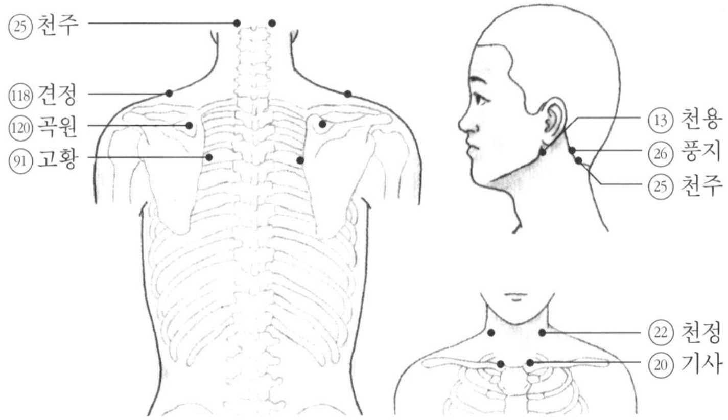

㉕ 천주
⑪⑧ 견정
⑫⓪ 곡원
⑨① 고황
⑬ 천용
㉖ 풍지
㉕ 천주
㉒ 천정
⑳ 기사

치료 방법

천용(天容) 목 근육의 긴장을 풀고 통증을 완화시킨다.

[위치] 아래턱의 모서리 뒤로, 목 옆의 근육 앞쪽 부분.

[치료] 뒷목을 아프지 않을 정도로 만진 뒤에 이 경혈을 집게손가락 끝으로 너무 힘을 가하지 않도록 주의해서 가볍게 주무르듯이 누른다. 계속해서 귀 아래 목 부분의 천정과 기사의 위치까지를 부드럽게 만져주면 목 근육의 긴장과 통증을 완화시킬 수 있으며 목을 움직이는 것이 훨씬 부드러워진다.

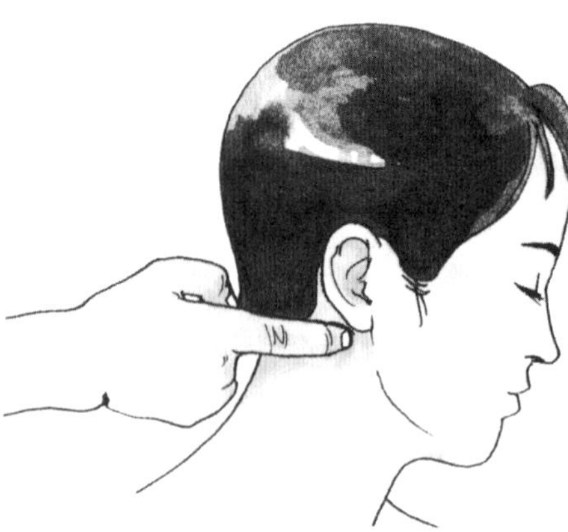

곡원(曲垣) 잠을 잘못 자서 목이나 어깨가 결리고,
딱딱하게 굳어진 어깨를 풀어준다.

[위치] 어깨뼈의 위쪽, 안쪽 모서리 부분.

[치료] 시술자는 엎드려 있는 환자의 어
깨뼈에 양손을 대고 엄지손가락으로 좌
우의 경혈을 동시에 누른다. 뒷목에서
등줄기로 이어지는 어깨뼈의 안쪽 가장
자리를 따라서 마사지를 병행하면, 잠을
잘못 자서 목이나 어깨가 결리고 딱딱하
게 굳어진 어깨를 편안하게 할 수 있다.

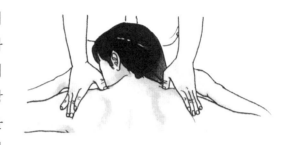

견정(肩井) 목에서 어깨에 걸쳐서 딱딱하게 굳어진 듯한
느낌을 없앤다.

[위치] 목뒤의 부분과 어깻죽지의 중간 부분.

[치료] 시술자는 환자의 어깨를 잡고 엄지손
가락으로 경혈점을 주무르면서 누른다. 환
자가 혼자서 지압을 할 경우에는 집게손가락
을 사용하여 오른손으로 왼쪽 어깨를, 왼손
으로 오른쪽 어깨를 엇갈리게 해서 누르면
좋다. 목에서 어깨로 이어진 근육을 풀고 굳
어진 듯한 느낌을 없애준다.

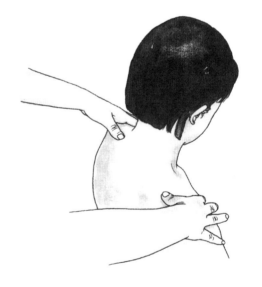

자동차 사고 등의 충격으로 인한 증상

[증상] 목이 아파서 돌릴 수 없고 어깨가 아프고 걸리며, 머리가 아프거나 기분이 나빠진다. 이와 같은 증상이 나타나는 것은 자동차의 충돌 등의 충격으로 경부를 다쳐서 생기는 장애로서 목뼈의 주변에 있는 인대나 근육의 이상으로 인하여 일어나는 증상이다. 교통사고로 차가 충돌하였을 때 큰 충격을 받고 목이 뒤로 젖혀져서 생기는 사례가 가장 많은 것 같다.

심할 경우에는 목의 신경 경로가 영향을 받아서 손발이 마비되거나 귀울음, 현기증, 구역질 등을 일으키는 경우도 있다.

[치료 포인트] 안정을 제일로 하고 증상이 길어질 때는 지압요법으로 완화시킨다. 머리가 아프거나 목을 돌릴 수 없는 증상에는 천주, 풍지, 완골을 지압한다. 어깨가 결려서 아플 경우에는 견정, 견우, 곡원, 대추 등의 지압과 마사지를 실시한다. 손이 마비되었을 때는 곡지, 극문 외에 손의 여러 경혈을 지압한다.

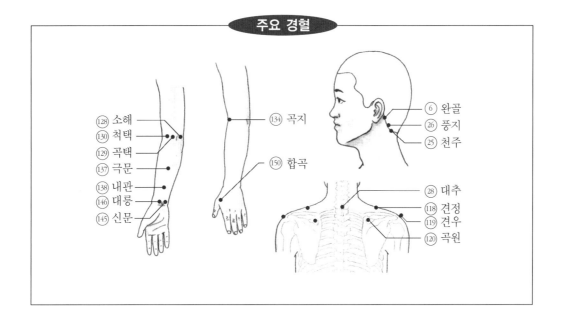

주요 경혈

128 소해
130 척택
129 곡택
137 극문
138 내관
146 대릉
145 신문

134 곡지

150 합곡

6 완골
26 풍지
25 천주

28 대추
118 견정
119 견우
120 곡원

🔵 치료 방법

완골(完骨) 목줄기를 가볍게 어루만진 뒤에 천천히 지압을 하면
두통이나 목의 통증을 완화시킬 수 있다.

[위치] 귓불의 뒤쪽 뼈(유양돌기)의 바로 뒤에 오목
하게 들어간 부분.

[치료] 시술자는 환자의 머리를 감싸듯이 하고 가볍
게 목줄기를 쓰다듬고 나서 엄지손가락 끝의 볼록
한 부분으로 천천히 좌우의 경혈을 지압한다. 이 지
압은 두통이나 목이 아파서 목을 자유롭게 돌릴 수
없는 증상에 효과가 있다. 목뒤의 천주나 풍지도 함
께 지압하면 더욱 효과적이다.

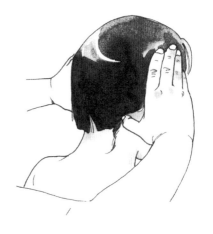

견우(肩髃) 교통사고로 인하여 나타나는 증상으로 어깨 결림과 통증에 효과적이다.

[위치] 어깨의 시작점, 팔을 옆으로 들어올렸을 때 생기는 오목하게 들어간 부분.

[치료] 시술자는 한 손으로 환자의 팔을 잡고 지탱하면서 다른 한 손의 엄지손가락으로 경혈을 지압한다. 이 지압을 함으로써 교통사고 후에 동반되는 어깨 결림과 통증이 완화된다. 이 경혈의 위치에서 견정이나 대추 등의 방향으로 향하여 마사지를 하는 것도 좋다.

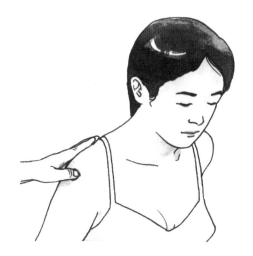

극문(郄門) 손의 마비가 생길 경우에는 약간 강하게 경혈을 지압한다.

[위치] 팔의 안쪽 부분에서 손바닥을 펴고 보았을 때 한가운데 부분.

[치료] 시술자는 환자의 팔을 꽉 잡듯이 하고 엄지손가락으로 강하게 지압을 한다. 이것은 손의 마비 특히 가운뎃손가락과 그 주변의 마비에 매우 효과가 좋은 경혈이다. 마비나 통증이 계속될 경우에는 이 경혈의 위치를 중심으로 팔의 안쪽 부분을 팔꿈치 쪽에서 손목 방향으로 차례대로 주무른다.

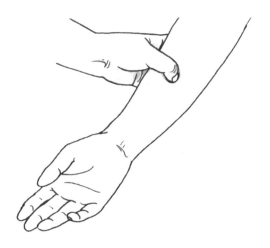

손·발·허리의 질병과 증상

만성 관절 류머티즘

[증상] 아침에 일어났을 때 손가락이 굳어져서 움직이기 힘들거나 손발이 마비되는 증상부터 시작하여 결국에는 관절의 통증이 작은 관절에서 큰 관절로 넓게 퍼지게 된다.

특히 왠지 모르게 몸이 나른하거나 식욕이 없거나 푹 잘 수 없는 온몸의 증상에서, 손발의 냉증, 요통, 변비, 빈혈 등의 증상에도 나타날 수 있게 된다.

[치료 포인트] 아픈 관절의 주변 경혈을 중심으로 힘을 너무 가하지 않도록 주의하면서 마사지와 지압을 실시한다. 팔꿈치의 곡지(曲池), 곡택(曲澤), 척택(尺澤), 손목의 양계(陽谿), 양지(陽池), 태연(太淵), 대릉(大陵), 무릎의 내슬안(內膝眼), 외슬안(外膝眼), 발목의 해계(解谿), 태계(太谿) 등은 특히 효과가 있다.

온몸의 증상을 완화시키기 위해서는 등의 간수와 비수, 허리의 신수, 복부의 중완, 천추, 대거 등을 정성껏 지압한다. 이들 경혈을 정성껏 지압하고 마사지까지 병행하면 전신의 혈액순환을 조절하는 것과 연결되어 치료의 중요한 포인트가 된다. 또한 뜸을 뜨는 것도 매우 효과적이다.

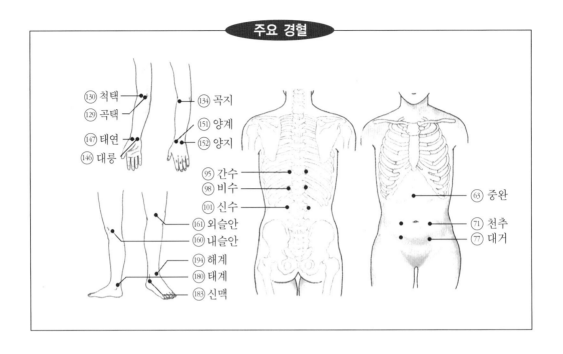

⑬⓪ 척택
⑫⑨ 곡택
⑭⑦ 태연
⑭⑥ 대릉

⑬④ 곡지
⑮① 양계
⑮② 양지

⑨⑤ 간수
⑨⑧ 비수
⑩① 신수

⑯① 외슬안
⑯⓪ 내슬안

⑲④ 해계
⑱⓪ 태계
⑱③ 신맥

⑥③ 중완

⑦① 천추
⑦⑦ 대거

● 치료 방법

태연(太淵) 손가락의 마사지와 병행하면 굳어진 손을
부드럽게 완화시킬 수 있다.

[위치] 손바닥쪽으로 손목이 구부러진 지점으로
엄지손가락쪽에 가까운 곳.

[치료] 시술자의 엄지손가락 관절을 직각으로 구부려
서 누르면서 돌리듯이 경혈을 지압한다. 손에 힘이 없고
굳어졌거나, 관절의 통증 등을 완화시킬 수 있다. 계속해서
환자의 엄지손가락에서 새끼손가락까지를 차례대로 잘 주무
르면 더욱 효과가 있다.

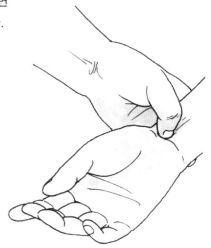

대릉(大陵)

평소에도 양지와 함께 지압을 습관화하면 손가락을 부드럽게 움직일 수 있게 된다.

[위치] 손목의 손바닥쪽 중앙 부분.

[치료] 엄지손가락의 관절을 직각으로 구부려서 지압한다. 아침에 기상할 때에 손등쪽의 손목 중앙에 있는 양지도 함께 주무르는 것을 습관화 하면, 굳어진 손가락을 바로 풀 수 있으며 자유 롭게 움직일 수도 있게 된다.

척택(尺澤)

팔의 안쪽 부분에서 팔꿈치에 걸쳐서 불쾌한 증상을 완화시킬 수 있다.

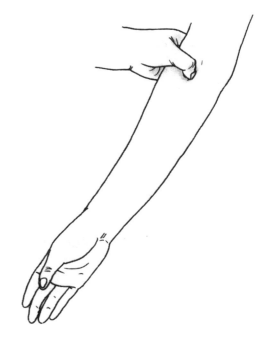

[위치] 팔꿈치의 안쪽 구부러진 곳의 중앙에 있고, 딱딱한 힘줄의 엄지손가 락쪽 부분.

[치료] 시술자의 엄지손가락 끝이 환자 의 피부 깊숙이 파고들어 가도록 약간 의 힘을 가해서 누른다. 팔의 안쪽 부 분에서 팔꿈치에 걸친 통증과 굳어지 는 증상, 불쾌감 등을 완화시키는 효과 가 있기 때문에 만성 관절 류머티즘의 치료에 이용되고 있다.

곡택(曲澤) 곡지와 함께 천천히 시간을 갖고 마사지를 한다.

[위치] 팔꿈치 안쪽의 구부러진 곳의 중앙에 있는, 딱딱한 힘줄의 새끼손가락쪽 부분.

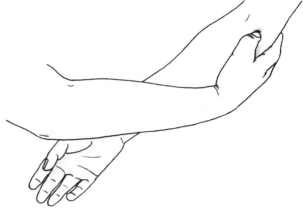

[치료] 시술자의 엄지손가락 끝이 환자의 피부에 깊숙하게 파고들어 갈 정도로 힘을 가해서 누른다. 팔꿈치의 통증, 굳어진 증상을 푸는 데는 팔꿈치의 구부러진 부분, 즉 엄지손가락쪽에 있는 곡지와 함께 천천히 시간을 갖고 마사지를 하면 좋다.

태계(太谿) 발의 혈액순환을 촉진시키고, 복사뼈와 발뒤꿈치가 굳어진 증상을 푼다.

[위치] 발 안쪽 복사뼈의 바로 뒤쪽 부분.

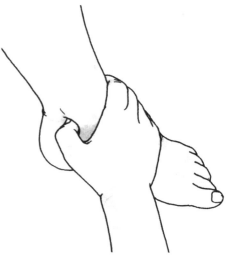

[치료] 시술자는 환자를 바로 눕게 하고 환자의 발목을 손바닥으로 감싸듯이 하여, 확실하게 엄지손가락으로 경혈을 지압한다. 이렇게 지압해주면 발의 혈액순환을 좋게 하고 복사뼈나 발뒤꿈치가 굳어진 증상을 풀 수 있다.

해계(解谿) 지압으로 굳어진 증상을 풀어준 후 발목을 상하로 구부렸다가 폈다가 하는 운동을 하면 좋다.

[위치] 발목의 앞면 중앙 부분.

[치료] 시술자는 환자를 바로 눕게 하고 환자의 발꿈치를 손바닥으로 감싸듯이 하여 엄지손가락으로 지압을 한다. 이 지압에 의해서 발목의 통증이나 굳어진 증상을 풀어준 다음 발목을 상하로 구부렸다가 폈다가 하는 운동을 하면 더욱 효과가 있다.

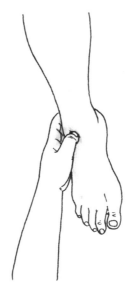
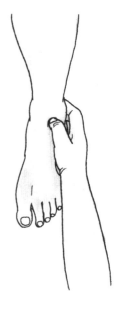

손의 저림 · 통증 · 신경통

[증상] 등산을 하려고 무거운 짐을 짊어졌을 때 등산용 가방의 끈으로 어깨를 압박하여 팔의 윗부분이 가볍게 저리거나, 운동이나 작업에 의해서 근육이 피로하여 아프거나, 손끝이 차가워서 딱딱해지거나 저리는 경우 등등 손이 저리는 경우와 통증이 생기는 경우는 여러 가지 원인으로 인하여 일어난다. 그 중에서도 어깨에서 손끝까지 하나의 선을 그리듯이 아픈 경우에는 손의 신경통이 아닌가라고 의심해 보아야 한다.

[치료 포인트] 신경통은 지압요법이 가장 필요한 병 중의 하나이다. 우선 뜨거운 수건 등으로 환부를 충분히 따뜻하게 하는 것이 매우 중요하다. 따뜻하게 해서 근육의 긴장을 풀어준 후에 팔 윗부분의 비노(臂臑)를 비롯하여 팔꿈치의 곡지, 팔 안쪽의 수삼리, 극문, 내관, 손등의 합곡 등을 포인트로 하여 각 경혈을 지압하고 마사지한다.

팔에 둘러싸여 있는 신경의 통로에 있는 가슴 위쪽의 운문, 중부, 결분의 지압도 매우 중요하다. 팔 윗부분의 통증은 목과 어깨 등의 결림을 동반하기 때문에 이들 부분의 경혈도 자주 주무르고 누르는 것이 좋다.

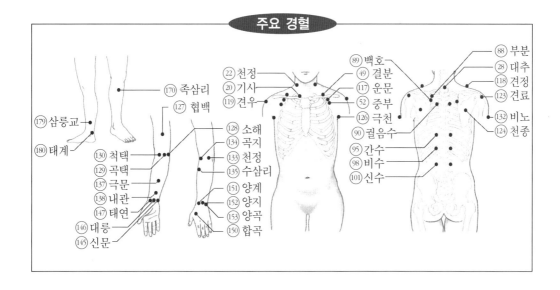

- ⑧⑧ 부분
- ㉘ 대추
- ⑱ 견정
- ⑫③ 견료
- ⑬② 비노
- ⑫④ 천종
- ⑧⑨ 백호
- ㉒ 천정
- ㉚ 기사
- ⑲ 견우
- ⑷⑼ 결분
- ⑪⑦ 운문
- ⑸② 중부
- ⑫⑥ 극천
- ⑼⓪ 궐음수
- ⑼⑤ 간수
- ⑼⑧ 비수
- ⑩① 신수
- ⑰⓪ 족삼리
- ⑫⑦ 협백
- ⑰⑨ 삼릉교
- ⑱⓪ 태계
- ⑬⓪ 척택
- ⑫⑨ 곡택
- ⑬⑦ 극문
- ⑬⑧ 내관
- ⑭⑦ 태연
- ⑭⑥ 대릉
- ⑭⑤ 신문
- ⑫⑧ 소해
- ⑬④ 곡지
- ⑬③ 천정
- ⑬⑤ 수삼리
- ⑸① 양계
- ⑸② 양지
- ⑸③ 양곡
- ⑸⓪ 합곡

● 치료 방법

결분(缺盆) 팔의 신경 통로에 있는 경혈로 쇄골을 파고들어 가듯이
눌러서 팔의 통증을 완화시킨다.

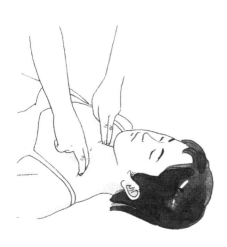

[위치] 쇄골의 위에 오목하게 들어간 부분.

[치료] 집게손가락과 가운뎃손가락을 구부려서 쇄골을 파고들어 가듯이 꾹 누른다. 이곳은 가슴이나 팔을 둘러싸고 있는 신경의 통로에 있는 경혈이다. 환자의 호흡에 맞춰서 반복하면 통증을 완화시킬 수 있다.

비노(臂臑) 통증으로 팔이 올라가지 않는 증상에 효과가 있다.

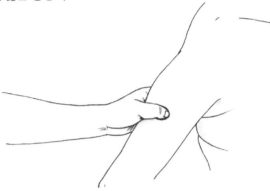

[위치] 팔꿈치의 구부러진 곳에서 손가락 7마디만큼 어깨쪽 부분, 어깨에서 삼각근의 끝부분.

[치료] 시술자는 환자의 팔을 잡고 엄지손가락에 힘을 가해서 지압을 한다. 팔 윗부분의 증상 특히 통증으로 팔이 올라가지 않을 경우에는 매우 효과적이다.

수삼리(手三里) 몇 초 동안 지압하는 것을 3~4회 정도 반복하면 팔의 신경통에 효과가 있다.

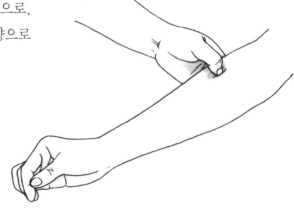

[위치] 팔 안쪽의 엄지손가락 방향으로, 팔꿈치의 구부러진 곳에서 손끝 방향으로 손가락 2마디만큼 떨어진 곳.

[치료] 시술자의 엄지손가락 끝이 환자의 피부에 가볍게 들어갈 정도로 힘을 가해서 누른다. 몇 초 정도의 지압을 3~4회 정도 되풀이한다. 팔의 신경통 치료에 이용하면 효과적이다.

곡지(曲池) 손끝으로 이어지는 신경의 통로를 강하게 지압하면
손가락의 증상에도 효과가 있다.

[위치] 팔꿈치의 구부러진 곳으로 엄지손가락쪽으로
오목하게 들어간 부분.

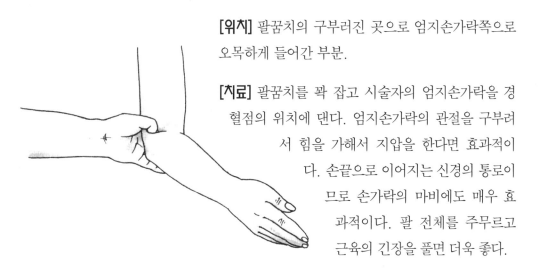

[치료] 팔꿈치를 꽉 잡고 시술자의 엄지손가락을 경
혈점의 위치에 댄다. 엄지손가락의 관절을 구부려
서 힘을 가해서 지압을 한다면 효과적이
다. 손끝으로 이어지는 신경의 통로이
므로 손가락의 마비에도 매우 효
과적이다. 팔 전체를 주무르고
근육의 긴장을 풀면 더욱 좋다.

합곡(合谷) 통증을 진정시키는 효과가 있는 경혈로서
강하게 지압을 하면 좋다.

[위치] 손등에서 엄지손가락과 집게손가락의
사이 부분.

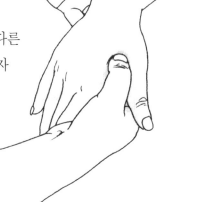

[치료] 시술자는 한 손으로 환자의 손목을 받치고 다른
한 손으로 환자와 악수를 하듯이 하여 손등에 시술자
의 엄지손가락이 파고들어 갈 정도로 강하게 누른
다. 모든 손의 통증을 진정시키는 효과가
있다.

극문(郄門) 팔의 안쪽 부분의 긴장을 풀고 팔의 통증과 저림을 완화시킬 수 있다.

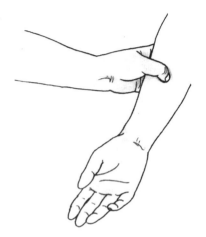

[위치] 팔의 안쪽 부분, 손바닥을 폈을 때 한가운데 부분.

[치료] 시술자는 환자의 팔을 잡고 엄지손가락으로 강하게 누른다. 팔의 안쪽 부분의 긴장을 풀고 손끝이 빠지는 듯한 통증에 효과가 있다. 이 경혈의 지압은 환자가 혼자서 치료를 하는 것도 좋다.

내관(內關) 가운뎃손가락이 빠지는 듯한 팔의 통증에 특히 효과적이다.

[위치] 팔의 안쪽 부분, 손바닥쪽의 중심선상에서 손목의 구부러진 곳에서 팔꿈치 방향으로 손가락 2마디만큼 떨어진 곳.

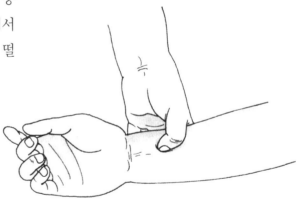

[치료] 시술자는 엄지손가락에 힘을 가해서 경혈을 지압한다. 이 경혈은 팔의 중심에서 가운뎃손가락으로 빠지는 듯한 통증을 완화시키는 것에 특히 효과적이다. 이 경혈은 지압을 하는 것도 좋지만 주물러서 푸는 마사지도 더욱 효과가 있다.

손목관절 삠 · 손가락을 부딪쳐서 삠

[**증상**] 운동이나 작업 중에 일어나기 쉬운 증상으로 손목 관절을 삐거나 손가락을 부딪쳐서 삐는 경우가 있다. 이러한 증상들은 관절의 주변을 아프게 하는 것이므로 붓거나 욱신거리는 통증이 그 주된 증상이다. 또한 환부에 열이 나고 심할 경우에는 내출혈이 나타날 수도 있다.

[**치료 포인트**] 이런 증상이 일어난 후 2~3일은 환부를 차갑게 하는 것이 가장 좋은 치료 방법이다. 이렇게 붓거나 열이 나는 경우에는 차가운 습포를 한 채로 환부의 안정을 유지해야 한다. 또 4~5일째부터는 이제까지의 치료와는 정반대로 따뜻한 습포를 하거나 목욕을 할 경우에도 자주 관절을 주무르는 것이 효과적이다.

손목, 손가락 관절 증상의 지압요법으로는 태연(太淵), 대릉(大陵), 양지(陽池) 등의 지압과 관절 주변의 마사지가 효과적이다. 손가락을 삐었을 경우에는 지압 후에 손가락을 가볍게 돌리는 운동을 하면 좋다. 그러나 지압을 너무 세게 해서는 안 되며, 어느 정도 통증이 가라앉은 다음에 하는 것이 좋다.

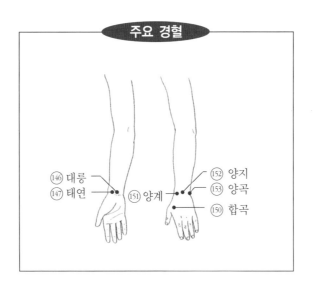

주요 경혈

⑭⑥ 대릉
⑭⑦ 태연
⑮① 양계
⑮② 양지
⑮③ 양곡
⑮⓪ 합곡

🔵 치료 방법

태연(太淵)   통증과 붓기가 가라앉으면 지압이나
뜸으로 치료를 한다.

[위치] 손바닥쪽의 손목 부분, 엄지손가
락에 가까운 부분.

[치료] 손목의 관절을 삐어서 통증이 있거
나, 부었거나, 열 등의 증상이 있을 경우 엄지손
가락으로 작은 원을 그리듯이 가볍게 압박을 한다. 이
경혈에 뜸을 뜨면 더욱 효과적이다. 또 태연과 함께 대릉도
지압을 하면 좋다.

양지(陽池) 양계와 양곡을 함께 병행하여 지압을 하면 좋다.

[위치] 손등쪽의 손목 중앙 부분.

[치료] 손목의 관절을 삐었을 경우에 통증이나 붓기, 열 등이 있으면 엄지손가락으로 작은 원을 그리듯이 가볍게 압박한다. 뜸을 뜨는 것도 더욱 효과적이다. 양계와 양곡도 함께 병행하여 지압하면 좋다.

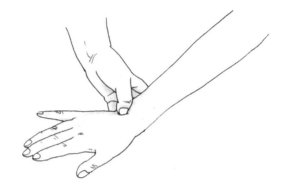

🖐 칼럼 손가락을 삐었을 때

　손가락을 삐었을 경우에는 바로 환부를 차갑게 해야 하며, 손가락을 확실하게 펴서 잠시 고정시켜 두는 것도 매우 중요하다.

　통증과 붓기가 어느 정도 가라앉았을 경우에는 삔 손가락을 잡고서 가볍게 돌리거나 손가락을 핀 채로 앞뒤로 흔들거나 손등 전체를 주무르거나 하면 좋다.

　이 치료는 목욕할 때 천천히 실시하면 회복이 빠르며, 얼음 찜질도 효과적이다.

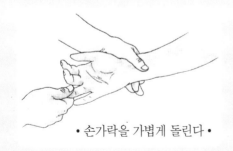

• 손가락을 가볍게 돌린다 •

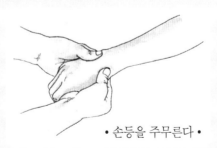

• 손등을 주무른다 •

테니스 엘보우

[증상] 테니스에서 스매싱을 할 때 느껴지는 것으로 팔꿈치에서 손목으로 빠지는 듯한 통증을 테니스 엘보우라고 말한다. 이와 같은 증상의 대부분은 팔꿈치의 관절을 포함한 근육에 염증이 생겼을 경우에 나타난다.

이것은 전문적으로는 상완골외측상과염(上腕骨外側上顆炎)이라고 말하며, 테니스에 의한 팔 운동에 한정되지 않고 손이 뒤틀렸거나, 무거운 짐을 들었을 경우에 마찬가지의 증상이 나타나기도 한다.

[치료 포인트] 환부의 안정을 위해서 팔꿈치에 뜨거운 수건으로 따뜻한 습포를 하는 것이 효과적이다.

통증이 팔꿈치 근처까지 이르면 수삼리, 곡지를 지압하고, 손목 근처에 있으면 신문, 온류 등의 경혈을 자극한다. 지압과 뜸으로 치료하면 효과가 있지만 최근에는 전문의에게 가서 전기자극(pulse, 通電)을 이용하여 치료를 하거나, 봉침요법으로 치료를 하는 경우도 있다.

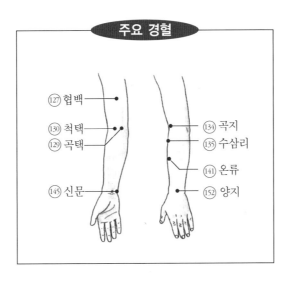

주요 경혈

⑫ 협백
⑬ 척택
⑫ 곡택
⑭ 신문

⑬ 곡지
⑬ 수삼리
⑭ 온류
⑮ 양지

🔵 치료 방법

곡지(曲池) 통증이 심하고 저릴 경우에는 뜸을 뜨면
좋다.

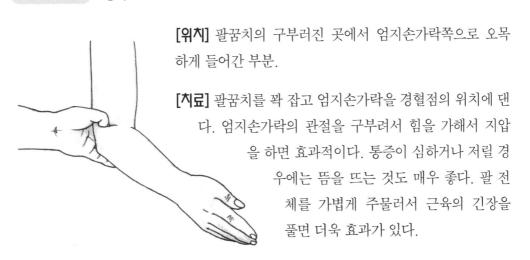

[위치] 팔꿈치의 구부러진 곳에서 엄지손가락쪽으로 오목
하게 들어간 부분.

[치료] 팔꿈치를 꽉 잡고 엄지손가락을 경혈점의 위치에 댄
다. 엄지손가락의 관절을 구부려서 힘을 가해서 지압
을 하면 효과적이다. 통증이 심하거나 저릴 경
우에는 뜸을 뜨는 것도 매우 좋다. 팔 전
체를 가볍게 주물러서 근육의 긴장을
풀면 더욱 효과가 있다.

수삼리(手三里) 몇 초 동안의 지압을 3~4회 정도 반복하면 팔꿈치의
통증에 보다 효과가 있다.

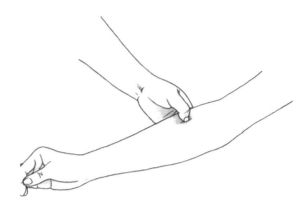

[위치] 팔 안쪽의 엄지손가락쪽으
로, 팔꿈치의 구부러진 곳에서 손
끝 방향으로 손가락 2마디만큼 내
려간 부분.

[치료] 시술자의 엄지손가락 끝이
환자의 피부에 가볍게 파고들어 갈
정도로 힘을 가해서 누른다. 몇 초
동안의 지압을 3~4회 정도 반복한
다. 특히 팔꿈치의 주변에 통증이 집중되어 있는 경우에 이용하면 효과적이다.

신문(神門) 손목 부분이 빠질 듯한 통증을
진정시킨다.

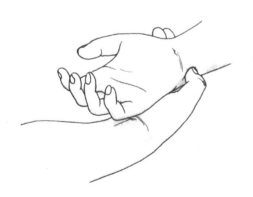

[위치] 손목의 관절로 손바닥쪽의 새끼손가
락 근처의 가장자리.

[치료] 엄지손가락으로 세게 자극을 가한다.
팔꿈치의 주변보다도 손목 근처의 통증으로
손목이 빠질 듯한 경우에 이용하면 좋다. 뜸
도 효과가 있다. 온류와 양지 등도 마찬가지
로 지압한다.

발의 저림 · 통증 · 좌골신경통

[증상] 발 저림은 오랫동안 앉아 있어서 혈액순환이 원활하지 않은 경우와 아무것도 하지 않았는데 일어나는 경우가 있다. 아무것도 하지 않았는데 허리에서 발까지 저린 느낌이 들거나, 몸을 구부렸을 때에 통증이 느껴지거나, 무릎을 편 채로 다리를 올리면 허벅지 뒤쪽에 통증이 심한 경우에는 좌골신경통을 의심해 보아야 한다.

좌골신경통이란 하반신을 둘러싼 신경 다발이다. 좌골신경통이 심해지면 근육의 저하나 발 피부의 감각이 마비되는 등과 같은 현상이 일어나기 때문에 주의해야 할 필요가 있다. 좌골신경통은 디스크와 유사하며 골반의 변이와 관계가 매우 깊다.

[치료 포인트] 환자를 엎드리게 하고 허리의 보온에 신경을 쓰면서 삼초수, 신수, 지실에서 대장수(大腸兪), 방광수(膀胱兪) 등을 신중하게 지압한다.

이 경혈점들의 지압에 이어서 승부, 은문에서 승산까지 발의 여러 경혈을 지압하고 마사지도 병행하면 효과적이다.

다음에는 환자를 바로 눕게 하고 오추(五樞), 거료(居髎)나 족삼리, 해계, 양릉천, 현종(懸鐘) 등을 지압한다.

지속적으로 강하게 지압을 계속하는 것만으로도 통증이 완화될 수 있다. 또 몸이 찬데도 강한 체질에 가깝고 다리와 허리의 통증과 저림을 예방할 수도 있다.

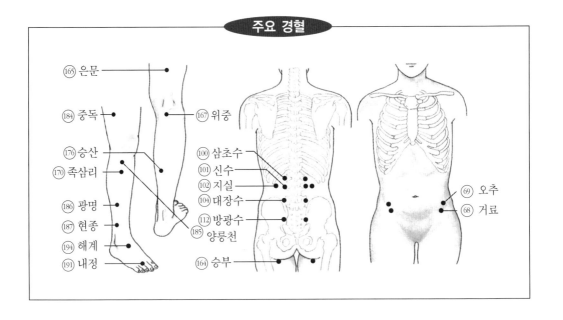

⑯⑤ 은문
⑱④ 중독
⑯⑦ 위중
⑯⑦ 위중
⑰⑥ 승산
⑰⓪ 족삼리
⑩⓪ 삼초수
⑩① 신수
⑩② 지실
⑩④ 대장수
⑪② 방광수
⑱⑤ 양릉천
⑱⑥ 광명
⑱⑦ 현종
⑲④ 해계
⑲① 내정
⑯④ 승부
㊱⑨ 오추
㊱⑧ 거료

● 치료 방법

오추(五樞) 발이 차거나 피곤한 경우 허리의 나른함과 다리, 허리의
신경통에 효과가 있다.

[위치] 좌우의 골반 앞쪽으로 쑥 튀어나온 곳의
윗부분.

[치료] 환자를 바로 눕게 하고 양손의 엄지손가락
으로 좌우의 경혈을 동시에 누른다. 이 경혈의 자
극은 발이 차갑거나 피곤한 경우 허리의 나른함
을 비롯하여 신경통에 의한 다리와 허리의 통증
을 완화시키는 데 효과가 있다.

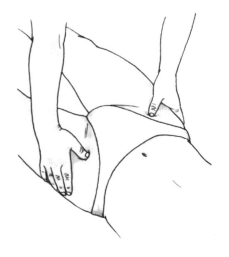

거료(居髎) 다리와 허리의 나른함을 완화시키고, 발에 경련이 일어나는 듯한 통증에도 효과가 있다.

[위치] 허리뼈의 앞부분에서 약간 아래로 내려간 곳, 좌우 양쪽 부분.

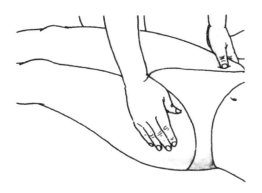

[치료] 환자를 바로 눕게 하고 시술자는 그 옆에 무릎을 대고 상반신을 앞으로 쑥 내밀어, 좌우의 경혈을 양손으로 동시에 지압한다. 하반신의 나른함과 발에 경련이 생기는 듯한 통증에 매우 효과가 있다. 이 경혈의 위치에서 허벅지의 경혈까지 주무르면 더욱 효과가 좋다.

신수(腎兪) 허리의 뻐근함을 풀고 하반신의 혈액순환을 촉진한다.

[위치] 늑골의 가장 아래(제12늑골)의 끝과 같은 높이에 있는 곳으로, 척추를 사이에 두고 양쪽 부분.

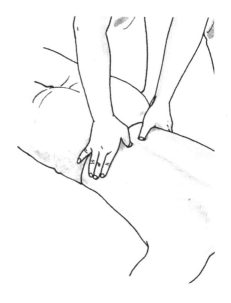

[치료] 시술자는 환자를 엎드리게 하고 양손의 엄지손가락으로 경혈을 주무르듯이 누른다. 이 지압에 의해서 허리의 뻐근함이 풀리고, 하반신의 혈액순환이 촉진되기 때문에 저리거나 통증이 없어진다.

지실(志室)

뻐근한 부분을 주무르면서 풀면 하반신의 증상을 완화시킨다.

[위치] 신수의 바깥쪽, 손가락 2~3마디만큼 떨어진 부분.

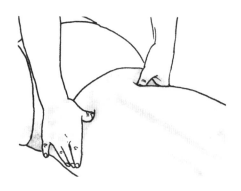

[치료] 시술자는 환자를 엎드리게 하고 신수 바깥쪽의 뻐근한 경혈 위치에 양손의 엄지손가락을 대고 시술자의 체중을 실어서 천천히 주무르듯이 누른다. 이 지압에 의해서 허리의 뻐근함을 풀면, 하반신이 나른한 느낌이나 통증 또는 저리는 증상도 완화시킬 수 있다.

족삼리(足三里)

주무르듯이 비비면서 누르면 다리의 나른함과 통증을 푼다.

[위치] 종아리의 바깥쪽으로, 무릎 아래에서 대략 손가락 3마디만큼 내려간 곳.

[치료] 환자는 바로 누운 자세를 하면 시술자가 좌우의 발을 각각 지압한다. 환자가 혼자서 지압을 하는 경우에는 의자에 걸터앉아서 실시하면 좋다. 주무르듯이 비비면서 누르면 다리의 나른함과 통증을 완화시킨다.

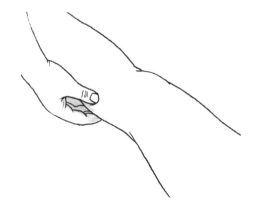

은문(殷門)　다리 뒤쪽의 마사지는 이 경혈을 중심으로 하면 좋다.

[위치] 허벅지의 뒤쪽 중앙 부분.

[치료] 환자를 엎드리게 하고 약간 다리를 벌리게 하여 좌우의 다리 경혈을 동시에 강하게 누른다. 이 경혈을 중심으로 다리 뒤쪽의 각 경혈의 지압과 마사지를 실시하면 통증이나 저리는 증상 등을 완화시킬 수 있다.

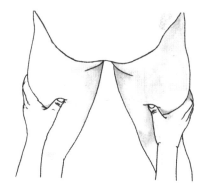

해계(解谿)　발목에서 발끝의 증상을 완화시키는 데 효과적이다.

[위치] 발목의 앞쪽 중앙 부분.

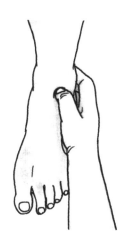

[치료] 시술자는 환자를 바로 눕게 하고 환자의 발꿈치를 손바닥으로 감싸듯이 하고 엄지손가락으로 경혈을 지압한다. 이 지압에 의해서 발목에서 발끝의 나른함과 통증, 저림, 딱딱하게 굳어진 듯한 느낌이 부드럽게 된다.

무릎통증

[증상] 무릎을 구부렸다가 폈다가 할 때의 통증, 앉기 어렵거나 무릎이 굳어졌거나 매우 고통스러운 통증 등등 이러한 증상은 류머티즘, 통풍, 무릎에 상처를 입은 경우에 나타난다. 이 외에도 무릎 관절의 노화 등에 의해서도 이러한 증상이 나타난다. 통증을 참고 걷기 때문에 보행자세가 나빠져서 허리에 부담을 주거나 근육이 쇠약해지고, 심할 경우에는 무릎에 물이 고이거나 뼈가 변형되는 경우도 있다.

[치료 포인트] 무릎 주변의 혈액순환을 좋게 하여 통증을 풀어주기 위해서는 혈해(血海), 족삼리, 음릉천, 승산, 독비(犢鼻), 위중(委中)을 지압한다. 요통을 동반할 경우에는 허리의 신수, 지실, 대장수를 지압하고, 다리의 피곤함과 나른함을 동반할 경우에는 발바닥의 용천 등을 지압하면 좋다.

또 뜸을 뜨는 것도 매우 효과가 있다. 특히 내슬안(內膝眼)에 뜸을 계속해서 뜨면 통증을 완화시킬 뿐만 아니라 무릎에 물이 고이는 증상에도 효과가 있다. 자세를 바꾸기 위해서 일어날 때 생기는 무릎의 통증에는 외슬안(外膝眼)을 자극하는 것이 효과적이다.

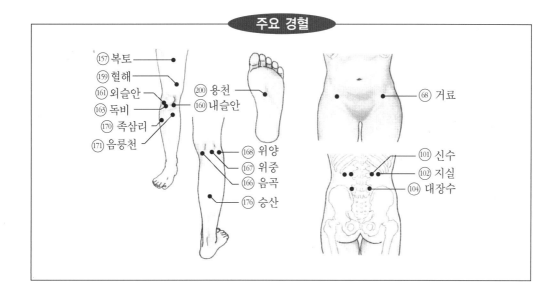

157 복토
159 혈해
161 외슬안
163 독비
170 족삼리
171 음릉천

200 용천
160 내슬안

168 위양
167 위중
166 음곡
176 승산

68 거료

101 신수
102 지실
104 대장수

● 치료 방법

혈해(血海) 다리의 혈액순환을 좋게 하고 무릎의 통증을 완화시킨다.

[위치] 슬개골(膝蓋骨)의 안쪽에서 손가락 3마디만큼 올라간 부분.

[치료] 시술자는 바로 누운 환자의 무릎 위를 잡고 엄지손가락으로 경혈을 강하게 눌러서 주무른다. 이 지압은 다리의 혈액순환을 좋게 하고 무릎의 통증을 완화시키는 효과가 있다.

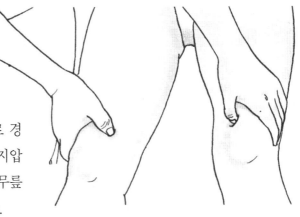

손 · 발 · 허리의 질병과 증상 **219**

독비(犢鼻) 내슬안과 외슬안도 함께 지압하면 무릎의
모든 증상을 가볍게 한다.

[위치] 슬개골의 바로 아래의 한가운데 부분.

[치료] 엄지손가락으로 지압을 해도 뜸을 떠도
매우 효과가 좋다. 이 경혈은 내슬안과 외슬안
을 병행하여 치료하면 무릎의 통증이나 무릎에
물이 고이는 등의 여러 가지 증상을 가볍게 하
는 효과가 있다.

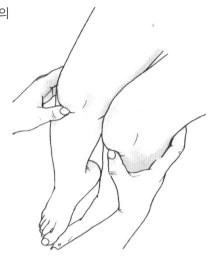

음릉천(陰陵泉) 무릎의 통증과 정강이에 남아 있는
나른함을 제거해 준다.

[위치] 무릎의 아래, 안쪽에 있는 큰 뼈 아래에 오목하게
들어간 부분.

[치료] 오목하게 들어간 부분에 엄지손가락이 파고들어
갈 정도로 지압을 한다. 무릎의 통증뿐만 아니라 정강이
에 남아 있는 나른함을 제거하는 데도 매우 좋다. 너무
통증이 심할 경우에는 무리하게 세게 누르지 않도록 주
의해야 한다.

족삼리(足三里) 다리의 혈액순환을 촉진시키고, 통증과 나른함을 완화시킨다.

[위치] 종아리의 바깥쪽으로, 무릎 아래에서 대략 손가락 3마디만큼 내려간 곳.

[치료] 시술자는 엄지손가락으로 세게 지압을 한다. 반복하여 지압을 하면 다리의 혈액순환을 촉진시키고, 무릎의 통증과 그에 동반하는 다리의 피로함이나 나른함도 함께 완화시킬 수 있다.

승산(承山) 누르고 어루만지듯이 주무르면 무릎부터 무릎 아래로의 나른함을 완화시킨다.

[위치] 종아리의 중심선상에서 힘줄과 근육이 구별되는 부분.

[치료] 엎드려 있는 환자의 종아리에 있는 경혈을 엄지손가락 끝의 볼록한 부분으로 강하게 몇 초 정도 누른다. 또 위중(委中)에서 여기까지를 누르고 주무르면 무릎부터 무릎 아래로의 나른한 느낌을 완화시킨다.

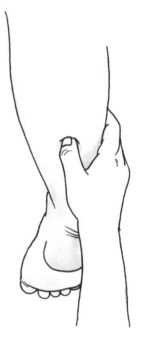

위중(委中) 여기에서 승산까지를 왕복하면서 지압하면 효과적이다.

[위치] 무릎 뒤의 한가운데 부분.

[치료] 시술자는 엎드려 있는 환자의 무릎 뒤쪽에 있는 경혈을 엄지손가락으로 지압한다. 여기에서부터 종아리의 승산까지를 왕복하면서 누르거나, 어루만지듯이 주무르면 무릎 주변의 통증과 나른함이 풀린다. 이 경혈은 지압과 마사지를 병행하면 더욱 효과적이다.

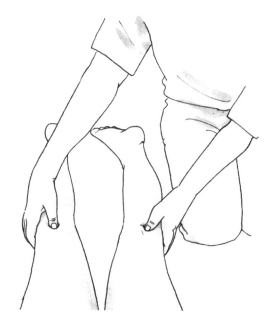

발의 관절을 뼘

[증상] 관절의 주변을 삐는 것은 운동이나 작업 중에 비틀어지거나 충격을 받았을 때 일어나기 쉽다. 이 경우 붓거나 욱신거리는 통증이 그 주된 증상이다.

발의 관절을 삐는 것은 발목을 가장 많이 접질린다는 것이며, 심할 경우에는 환부에 열이 나거나 내출혈이 나타나기도 하며 걸을 수 없을 정도가 되는 경우도 있다.

[치료 포인트] 손의 관절을 삐는 것과 마찬가지로 발을 접질리고 난 후 2~3일 정도는 환부를 차갑게 해야 한다. 붓거나 열이 나는 곳에 차가운 습포를 한 채 환부의 안정을 유지시킨다. 그리고 4~5일째부터는 따뜻한 습포를 하거나 목욕을 할 때 자주 관절을 주무르면 효과가 있다.

지압요법에서는 혈해(血海), 양구(梁丘) 이외에도 무릎의 관절을 삐었을 경우에는 독비(犢鼻), 발목을 접질렀을 경우에는 조해(照海), 곤륜(崑崙), 구허(丘墟) 등을 중심으로 마사지하면 효과적이다. 또 뜸을 매일 뜨는 것도 효과가 있다.

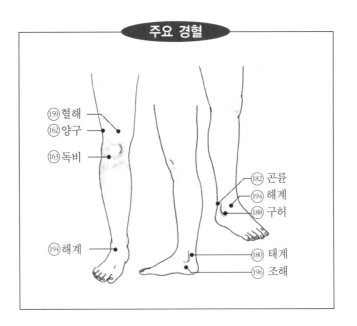

주요 경혈

⑮⑨ 혈해
⑯⑫ 양구
⑯⑬ 독비

⑱⑫ 곤륜
⑲⑭ 해계
⑱⑧ 구허

⑲⑭ 해계

⑱⓪ 태계
⑲⑥ 조해

🔵 치료 방법

독비(犢鼻) 지압과 뜸을 뜨는 것도 좋고 무릎의 모든 증상을 가볍게 하는 효과가 있다.

[위치] 슬개골의 바로 아래의 한가운데.

[치료] 엄지손가락으로 지압을 하거나 뜸을 뜨는 것도 매우 효과적이다. 이 지압은 무릎의 통증을 완화시키는 데 효과가 있다. 환부가 붓거나 통증이 있거나 혹은 열이 내리면 그 부분의 보온에 신경을 써야 하며 목욕 중에는 조금씩 주무르도록 한다.

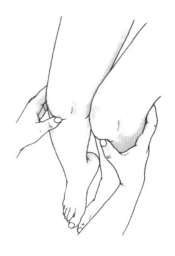

양구(梁丘) 무릎의 붓기와 통증이 누그러지면 서서히 자극을 준다.

[위치] 슬개골의 바깥쪽에서 손가락 2마디만큼 윗부분.

[치료] 붓기나 통증 또는 열이 내리면 엄지손가락으로 가볍게 어루만지듯이 누르는 등 서서히 자극을 준다. 무릎 부분에 충격을 받았을 때나 관절을 삐었을 경우에 효과적인 경혈이다. 지압뿐만 아니라 뜸을 뜨는 것도 매우 효과가 있다.

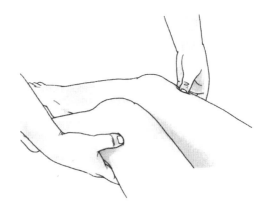

구허(丘墟) 발목을 접질렀을 때의 치료에는 이 경혈점 주변이 포인트이다.

[위치] 바깥쪽 복사뼈 앞의 아랫부분에 오목하게 들어간 부분.

[치료] 해계와 조해 등도 발목을 접질렀을 때 함께 지압을 하면 더욱 효과가 있는 경혈점이다. 붓거나 통증이 있거나 열이 내리면 엄지손가락으로 가볍게 어루만지듯이 누르는 등 서서히 자극을 주는 것이 요령이며, 발목이 많이 부어있을 때는 세게 주무르면 안 된다. 환부를 따뜻하게 하거나 뜸을 뜨는 것도 효과적이다.

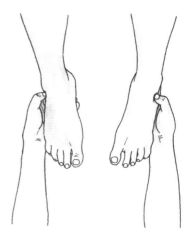

허벅지의 근육이 갑자기 수축하여 끊어짐

[증상] 근육이 끊어진다는 것은 운동 중에 갑자기 근육이 강한 힘으로 잡아당겨졌을 때에 일어나는 현상이다.

이러한 현상은 갑자기 일어나기 때문에 환부가 매우 심하게 아프고 붓거나 내출혈을 일으킬 수도 있다.

[치료 포인트] 이런 증상이 발생하면 바로 환부를 차갑게 하는 등 응급처치를 한다. 환부를 30분 동안은 차갑게 하였다가 다시 환부에 체온이 되돌아오게 한다. 잠시동안 환부를 차갑게 하는 요법인 냉각법(冷却法)은 너무 차갑지 않도록 주의해야 한다.

지압요법에서는 위양(委陽), 음곡(陰谷) 외에 갑자기 근육이 수축되어 끊어지는 증상이 허벅지의 앞쪽으로 고관절에 가까우면 복토(伏兎)를, 무릎에 가까우면 양구, 허벅지의 안쪽이면 혈해, 뒤쪽이면 승부와 은문 등을 중심으로 자극을 준다.

최근에는 전문의를 찾아가서 전기자극에 의한 치료를 받기도 한다. 지압과 마사지도 효과가 있지만 증상이 나타난 후에는 조심해야 한다.

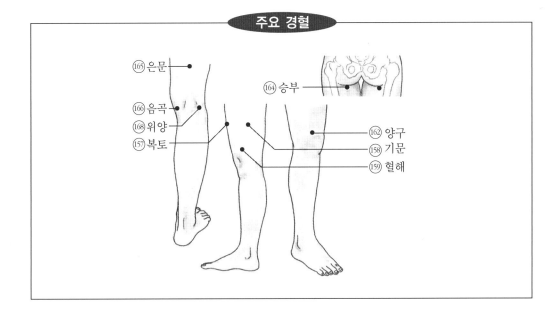

주요 경혈

- ⑯⑤은문
- ⑯⑥음곡
- ⑯⑧위양
- ⑮⑦복토
- ⑯④승부
- ⑯②양구
- ⑮⑧기문
- ⑮⑨혈해

🔵 치료 방법

승부(承扶)　허벅지 뒤쪽에 나타나는 증상일 경우에는 여기서부터 치료를 시작한다.

[위치] 엉덩이의 아래, 다리와 연결된 엉덩이 아래의 중앙 부분.

[치료] 환자를 엎드리게 하고 치료할 때는 이 경혈의 지압과 마사지부터 시작한다. 엄지손가락으로 꽉 잡으면 허벅지의 뒤쪽에 나타난 증상에 매우 효과가 있다. 근육이 수축하여 끊어지는 것이 허벅지의 안쪽에서 일어났다면 기문과 혈해를 지압하고, 바깥쪽에서 일어났다면 복토와 양구 등을 지압하면 더욱 효과적이다.

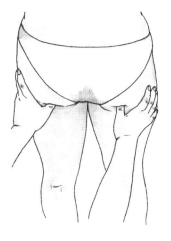

음곡(陰谷) 무릎에 힘이 생겨서 허벅지를 확실하게 지탱할 수 있다.

[위치] 무릎 뒤 중앙의 볼록한 부분으로, 엄지발가락쪽의 가장자리.

[치료] 갑자기 근육이 수축되어 심한 통증이 있으면 환자를 엎드리게 하고 환자의 무릎 뒤쪽을 엄지손가락으로 지압한다. 통증 뒤에는 힘이 빠져서 발이 흔들리지만 이 지압을 함으로써 무릎에 힘이 생겨서 허벅지를 확실하게 지탱할 수 있게 된다.

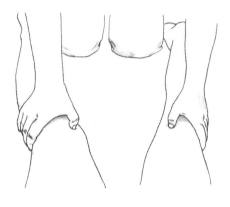

위양(委陽) 허벅지의 뒤쪽에 쥐가 난 근육의 증상을 완화시킨다.

[위치] 무릎 뒤 중앙의 볼록한 부분으로 새끼발가락쪽의 가장자리.

[치료] 근육이 갑자기 수축하여 심한 통증이 생기면 환자를 엎드리게 하고 무릎의 뒤쪽을 엄지손가락으로 지압한다. 이것은 허벅지 뒤쪽의 근육이 수축하였기 때문에 이 경혈의 주변까지 쥐가 나는 증상을 완화시키는 데 효과가 있다.

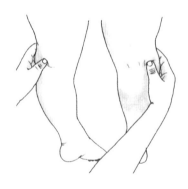

종아리의 경련

[증상] 갑자기 종아리가 당기고 매우 심한 통증과 근육의 경련, 경직과 같은 증상이 일어난다. 오랫동안 앉았다가 일어날 때나 수영 등의 운동을 할 때 근육의 피로나 차가워지는 증상이 원인으로 일어나는 경우가 대부분이다.

[치료 포인트] 가벼운 증상일 경우에는 한 손으로 다리 전체를 바닥에 고정시키고, 다른 한 손으로 아픈 다리를 엄지손가락으로 천천히 마사지하듯이 몇 번 주무른다. 이렇게 지압을 하여 통증이 어느 정도 가라앉으면 발목도 마찬가지로 지압을 한다. 계속해서 용천이나 태계, 음릉천, 족삼리 등도 함께 지압을 한다.

또 다리에 이어지는 신경이 모여있는 허리의 방광수 등 각 경혈의 지압도 매우 유효하다. 어느 정도 경련이 풀리면 은문, 위중, 승근, 승산 등을 지압한다. 종아리의 경련이 자주 일어나는 사람은 평소에도 이 경혈들을 지압하거나 뜸을 뜨면 더욱 효과가 있다.

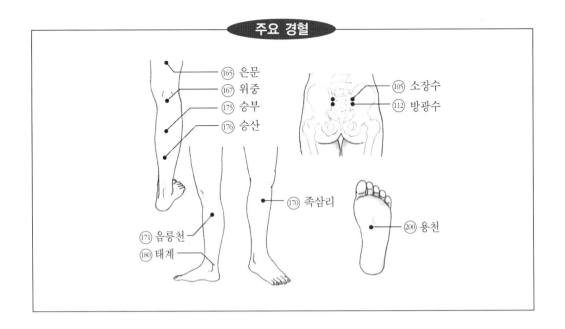

주요 경혈

165 은문
167 위중
175 승부
176 승산

105 소장수
112 방광수

170 족삼리

171 음릉천
180 태계

200 용천

● 치료 방법

방광수(膀胱兪) 좌골신경의 경련을 진정시키고, 종아리 경련의 치료에 효과가 있다.

[위치] 엉덩이의 편평한 뼈(仙骨)에서 위로 2번째에 오목하게 들어간 부분에서 손가락 1마디만큼 바깥쪽 부분.

[치료] 시술자는 엎드려 있는 환자의 허리에 양손바닥을 대고 엉덩이를 감싸듯이 하여 좌우의 경혈을 엄지손가락으로 과감하게 꾹 누른다. 이 경혈점은 좌골신경의 통로이므로 다리와 허리의 경련을 완화시키는 효과가 있고 종아리의 경련에도 매우 효과적이다.

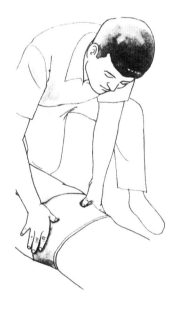

족삼리(足三里)   종아리의 경련이 자주 일어나는 사람은 평소에
여기를 자극하면 더욱 효과적이다.

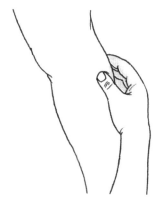

[위치] 종아리의 바깥쪽으로, 무릎 아래에서 손가락 3마
디만큼 내려간 곳.

[치료] 시술자의 엄지손가락으로 꾹 세게 지압을 한다.
종아리의 경련이 자주 일어나는 사람은 평소에도 승근 ·
승산과 함께 이 경혈을 자극하면 좋다. 지압뿐만 아니라
뜸을 뜨는 것도 효과가 있다.

승근(承筋)   종아리의 경련이 어느 정도 진정되면
이 경혈을 누른다.

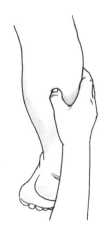

[위치] 종아리의 중심선상에서 발꿈치와 무릎의 뒤쪽 중앙 부분.

[치료] 경련이 생긴 후에 종아리의 경련이 어느 정도 진정되면
환자를 엎드리게 하고 환자의 종아리에 있는 이 경혈을 엄지손
가락 끝의 볼록한 부분으로 천천히 반복하여 누른다. 통증이 가
라앉지 않을 때는 누르는 것뿐만 아니라 주무르는 것도 효과적
이다. 종아리의 경련이 자주 일어나는 사람은 평소에도 이곳을
자극하면 좋다.

변형성 요추증

[증상] 몸을 조금 움직이는 것만으로도 허리의 통증이나 마비 증상이 일어나는 것을 변형성 요추증(變形性 腰椎症)이라고 한다. 이것은 척추관(脊椎管)을 통과하여 연결되어 있는 척수신경(脊髓神經)이 요추의 척추뼈 사이에서 바깥쪽으로 튀어나가서 골극에 접촉되기 때문에 일어난다. 이 골극은 뼈의 노화가 원인으로 생기기 때문에 중고령자에게 많이 나타나는 증상이다.

[치료 포인트] 지압요법으로는 요추의 변형을 치료할 수는 없지만 통증이나 마비 증상을 완화시킬 수 있어서 일상 생활을 원활하게 할 수 있게 된다.

우선 뜨거운 수건 등을 허리에 대고 자주 따뜻하게 하여 근육의 긴장을 풀어준다. 다음에는 환자를 엎드리게 하여 허리의 차료(次髎)에서 은문(殷門), 승산(承山)까지 환자 등의 각 경혈을 정성껏 지압한다. 이때 다리의 삼음교(三陰交)도 함께 지압을 한다.

허리뼈에 변형이 생기면 복근도 약해지고 자세가 나빠져서 요통을 악화시키지만 황수, 대거, 관원의 지압에 의해서 복근을 강화시킬 수 있다.

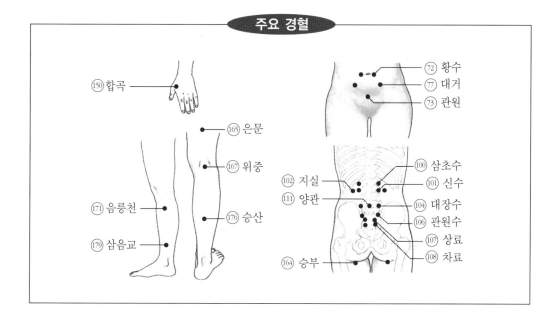

주요 경혈

150 합곡
165 은문
167 위중
171 음릉천
179 삼음교
176 승산

72 황수
77 대거
73 관원
100 삼초수
102 지실
101 신수
111 양관
104 대장수
106 관원수
107 상료
108 차료
164 승부

● 치료 방법

차료(次髎) 조금 세게 지압을 하는 것이 허리의 증상에 효과가 있다.

[위치] 엉덩이의 편평한 뼈(仙骨)에서 위로 두번째에 오목하게 들어간 부분의 중앙.

[치료] 시술자는 환자의 허리에 양손을 대고 엄지손가락으로 경혈을 눌러서 허리의 긴장을 풀어준다. 허리에 나타나는 증상은 경우에 따라서 무리해서 세게 눌러서는 안 되는 것이 많지만, 이 경우는 조금 세게 지압을 하면 효과가 있다.

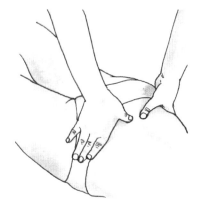

은문(殷門) 통증과 나른함을 완화시키는데, 엉덩이와 다리 뒤쪽의 경혈은
힘을 주는 방법에 주의해서 지압을 해야 한다.

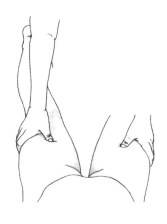

[위치] 허벅지의 뒤쪽 중앙 부분.

[치료] 엎드려 있는 환자의 허벅지에 엄지손가락을 대고
누르는데 천천히 힘을 가해서 3~4초 정도 지압을 하고
천천히 힘을 뺀다. 이것을 몇 번 정도 되풀이하면 좋다.
엉덩이와 다리 뒤쪽도 마찬가지로 지압을 한다.

삼음교(三陰交) 확실하게 지압을 하여 허리에서 발쪽으로 내려오는
통증과 차가운 증상을 완화시킨다.

[위치] 발의 안쪽 복사뼈에서 손가락 3마디만큼의 위쪽
부분.

[치료] 시술자는 환자의 경혈 위치에 엄지손가락을 대고,
환자의 정강이를 손바닥으로 감싸듯이 하여 엄지손가락
에 힘을 가한다. 발의 통증과 차가운 증상을 동반하는 경
우에 음릉천 등도 함께 지압을 하면 더욱 효과가 있다.

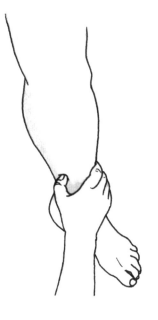

허리의 통증

[증상] 매우 아픈 증상이 천천히 느껴지는 통증, 갑자기 욱신거리는 느낌의 통증, 다리와 등이 빠지는 듯한 통증 등 허리의 통증은 여러 가지가 있다. 건강한 사람이라도 운동이나 작업에 의한 피로, 노화, 나쁜 자세 등이 원인으로 허리의 통증은 일어난다. 여성의 경우에는 월경 중에도 자주 허리의 통증을 느낄 수가 있다.

변형성 요추증이나 좌골신경통, 또는 갑자기 허리를 삐끗해서 아픈 것부터 내장의 병까지 허리에 나타나는 증상은 여러 가지가 있다.

[치료 포인트] 허리와 등을 자주 따뜻하게 하고 삼초수, 신수에서 관원수, 방광수 등의 각 경혈을 엄지손가락으로 천천히 지압을 한다. 이렇게 지압을 함으로써 등과 허리의 긴장을 풀 수 있다.

경혈에 따라서는 누르면 매우 심한 통증이 있는 경우가 있지만, 이 경우에는 너무 억지로 세게 누르지 말고 가볍게 지압을 하도록 한다.

요통은 복근과 밀접한 관계가 있기 때문에 중완, 천추 등의 각 경혈을 정성껏 지압한다. 아울러 복근의 마사지도 병행하면 좋을 것이다.

다리의 통증을 동반하는 경우에는 족삼리, 구허, 혈해, 음릉천, 승산, 삼음교 등을 주무르듯이 누르는 것도 효과가 있다.

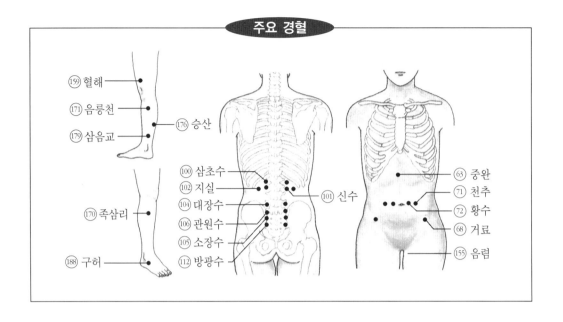

⑮⑨ 혈해
⑰① 음릉천
⑯⑥ 승산
⑰⑨ 삼음교
⑩⑩ 삼초수
⑩② 지실
⑩① 신수
⑩④ 대장수
⑰⑩ 족삼리
⑩⑥ 관원수
⑩⑤ 소장수
⑱⑧ 구허
⑪② 방광수
⑥③ 중완
⑦① 천추
⑦② 황수
⑥⑧ 거료
⑮⑤ 음렴

치료 방법

삼초수(三焦兪) 허리에서 등에 걸쳐서 나타나는 뻐근한 느낌을 풀어준다.

[위치] 허리의 중앙 부분, 제1요추에서 양쪽으로 손가락 2마디만큼 떨어진 곳.

[치료] 환자를 엎드리게 하고 허리를 잡듯이 하여 경혈을 지압한다. 허리에서 등에 걸쳐서 나타나는 뻐근함이나 나른함 등의 통증을 완화시키는 효과가 있다. 이 경혈점의 위치에서 방광수까지 요추에 따라서 정성껏 마사지를 하면 더욱 효과적이다.

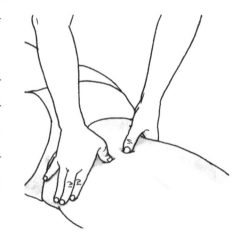

신수(腎兪) 허리 결림과 통증을 풀어주고, 체력 증강에도 연결되는 중요한 경혈이다.

[위치] 늑골의 가장 아래(제12늑골) 끝과 같은 높이로 척추를 사이에 둔 양쪽 부분.

[치료] 시술자는 엎드려 있는 환자의 등에 양손의 엄지손가락으로 경혈을 주무르듯이 누른다. 이 경혈은 허리 결림과 통증을 풀어주고, 체력 증강에도 연결되는 중요한 곳이다. 허리를 자주 따뜻하게 해주고 통증이 심할 경우에는 너무 무리해서 세게 주무르지 않도록 하는 것이 중요하다. 지실도 함께 지압하면 더욱 효과적이다.

방광수(膀胱兪) 허리의 혈액순환을 촉진시키고 차가워서 생기는 허리의 통증에 더욱 효과적이다.

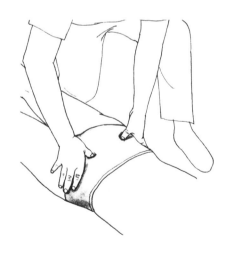

[위치] 엉덩이의 편평한 뼈(仙骨)의 위에서 두번째로 오목하게 들어간 부분에서 손가락 1마디만큼 바깥쪽 부분.

[치료] 환자를 엎드리게 하고 환자의 엉덩이를 꽉 잡듯이 하여 양손의 엄지손가락으로 경혈을 지압한다. 허리의 혈액순환을 촉진시키고 허리가 차가워서 생기는 통증이나 나른함 등에 매우 효과적이다. 엉덩이를 따뜻하게 하고 정성껏 마사지를 하면 더욱 효과가 좋다.

관원수(關元兪) 통증이나 마비 등 허리와 하반신의 모든
증상을 완화시킨다.

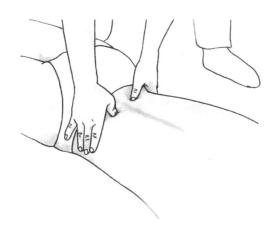

[위치] 가장 아래의 요추(제5요추)의
양옆 부분.

[치료] 시술자는 환자를 엎드리게 하고
양손의 엄지손가락으로 경혈을 어루만
지듯이 부드럽게 주무르면서 누른다.
허리의 통증과 나른함, 마비 증상 등
허리와 하반신의 모든 증상을 완화시
키는 데 매우 효과가 있다.

천추(天樞) 복근의 기능을 높이고 요통 때문에 흐트러졌던
자세를 바로잡는다.

[위치] 배꼽의 양옆, 배꼽에서 손가락 2마디만큼 떨어진 부분.

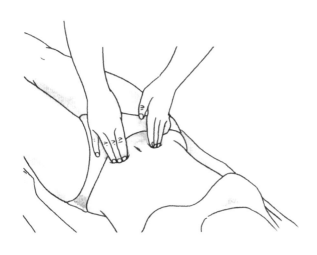

[치료] 환자를 바로 눕게 하고 특
히 양손의 가운뎃손가락으로 좌
우의 경혈을 동시에 복부의 지방
이 가볍게 파고들어 갈 정도로
지압을 한다. 복부 마사지와 병
행하면 더욱 효과적이며, 복근을
강하게 하고 허리의 통증을 참지
못해서 몸이 흐트러져 있는 자세
를 바른 자세로 되돌린다.

중완(中脘) 　복부 마사지와 함께 복근의 긴장을
풀어준다.

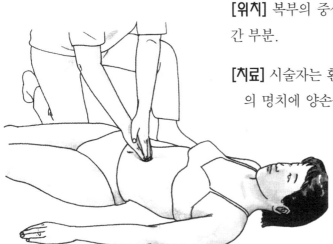

[위치] 복부의 중심선상에서 명치와 배꼽의 중
간 부분.

[치료] 시술자는 환자를 똑바로 눕게 하고 환자
의 명치에 양손을 겹쳐서 놓으면서 가운뎃손
가락 끝으로 살며시 누른
다. 허리가 아프면 몸이
앞으로 구부러지게 되어
배의 근육이 긴장되지만,
여기에서 배꼽까지 주변
의 경혈을 마사지하면 훨
씬 편안해진다.

물건을 들면서 갑자기 허리를 삐끗했을 경우

[증상] 무거운 짐을 들려고 할 때나 아무 생각 없이 물건을 집으려고 몸을 앞으로 구부릴 때에 허리에 힘이 들어가서 갑자기 생기는 허리의 통증. 말 그대로 갑자기 삐끗해서 매우 심한 통증이 허리에 미치는 것으로 그 자세 그대로 몸을 움직일 수 없게 되는 것을 말한다. 흔히 말하기를 「급성 요통」이라고 하며, 이러한 증상이 가끔 되풀이되어 일어나면 발과 허리가 둔해지는 불쾌한 통증이 계속되게 된다.

[치료 포인트] 보온과 안정을 취하고 너무 세게 허리를 주무르지 않도록 신경을 써야한다. 이러한 증상이 일어난 후 1~2시간 정도까지는 환부를 차갑게 하는 것이 좋다. 반드시 어느 정도 통증이 완화되었을 때 가벼운 지압으로 치료를 해야 한다.

지압요법으로는 우선 허리의 신수, 대장수, 관원수, 상료 등의 각 경혈을 위에서부터 차례대로 힘을 가하지 않도록 주의하면서 가볍게 지압을 한다.

계속해서 족삼리, 승산, 해계를 세게 누른다. 이들 다리의 지압은 갑자기 허리를 삐끗해서 생기는 요통에 특히 효과적이며, 지압을 하는 것만으로도 단순하게 통증이 사라졌다는 예도 있을 정도이다.

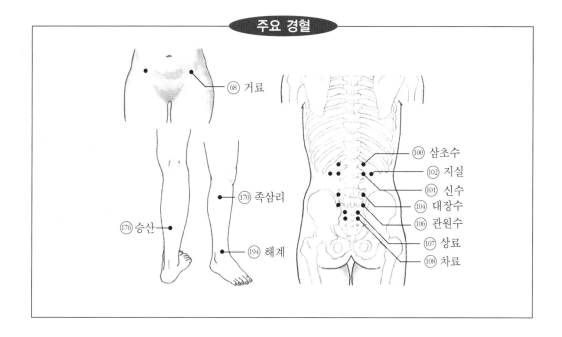

⑥⑧ 거료

⑩⑩ 삼초수
⑩② 지실
⑩① 신수
⑩④ 대장수
⑩⑥ 관원수
⑩⑦ 상료
⑩⑧ 차료

⑰⑩ 족삼리

⑰⑥ 승산

⑲④ 해계

● 치료 방법

신수(腎兪) 허리의 긴장을 풀고 안정되게 하는 것이 가장 좋다.

[**위치**] 가장 아래의 늑골 끝과 같은 높이로 척추를 사이에 둔 양쪽 부분.

[**치료**] 시술자는 환자를 엎드리게 하고 양손의 엄지 손가락으로 경혈을 누른다. 삼초수에서 여기를 통해서 대장수까지를 차례대로 지압을 하고 마사지를 병행하면 허리의 긴장을 풀 수 있다.

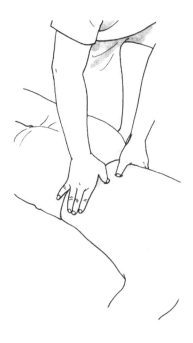

대장수(大腸兪)

통증이 심하면 무리하게 꾹꾹 누르지 말고 가볍게 어루만지듯이 지압을 하는 것으로도 충분하다.

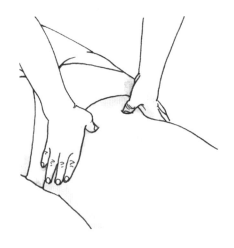

[위치] 좌우 골반의 상단을 연결한 높이에 있는 요추(제4요추)를 사이에 둔 양쪽 부분.

[치료] 시술자는 엎드려 있는 환자의 허리에 손을 대고 엄지손가락으로 지압을 한다. 통증이 있으면 꾹꾹 무리하게 누르지 말고 가볍게 어루만지듯이 지압을 하는 것으로도 충분하다. 이 경혈점을 지압하면 허리 전체의 증상에 효과가 있다.

관원수(關元兪)

지압을 한 후에 가볍게 어루만져주면 허리의 혈액순환이 좋아진다.

[위치] 가장 아래의 요추(제5요추)의 양옆 부분으로. 대장수보다 약간 아랫부분.

[치료] 시술자는 환자의 허리에 양손을 대고 엄지손가락으로 경혈을 누른다. 이 지압에 따라서 허리의 긴장이 풀리고 혈액순환이 좋아진다. 허리의 증상을 좋게 하는 데는 적절한 지압을 한 후에 환부를 부드럽게 어루만져주는 것이 포인트라고 할 수 있다.

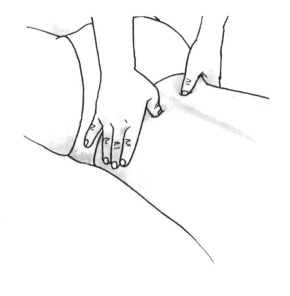

승산(承山) 반복하여 지압을 하면 갑자기 삐끗해서 생기는 허리의 통증을 완화시킨다.

[위치] 종아리의 중심선상에서 힘줄과 근육이 바뀌는 부분.

[치료] 엎드려 있는 환자의 종아리에 있는 경혈을 엄지손가락 끝의 볼록한 부분으로 세게 5~7초 정도 누른다. 이 지압을 2~3회 이상 반복하면 허리의 통증을 완화시킬 수 있다. 단, 심한 통증이 진정되고 나서는 허리의 보온에 주의해야 한다.

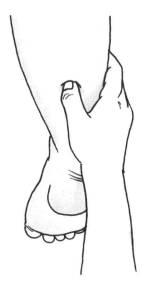

상료(上髎) 허리를 둘러싸고 있는 혈액의 순환을 좋게 하고 차가운 증상을 완화시켜서 악화되는 것을 방지한다.

[위치] 엉덩이의 편평한 뼈(仙骨)의 가장 위에 오목하게 들어간 부분(第1後仙骨孔)의 중앙.

[치료] 시술자는 환자의 허리에 양손을 대고 엄지손가락으로 경혈을 누른다. 이 경혈을 중심으로 허리의 각 경혈을 천천히 주무르면서 풀어주면, 허리의 긴장이 풀려서 혈액순환이 좋아지고 증상이 악화되는 것을 방지한다.

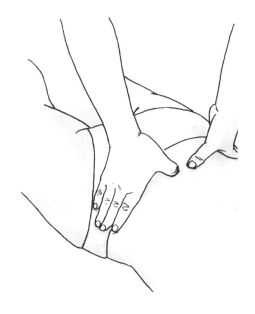

| 해계(解谿) | 세게 지압을 하는 것이 효과적이며, 허리의 통증이 생기면 잠깐이라도 지압을 하면 효과적이다. |

[위치] 발목의 앞면 중앙 부분.

[치료] 시술자는 우선 발을 펴고 바로 누운 환자의 발목을 세게 꾹 누른다. 그대로 몇 번을 되풀이하는 사이에 허리의 증상이 진정된다. 허리의 통증이 생기면 잠깐만이라도 이 경혈을 지압하면 통증이 완화되기 때문에 더욱 효과적이다.

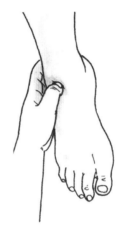
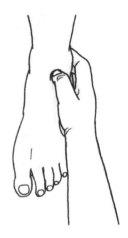

복부·소화기계의 질병과 증상

배가 불룩해지거나 부푼다 · 소리가 난다

[증상] 건강한 상태에서도 식후에 너무 많이 먹었을 때에는 배가 불룩해지거나 부푸는 경우가 있다. 배의 상태가 나쁜 경우에는 장내에 가스가 가득 차서 하복부가 부풀거나 배에서 이상한 소리가 나기도 한다. 이 외에도 변비 등이 원인인 경우나 여성일 경우에는 냉증 등에 의해서도 하복부가 부푸는 경우가 있다.

너무 많이 먹었기 때문에 일어나는 현상일 것이라는 짐작이 가는 원인이 아니고, 이상하게 배가 부푸는 경우에는 아무래도 병의 원인이 복강(腹腔) 내에 물이 고였을 경우도 있기 때문에 주의해야 할 필요가 있다.

[치료 포인트] 복부가 중병에 걸린 것이 아니라면 지압요법이 효과적이다. 우선은 비수, 대장수 등 등에서 허리에 걸쳐서 각 경혈을 엄지손가락 끝의 볼록한 부분으로 위에서부터 차례대로 천천히 지압을 하여 등의 긴장을 풀어준다.

계속해서 복부의 중완, 대거, 관원 등의 지압과 마사지를 한다. 다만 복부를 지압할 경우에는 너무 힘을 가하지 않도록 특히 신경을 써서 지압한다. 그러나 다리의 삼음교는 확실하게 주무르듯이 누른다.

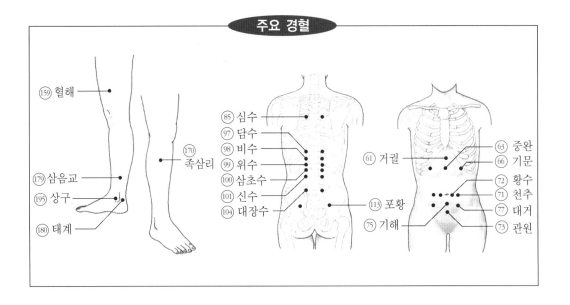

주요 경혈

⑮⑨ 혈해
⑰⓪ 족삼리
⑰⑨ 삼음교
⑲⑤ 상구
⑱⓪ 태계

㉀⑤ 심수
㊉⑦ 담수
㊉⑧ 비수
㊉⑨ 위수
⑩⓪ 삼초수
⑩① 신수
⑩④ 대장수

㉅① 거궐
⑪③ 포황
㊆⑤ 기해

㉅③ 중완
㉅⑥ 기문
㉆② 황수
㊆① 천추
㊆⑦ 대거
㊆③ 관원

🔵 치료 방법

중완(中脘) 환자의 호흡에 맞춰서 지압을 하면
소화기능을 조절한다.

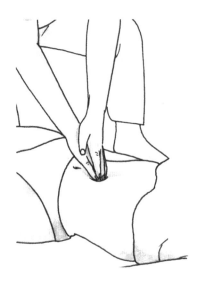

[위치] 복부의 중심선상으로, 명치와 배꼽의 중간
부분.

[치료] 시술자는 바로 누워 있는 환자의 복부에 양
손가락 끝을 가지런하게 겹쳐서 놓고 환자가 숨을
내쉴 때 그 호흡에 맞춰서 서서히 힘을 가해서 지압
을 한다. 복부 마사지와 병행하여 소화기능을 조절
한다.

대거(大巨)

복근의 기능을 높이고 만성적으로 소화기관의 상태가 나쁜 것을 치료한다.

[위치] 배꼽의 바깥쪽으로 손가락 2마디만큼 떨어진 곳에서 손가락 2마디만큼 내려간 부분.

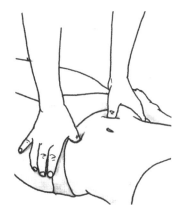

[치료] 환자는 바로 눕게 하고 양손의 엄지손가락으로 좌우의 경혈을 동시에 복부의 지방이 약간 들어갈 정도로 지압을 한다. 복부의 마사지와 병행하여 복근의 기능을 높이고 만성적으로 소화기관의 상태가 나쁜 것을 치료한다.

관원(關元)

만성적으로 소화기관의 상태가 나쁜 것에 의해서 하복부가 당기는 증상을 풀어준다.

[위치] 몸의 중심선상으로, 배꼽에서 손가락 3마디만큼의 아랫부분.

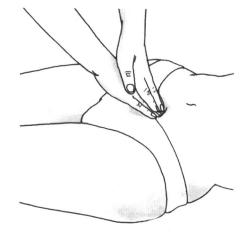

[치료] 시술자는 바로 누워 있는 환자의 하복부에 양손의 손끝을 가지런히 겹쳐서 올려놓고 복부의 지방이 가볍게 들어갈 정도로 누른다. 소화기관의 상태가 나빠서 생기는 하복부가 당기는 증상을 완화시킬 수 있다. 중완에서 이 부분까지 큰 8자를 그리듯이 마사지를 하면 더욱 효과가 있다. 남자는 시계방향으로 여자는 시계 반대방향으로 마사지를 한다.

비수(脾俞)

위장의 기능을 높일 수 있어서 소화기능이 활발해진다.

[위치] 등의 상하 한가운데 정도, 척추 (제11흉추)를 사이에 둔 부분.

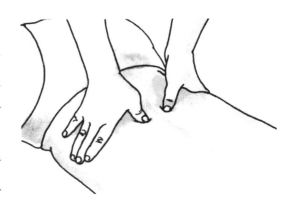

[치료] 시술자는 엎드려 있는 환자의 등에 양 손바닥을 대고 엄지손가락으로 좌우의 경혈을 동시에 약간의 힘을 가해서 누른다. 이 지압에 따라서 위장의 기능을 높일 수 있고 위액의 분비를 촉진하여 소화기능이 활발해진다. 바로 아래의 위수도 마찬가지로 지압을 한다.

대장수(大腸俞)

위의 기능을 촉진시키고 배에서 이상한 소리가 나는 불쾌감을 완화시킬 수 있다.

[위치] 좌우 골반의 상단을 연결한 높이에 있는 요추(제4요추)를 사이에 둔 양쪽 부분.

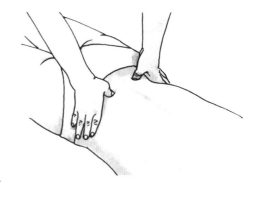

[치료] 시술자는 엎드려 있는 환자의 허리에 양 손바닥을 대고 허리를 감싸듯이 좌우의 경혈을 엄지손가락으로 약간의 힘을 가해서 누른다. 이 자극이 위의 기능을 높이고 변비나 배에서 이상한 소리가 나는 불쾌감을 완화시킬 수 있다.

삼음교(三陰交)

냉증 때문에 생기는 여성 특유의 하복부가 당기는 증상에 효과가 있다.

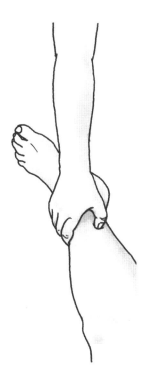

[위치] 다리 안쪽의 복사뼈에서 손가락 3마디만큼의 윗부분.

[치료] 환자는 바로 누운 자세로 가볍게 다리를 벌린다. 시술자는 환자의 경혈 위치에 엄지손가락을 대고 환자의 정강이를 손바닥으로 감싸듯이 하고 엄지손가락에 힘을 가해서 지압을 한다. 냉증 때문에 생기는 여성 특유의 하복부가 당기는 증상 등에 매우 효과가 있으며 이 경혈에 뜸을 뜨는 것도 좋다.

명치가 아픈 증상 · 트림

[증상] 명치가 아픈 것은 명치에서 가슴에 걸쳐서 매우 고통스러울 정도의 통증이 나타나거나 위가 체한 듯한 불쾌감이 있는 증상이다. 평소에도 위의 상태가 나쁜, 흔히 말하는 위의 소화력이 약해지는 증상(위약)이 있는 사람에게서 잘 나타난다.

한편 트림은 위에 고인 여분의 공기를 토해내는 생리적인 현상이다. 많이 먹었을 때에 자주 나타나지만 위의 상태가 나쁜 경우나 명치 끝이 쓰리고 아픈 증상과 함께 일어나기 일쑤이다.

[치료 포인트] 지압요법으로 몸의 상태를 조절하고 위의 기능을 활발하게 하여 명치 끝이 아프거나 트림이 생기는 것을 방지할 수 있게 된다. 또 위가 허약한 체질의 개선에는 뜸도 효과적이다.

이 지압요법은 먼저 복부 전체를 가볍게 만져서 긴장을 풀어준다. 그리고 나서 복부의 거궐, 천추 등의 각 경혈을 가볍게 어루만지듯이 누른다. 소화기계의 기능을 높이는 데는 담수(膽兪), 위수(胃兪) 등 등의 각 경혈도 함께 지압을 해야 한다. 또 족삼리와 양구의 지압도 매우 효과적이다. 트림을 진정시키는 데는 목의 천돌이나 기사 등을 지압하면 효과가 좋다.

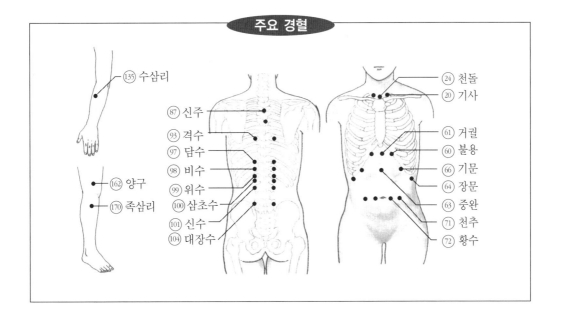

- ⑬⑤ 수삼리
- ⑧⑦ 신주
- ⑨③ 격수
- ⑨⑦ 담수
- ⑨⑧ 비수
- ⑨⑨ 위수
- ⑩⑩ 삼초수
- ⑩① 신수
- ⑩④ 대장수
- ⑯② 양구
- ⑰⑩ 족삼리
- ㉔ 천돌
- ⑳ 기사
- ⑥① 거궐
- ⑥⑩ 불용
- ⑥⑥ 기문
- ⑥④ 장문
- ⑥③ 중완
- ⑦① 천추
- ⑦② 황수

● 치료 방법

기사(氣舍) 큰 트림으로 위 속의 가스를 배출하여 트림이 나오지 않도록 한다.

[위치] 목 앞의 중심선의 양옆으로 흉골의 상단, 쇄골이 시작되는 상단에 있는 오목하게 들어간 부분.

[치료] 집게손가락 끝으로 양쪽의 경혈을 동시에 힘을 너무 가하지 않도록 주의하면서 지압을 한다. 환자는 배에 힘을 빼고 편안한 자세를 취한다. 그 다음에는 천돌도 지압하면 위에 모여 있던 가스가 몇 번 정도 큰 트림으로 배출되고 나서 진정된다.

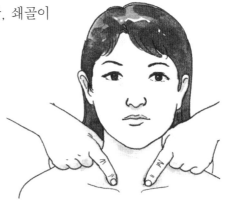

거궐(巨闕) 위의 모든 증상에 효과가 있고 명치의 불쾌감도 제거한다.

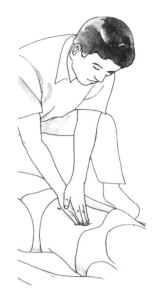

[위치] 복부의 명치 한가운데 부분.

[치료] 시술자는 바로 누워 있는 환자의 가슴 한가운데에 양손을 겹쳐서 놓고 지압을 한다. 가운뎃손가락 끝으로 가슴 깊숙이 지압을 하는 것이 요령이다. 이 경혈은 명치의 불쾌감을 비롯하여 위에 생기는 모든 증상에 효과가 있다. 만성적으로 명치 끝이 아픈 증상에는 뜸을 뜨는 것도 매우 효과적이다.

천추(天樞) 복근의 기능을 높이고 위가 약한 체질의 개선에 효과가 있다.

[위치] 배꼽의 양옆에서 손가락 2마디만큼 떨어진 부분.

[치료] 환자를 바로 눕게 하고 양손의 집게손가락과 가운뎃손가락, 약손가락을 가지런히 놓고, 좌우의 경혈을 동시에 복부의 지방이 가볍게 들어갈 정도로 지압을 한다. 복부의 마사지와 병행하면 복근의 기능을 높이고, 만성적으로 위가 약한 체질의 개선에도 도움이 된다.

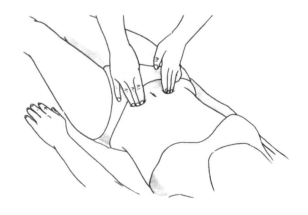

담수(膽兪) 등의 긴장을 완화시키고 위가 약한 기능을 조절한다.

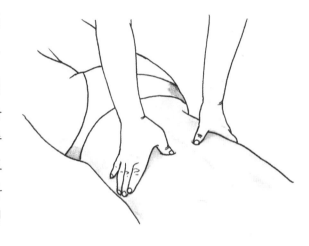

[**위치**] 등의 상하 한가운데 정도, 척추(제10흉추)를 사이에 둔 양쪽 부분.

[**치료**] 환자의 등에 양 손바닥을 대고 엄지손가락으로 좌우의 경혈을 동시에 누른다. 등의 긴장을 풀어주고 위가 약한 기능을 조절하는 데 효과적이다. 위수와 비수 등도 지압하고 등줄기를 따라서 마사지를 병행하면 더욱 효과가 좋다.

수삼리(手三里) 강하게 주무르듯이 누르는 것을 지속하면 위의 불쾌한 증상이 완화된다.

[**위치**] 팔 안쪽의 엄지손가락쪽으로, 팔꿈치가 구부러진 곳에서부터 손끝 방향으로 손가락 2마디만큼 내려간 곳.

[**치료**] 엄지손가락의 끝을 환자의 경혈점 부분에 대고 피부 깊숙이 들어가도록 약간의 힘을 가해서 누른다. 위의 불쾌한 증상을 완화시키는 데는 이 경혈을 계속 주무르는 것만으로도 꽤 효과를 볼 수 있다.

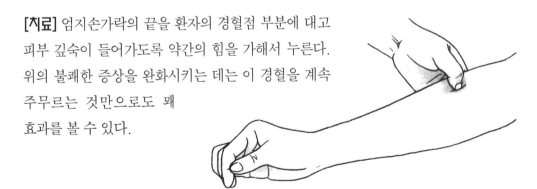

족삼리(足三里) 위가 체한 것같이 매우 고통스러운 통증을
완화시키는 데 효과적이다.

[위치] 종아리의 바깥쪽으로, 무릎 아래에서 대략 손가락 3마디만큼 내려간 곳.

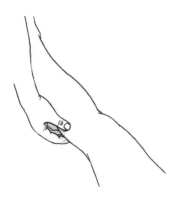

[치료] 환자를 바로 눕게 한 자세로 시술자가 좌우의 다리를 각각 지압한다. 환자가 혼자서 지압을 할 경우에는 의자에 걸터앉아서 이 경혈을 지압하는 것이 좋다. 이 경혈을 주무르듯이 누르면 위가 체한 듯하거나 그에 따른 매우 고통스러운 통증을 완화시킬 수 있다.

칼럼 소화불량일 때

위가 약한 것을 비롯하여 소화기계의 기능이 쇠약해지면 먹은 음식을 몸에 잘 흡수할 수 없다. 따라서 개인차는 있지만 매우 야위었거나 설사를 하거나 하는 일들이 자주 일어난다. 이런 증상을 방지하는 데는 규칙적이고 올바른 식생활과 적당한 운동이 매우 중요하다.

특히 등의 담수, 비수, 위수, 복부의 천추, 족삼리 등을 평소에도 자주 지압을 하거나 뜸을 뜨면 소화기계의 기능이 높아지고 소화불량을 일으키지 않는 체질로의 개선에 효과가 있다. 스트레스가 원인으로 일어나는 소화불량일 경우에는 등의 신주의 지압도 추가하면 좋다.

복통 · 위경련

[증상] 복통은 복부뿐만 아니라 심신의 여러 가지 증상이 원인이 되어 일어난다. 위경련은 명치에서 배 옆, 배꼽의 윗부분이 갑자기 아프기 때문에 몇 분에서 몇 시간씩 계속되므로 몸을 웅크리지 않을 수 없을 정도가 된다. 심할 경우에는 식은땀이나 구토를 동반하는 경우도 있다.

그러나 복통의 원인은 그다지 단순하지는 않다. 심한 통증에는 일각을 다투는 무서운 병에 걸렸을 경우도 있기 때문에 바로 의사의 진단을 받도록 한다.

[치료 포인트] 만성 위장병이나 스트레스, 신경증 등에 의한 복통, 위경련의 통증에는 지압요법이 효과적이다. 특히 등의 격수에서 위수까지, 복부의 불용, 중완 등의 지압은 중요하다.

단 너무 심한 통증일 경우에는 무리하게 복부를 지압하지 말고 등이나 수삼리, 족삼리 등의 경혈을 지압하여 통증을 완화시키도록 한다.

다리의 양구는 위경련에 효과가 있으며, 손의 합곡도 통증을 완화시키는 데는 매우 효과적이다.

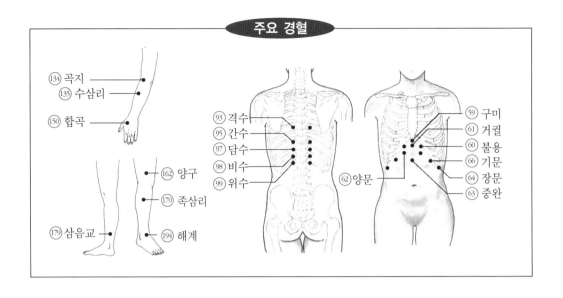

⑬⁴ 곡지
⑬⁵ 수삼리
⑮⁰ 합곡

⑯² 양구
⑰⁰ 족삼리
⑰⁹ 삼음교
⑲⁴ 해계

⑼³ 격수
⑼⁵ 간수
⑼⁷ 담수
⑼⁸ 비수
⑼⁹ 위수

⑹² 양문

⑸⁹ 구미
⑹¹ 거궐
⑹⁰ 불용
⑹⁶ 기문
⑹⁴ 장문
⑹³ 중완

● 치료 방법

불용(不容) 복부 윗부분의 통증과 위가 쑤시는 통증에 매우 효과적이다.

[위치] 8번째의 늑골 앞쪽으로, 명치의 양쪽 부분.

[치료] 시술자는 바로 누운 환자의 경혈점 위치에 양손의 엄지손가락을 대고, 환자의 배 옆부분을 잡듯이 하여 지압을 한다. 복통이나 위의 모든 증상을 완화시키는 효과가 있고, 특히 복부 윗부분의 통증과 위가 쑤시는 통증에 매우 효과적이다.

위수(胃兪) 등의 긴장을 풀고 위의 통증을 완화시킨다.

[위치] 등 중앙에서 약간 아래로, 척추(제12 흉추)를 사이에 둔 양쪽 부분.

[치료] 시술자는 엎드려 있는 환자의 등에 양 손바닥을 대고 엄지손가락으로 좌우의 경혈을 동시에 약간의 힘을 가해서 누른다. 이렇게 지압을 함으로써 등의 긴장을 풀고 복통, 특히 위의 통증을 진정시킬 수 있다. 또 위수 바로 위에 있는 비수도 마찬가지로 지압을 하면 매우 효과적이다.

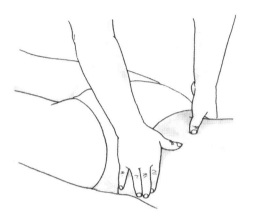

수삼리(手三里) 세게 주무르듯이 누르는 것을 지속하면 위의 불쾌한 증상을 완화시킬 수 있다.

[위치] 팔 안쪽의 엄지손가락쪽으로, 팔 꿈치가 구부러진 곳에서 손끝 방향으로 손가락 2마디만큼 내려간 부분.

[치료] 시술자의 엄지손가락 끝이 환자의 경혈에 깊숙이 파고들어 가도록 약간의 힘을 가해서 누른다. 위의 불쾌한 증상을 완화시키는 데 이 경혈을 계속 누르는 것만으로도 효과를 볼 수 있다.

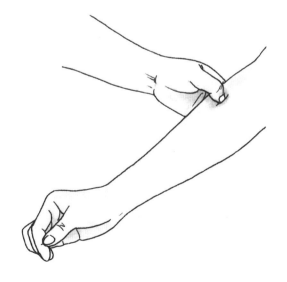

양구(梁丘) 위경련에 매우 효과적인 경혈로 계속 누르면 통증을 진정시킨다.

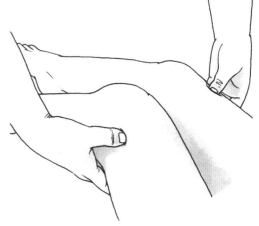

[위치] 슬개골의 바깥쪽에서 손가락 2마디만큼의 윗부분.

[치료] 위경련에 매우 효과가 있는 경혈이다. 위경련이 발작할 경우나 매우 심한 통증의 복통이 일어날 경우에 엄지손가락으로 세게 천천히 시간을 들여서 이 경혈을 계속 지압하면 통증을 진정시킨다.

중완(中脘) 위경련의 발작시에는 환자의 호흡에 맞춘 지압으로 증상을 완화시킨다.

[위치] 복부의 중심선상으로, 명치와 배꼽의 중간 부분.

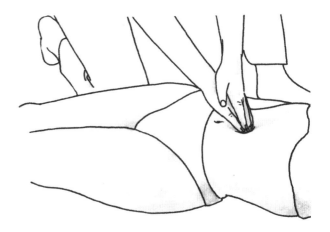

[치료] 시술자는 바로 누운 환자의 복부에 양손을 겹쳐서 놓고 가운뎃손가락의 끝으로 지압을 한다. 위경련의 발작시에는 환자가 호흡을 하는 것에 맞춰서 천천히 힘을 가하는 것이 요령이다. 복부 마사지와 병행하면 소화기능을 조절한다.

족삼리(足三里)   소화기관에 관한 증상에 효과가 있는 경혈로서
복부의 심한 통증을 완화시킬 수 있다.

[위치] 종아리의 바깥쪽으로, 무릎 아래로
대략 손가락 3마디만큼 내려간 부분.

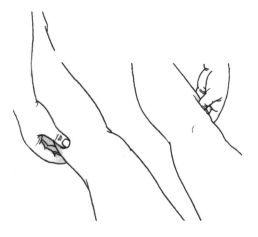

[치료] 환자는 바로 누운 자세로 시술자가
좌우의 다리 경혈을 각각 지압한다. 환자가
혼자서 지압을 할 경우에는 의자에 앉아서
하면 좋다. 소화기관에 관한 증상에 효과가
있는 경혈로 주무르듯이 누르면 복부의 심
한 통증을 완화시킨다.

만성위염

[증상] 식사 후에 위가 체한 듯하거나 가벼운 통증을 느끼고, 배가 당기는 느낌, 구역질, 변비, 식욕부진 등 만성위염의 증상은 여러 가지이다. 이러한 증상이 오래되면 전신이 나른해지거나 허탈감, 어깨 결림, 체력 약화, 빈혈 등의 증상이 동반되어 나타나기도 한다.

[치료 포인트] 위의 상태가 나쁘면 등이 결려서 매우 심한 통증을 느끼기 때문에 치료는 등의 뻐근함을 푸는 것부터 시작한다. 먼저 환자를 엎드리게 하고 격수, 간수, 비수, 위수를 주무르듯이 지압을 한다. 다음에는 이들 경혈을 따라서 등을 어루만지면 보다 효과적이다.

이번에는 환자를 똑바로 눕게 하고 거궐, 중완, 천추, 곡골을 지압한다. 지압의 강도는 환자가 기분이 좋아졌다라고 느낄 정도까지 멈추지 않고 지속적으로 하는 것이 요령이다. 이후에는 배꼽 주변에 큰 원을 그리듯이 마사지를 하여 복부의 혈액순환을 조절한다. 그리고 마지막으로 손의 합곡, 내관, 족삼리 등도 지압을 한다.

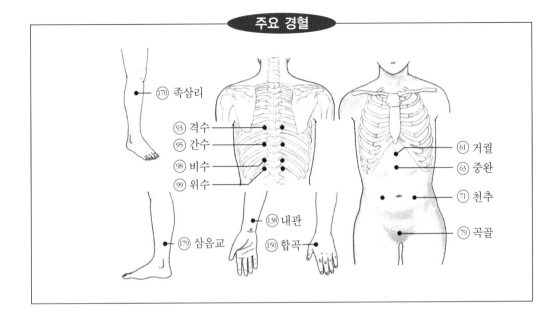

⑰ 족삼리

㉞ 격수
㉟ 간수
㉧ 비수
㉨ 위수

⑥ 거궐
⑥ 중완

㉑ 천추

⑭ 내관
⑩ 합곡

⑰ 삼음교

⑲ 곡골

● 치료 방법

거궐(巨闕) 위의 모든 증상에 효과가 있는 경혈이며, 만성적으로 명치가
아픈 증상은 뜸을 뜨는 것이 효과적이다.

[위치] 명치의 한가운데 부분.

[치료] 시술자는 똑바로 누운 환자의 배 한가운데에
양손을 겹쳐서 놓고 지압을 한다. 가운뎃손가락의
끝으로 환자의 가슴속 깊숙이 들어가도록 누르는 것
이 요령이다. 이 요령은 명치의 불쾌감을 비롯하여
위의 모든 증상에 효과가 있다. 만성적으로 명치가
아픈 증상에는 뜸을 뜨는 것이 효과적이다.

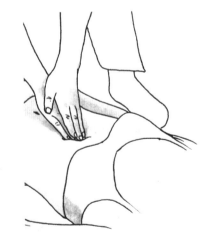

중완(中脘) 복부의 마사지와 병행하여 소화기능을 조절한다.

[위치] 복부의 중심선상에서 명치와 배꼽의 중간 부분.

[치료] 시술자는 바로 누운 환자의 복부에 양손을 겹쳐서 놓고 가운뎃손가락으로 지압을 한다. 위에 통증이 있을 때는 환자가 숨을 내쉬는 것과 맞춰서 천천히 힘을 가한다. 복부 마사지와 병행하면 소화기능을 조절한다.

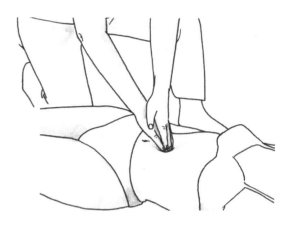

곡골(曲骨) 명치에서 이 경혈의 위치까지 마사지를 하여 소화기능을 조절한다.

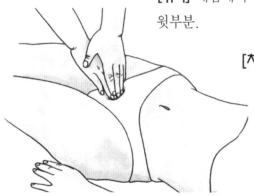

[위치] 배꼽에서 똑바로 내려간 곳으로, 치골(恥骨)의 약간 윗부분.

[치료] 배가 당기는 것을 진정시키는 경혈이다. 시술자는 환자의 하복부에 양손을 겹쳐서 놓고 지압을 한다. 명치의 거궐에서 이 경혈의 위치까지 정성껏 마사지를 하면 소화기능을 조절하는 데 효과가 있다.

천추(天樞)　복근의 기능을 높여서 만성적으로 위의
상태가 나쁜 것을 개선하게 된다.

[위치] 배꼽의 양옆으로, 손가락 2마디만큼 떨어진 곳.

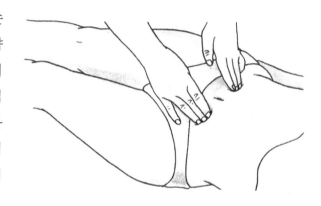

[치료] 환자를 바로 눕게 하고 양손
의 집게손가락과 가운뎃손가락, 약
손가락을 가지런하게 놓고 좌우의
경혈을 동시에 복부의 지방이 가볍
게 들어갈 정도로 지압을 한다. 복
부의 마사지와 병행하면 복근의 기
능을 높여서 만성적으로 위의 상태
가 나쁜 것을 개선하게 된다.

내관(內關)　명치의 통증을 완화시키고 위장의 상태를
조절한다.

[위치] 팔 안쪽 손목의 중심선상으로 손목의 구
부러진 부분에서 손가락 2마디만큼 올라간 곳.

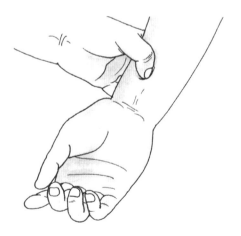

[치료] 시술자는 엄지손가락을 직각으로 세워
서 경혈점에 대고 그 외의 손가락 전부는 환자
의 손목을 지탱하면서 약간 세게 누른다. 명치
의 통증을 완화시키고 위장의 상태를 조절하는
효과가 있다.

족삼리(足三里)　주무르듯이 누르면 심한 위의 통증을
완화시킨다.

[위치] 종아리의 바깥쪽으로, 무릎 아래로 대략 손가락 3마디만큼 내려간 곳.

[치료] 시술자는 바로 누워 있는 환자의 좌우 경혈을 주무르듯이
누른다. 환자가 혼자서 의자에 걸터앉아서 지압을 해도 좋
다. 소화기관에 나타나는 증상에 효과가 있고, 매우
심한 위의 통증을 완화시킨다. 이 경혈점에
뜸을 뜨는 것도 효과적이다.

위수(胃兪)　등의 긴장을 풀고 위의 통증과 고통을
완화시킨다.

[위치] 등의 중앙보다도 약간 아래로, 척
추(제12흉추)를 사이에 둔 양쪽 부분.

[치료] 시술자는 엎드려 있는 환자의 등에
양 손바닥을 대고 엄지손가락으로 좌우의
경혈을 동시에 약간의 힘을 가해서 누른
다. 이 자극이 등의 긴장을 풀어주고 위의
통증과 고통을 진정시켜준다.

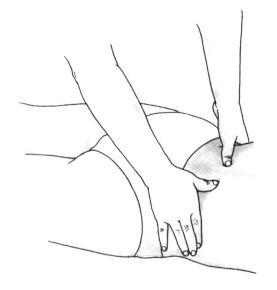

위 · 십이지장궤양

[증상] 위 · 십이지장궤양의 증상으로는 명치 주변이 쓰리고 찌르는 듯이 욱신거리는 통증이 있고 공복시에는 특히 심하게 느껴진다. 식후에도 명치가 아프거나 시큼한 맛이 느껴지는 트림이 나오는 경우가 있고 또 심하게 되면 피를 토하거나(吐血), 피가 섞인 변(血便)이 나오는 경우도 있다. 정신적인 스트레스가 원인으로 악화되는 예도 많이 볼 수 있는 병이다.

[치료 포인트] 궤양 그 자체의 치료는 전문의의 처치를 받는 것이 좋으며, 지압요법으로는 궤양에 동반되는 증상을 완화시키거나 심신을 편안하게 쉴 수 있도록 촉구하는 것을 목적으로 한다.

먼저 위의 기능을 조절하기 위해서 격수, 황수 등 소화기계의 기능 촉진에 유효한 등과 복부의 각 경혈을 지압한다. 족삼리, 양릉천, 삼음교, 여태, 손의 내관 등도 위장의 상태를 조절한다.

통증을 완화시키는 데는 손의 합곡, 전신을 편안하게 하는 데는 허리의 신수가 효과적이며 허리를 지압할 때는 옆으로 밀듯이 한다.

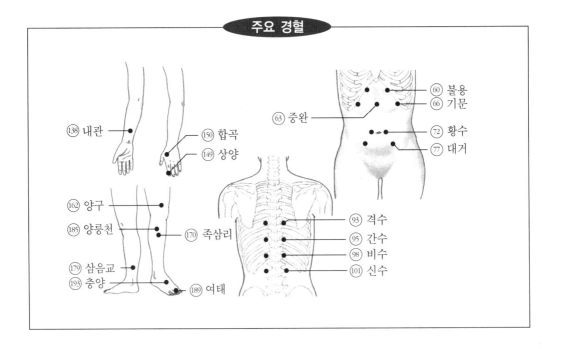

⑬⑧ 내관
⑮⑩ 합곡
⑭⑨ 상양
⑯② 양구
⑱⑤ 양릉천
⑰⑩ 족삼리
⑰⑨ 삼음교
⑲③ 충양
⑱⑨ 여태

⑥⑩ 불용
⑥⑥ 기문
⑥③ 중완
⑦② 황수
⑦⑦ 대거
⑨③ 격수
⑨⑤ 간수
⑨⑧ 비수
⑩① 신수

🔘 치료 방법

황수(肓兪)　복부의 마사지와 병행하여 소화기계의 기능을 높인다.

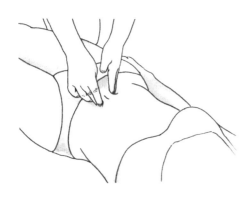

[위치] 배꼽의 양옆으로, 배꼽에서 손가락 1마디만큼 바깥쪽 부분.

[치료] 시술자는 환자를 바로 눕게 하고 양손의 가운뎃손가락으로 좌우의 경혈을 동시에 누른다. 명치에서 배꼽까지와 배꼽 주변의 각 경혈도 마찬가지로 지압하고, 부드럽게 마사지하면 서서히 소화기계의 기능을 높인다.

여태(厲兌) 명치가 매우 아프거나 역겨운 느낌을 완화시키는 데 효과가 있는 경혈이다.

[위치] 2번째 발가락(엄지발가락 다음) 발톱의 가장자리.

[치료] 양쪽 발가락의 발톱부분을 잡고 주무르면서 누른다. 이 경혈은 위의 증상에 효과가 있고, 명치가 매우 아픈 경우나 역겨운 느낌을 완화시킬 수 있다. 위액의 분비가 과다한 경우를 진정시키는 데도 효과적이다.

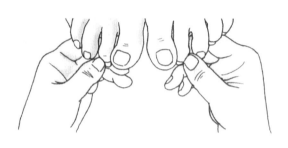

격수(膈兪) 궤양의 원인이 되는 위액의 여분 분비를 조절한다.

[위치] 어깨뼈의 아랫부분 안쪽으로 척추(제7흉추)를 사이에 둔 양쪽 부분.

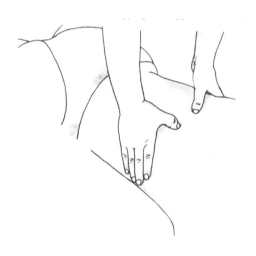

[치료] 환자의 등에 손을 대고 좌우의 경혈을 엄지손가락 끝의 볼록한 부분으로 작은 원을 그리면서 누른다. 이 경혈은 위액의 분비를 조절하는 효과가 있다. 대장수까지의 각 경혈도 위에서부터 차례대로 똑같이 지압을 하면 소화기능이 촉진된다. 또 이 경혈은 당뇨에도 효과가 있다.

위하수 · 위아토니(위무력증)

[증상] 정상적인 상태보다도 위가 아래로 내려가 있고, 골반 주변까지 내려가 있는 것을 위하수(胃下垂)라고 말한다. 체질적인 것이므로 건강한 사람에게서도 이러한 증상이 나타날 수 있지만, 이것이 원인으로 인하여 식후에 위가 체한 듯하거나 변비를 일으키거나 하는 경우도 있다.

한편 위아토니는 위하수의 증상에다가 위의 근력이 저하되어 위의 기능이 나빠진 상태를 말한다.

[치료 포인트] 위하수도 위아토니도 위의 상태가 나쁘기 때문에 그 기능까지 악화되어 버린 병이므로, 제일 먼저 위의 기능을 높이는 것이 매우 중요하다.

따라서 등의 위수, 비수, 복부의 거궐, 불용, 팔의 곡지 등을 자극하면 소화기계의 기능이 높아지고 위의 운동이 촉진되어 위액의 분비도 활발하게 된다. 지압뿐만 아니라 뜸을 뜨는 것도 매우 효과적이다.

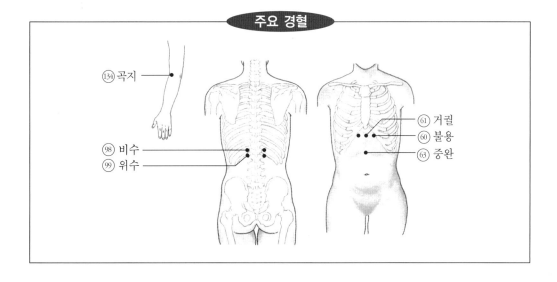

⑭ 곡지

⑥ 거궐
⑥ 불용
⑥ 중완

⑨ 비수
⑨ 위수

● 치료 방법

위수(胃兪)　위의 기능과 위액의 분비를 촉진하고 소화기능을
활발하게 한다.

[위치] 등의 중앙에서 약간 아래로, 척추(제12흉추)를 사이에 둔 양쪽 부분.

[치료] 시술자는 엎드려 있는 환자의 등에 양 손
바닥을 대고 엄지손가락으로 좌우의 경혈을 동시
에 약간의 힘을 가해서 누른다. 이렇게 지압을 하
면 위장의 기능이 높아지고 위액의 분비를 촉진
하여 소화기능이 활발하게 된다. 바로 위에 있는
비수도 마찬가지로 지압을 하면 좋다.

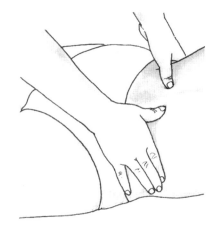

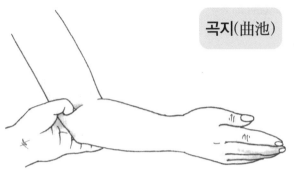

곡지(曲池)

대장을 비롯하여 소화기계 전반의 상태를 조절하고 둔해진 위의 기능을 돕는다.

[위치] 팔꿈치의 구부러진 부분으로 엄지손가락쪽 방향에 오목하게 들어간 부분.

[치료] 팔꿈치를 꽉 잡듯이 하여 경혈의 위치에 엄지손가락을 댄다. 누를 때는 시술자의 엄지손가락 관절을 구부리고 힘을 가해서 누른다. 이 경혈은 주로 대장의 기능을 높이고 소화기계 전반의 상태를 조절하기 때문에 위의 기능이 둔해졌을 때도 효과를 발휘한다.

불용(不容)

위가 체한 듯한 통증과 명치가 아픈 증상에 매우 효과가 있으며, 위의 증상을 치료하는 데 매우 중요한 경혈이다.

[위치] 8번째의 늑골 앞쪽으로, 명치의 양쪽 부분.

[치료] 시술자는 똑바로 누운 환자의 경혈 위치에 양손의 엄지손가락을 대고 환자의 배 옆을 잡듯이 하면서 지압을 한다. 이 경혈점은 위의 모든 증상을 완화시키는 매우 중요한 곳이다. 특히 위가 체한 듯하거나 쑤시는 통증과 명치가 아픈 증상 등에 매우 효과가 있다.

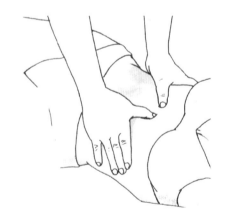

만성장염

[증상] 항상 배에서 이상한 소리가 나거나 설사를 자주 하는 병이 만성장염이다. 배에서 소리가 나서 바로 화장실로 달려가면 묽은 대변이 나오는 것은 소장염이다. 반대로 바로 화장실에 가도 변이 나오지 않고 소위 말하는 무지근한 변일 경우에는 대장염이라고 생각할 수 있다.

[치료 포인트] 장의 기능을 조절하기 위해서는 허리의 대장수와 소장수를 빠트리지 말고 지압을 해야 한다. 천천히 순서대로 양쪽의 경혈을 주무르듯이 누른다.

또 장의 기능을 비롯하여 소화기계 전반에 관한 상태를 조절하려면 복부의 천추, 대거, 관원 등을 지압하는 것과 동시에 배꼽 주변에 원을 그리듯이 마사지를 한다.

그 외에도 소화기계의 기능 촉진과 설사를 동반하는 손발의 냉증에는 수삼리, 족삼리, 삼음교 등의 지압이 효과적이다.

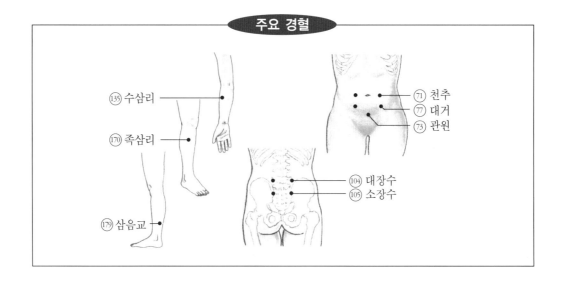

주요 경혈

⑬⑤ 수삼리

⑰⓪ 족삼리

⑰⑨ 삼음교

⑦① 천추
⑦⑦ 대거
⑦③ 관원

⑩④ 대장수
⑩⑤ 소장수

🔵 치료 방법

대장수(大腸兪) 　장의 기능을 촉진하는 주요 경혈로 아랫배의
불쾌한 증상을 완화시킨다.

[위치] 좌우의 골반 상단을 연결한 높이에 있는
요추(제4요추)를 사이에 둔 양쪽 부분.

[치료] 시술자는 엎드려 있는 환자의 허리에 양
손바닥을 대고 허리를 감싸듯이 하여 좌우의
경혈을 엄지손가락으로 약간의 힘을 가해서 누
른다. 장의 기능을 좋게 하는 매우 중요한 경혈
로, 배에서 이상한 소리가 나는 등 아랫배 부분
의 여러 가지 불쾌감을 완화시킨다.

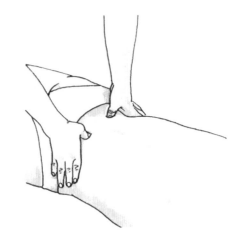

소장수(小腸兪) 장의 기능을 촉진하고 배에서 이상한 소리가 나거나 불쾌한 느낌을 완화시킨다.

[위치] 엉덩이의 편평한 뼈(仙骨)의 가장 위에 오목하게 들어간 부분에서 손가락 1마디만큼 바깥쪽 부분.

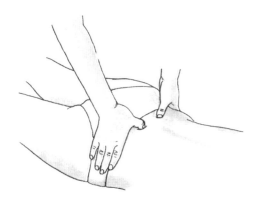

[치료] 시술자는 엎드려 있는 환자의 허리에 양 손바닥을 대고 엉덩이를 감싸듯이 하여 좌우의 경혈을 엄지손가락으로 약간의 힘을 가해서 누른다. 대장수와 함께 장의 기능을 좋게 하는 매우 중요한 경혈로서, 지압을 한 후에는 등에서 허리 전체에 걸쳐서 마사지를 병행하면 더욱 좋다.

관원(關元) 복부 마사지와 함께 만성적으로 장의 기능이 나쁜 상태를 효과적으로 치료해 준다.

[위치] 몸의 중심선상으로, 배꼽에서 손가락 3마디만큼 아랫부분.

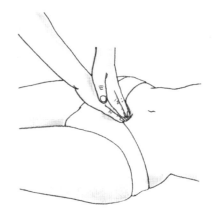

[치료] 시술자는 바로 누운 환자의 아랫배에 양 손가락 끝을 가지런히 겹쳐서 놓고, 복부의 지방이 가볍게 들어갈 정도로 지압을 한다. 이 지압과 함께 배꼽 주변을 부드럽게 마사지하면 만성적으로 장의 기능이 나쁜 상태를 효과적으로 치료해 준다.

과민성장증후군

[증상] 과민성장증후군은 배가 부풀어오르거나 이상한 소리가 나며, 설사와 변비를 교대로 반복하거나 때로는 복통이 있는 등의 증상으로 전신의 나른함과 쉬 피로한 증상을 동반하기도 한다.

장의 염증은 신경성 기능 이상이라고도 말하며, 정신적인 스트레스 등이 원인으로 일어나는 경우가 많다.

[치료 포인트] 우선 전신의 긴장을 풀기 위해서 등의 심수에서 허리의 신수, 대장수까지를 지압하고 계속해서 척추를 따라서 등에서 허리까지 마사지한다. 정신적인 스트레스가 원인일 때 머리가 무거운 증상을 동반하는 경우가 많은데 그 경우에는 천주와 대추를 잘 문질러서 풀면 효과가 있다.

천추, 대거 등 복부의 각 경혈은 소화기계 전반에 관한 기능을 촉진시키고 손의 합곡은 대장, 족삼리와 삼릉교는 위장의 상태를 조절한다. 배가 당기는 증상을 푸는 데는 부류, 또 체력 증강에는 태계를 지압하면 매우 효과적이다.

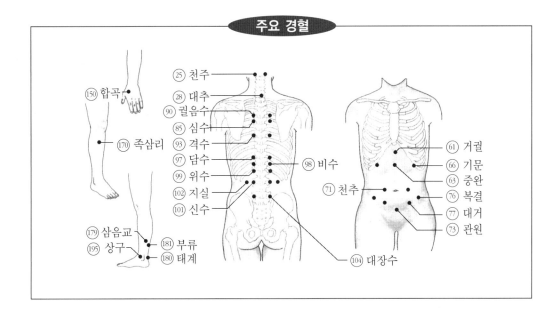

⑮ 합곡

⑰ 족삼리

㉕ 천주
㉘ 대추
⑨ 궐음수
⑧ 심수
㉙ 격수
⑨ 담수
⑨ 위수
⑩ 지실
⑩ 신수

⑨ 비수

⑰ 삼음교
⑲ 상구
⑱ 부류
⑱ 태계

⑥ 거궐
⑥ 기문
⑥ 중완
⑦ 천추
⑦ 복결
⑦ 대거
⑦ 관원

⑩ 대장수

🔵 치료 방법

신수(腎兪) 신수를 지압하여 몸의 긴장을 풀고 나서 허리의 각 경혈을
지압하면 효과가 높아진다.

[위치] 가장 아래의 늑골 끝과 같은 높이로서 척추를 사이에 둔 양쪽 부분.

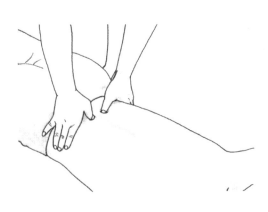

[치료] 시술자는 환자를 엎드리게 하고 양
손의 엄지손가락으로 경혈을 누른다. 등
에서 여기까지를 차례대로 지압하면 몸의
긴장을 풀 수 있다. 계속해서 대장수 등
장의 기능에 효과가 있는 허리의 각 경혈
을 지압하면 더욱 효과적이다.

천추(天樞) 복근의 기능을 높이고 소화기계의
상태를 조절한다.

[위치] 배꼽의 양옆으로 손가락 2마디만큼 떨어
진 부분.

[치료] 환자를 바로 눕게 하고 양손의 집게손가
락과 가운뎃손가락, 약손가락을 가지런하게 놓
고 복부의 지방이 가볍게 들어갈 정도로 누른
다. 복부의 마사지와 병행하여 복근의 기능을
높이고 소화기계의 상태를 조절한다.

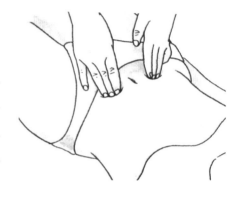

대거(大巨) 소화기계의 기능을 대부분 조절하는 경혈로서, 지압과 마사지를 함께
하는 것도 좋지만 뜸을 뜨는 것이 더욱 효과적이다.

[위치] 배꼽의 바깥쪽으로 손가락 2마디만큼 떨어진 곳에서 다시 손가락 2마디만큼 내
려간 부분.

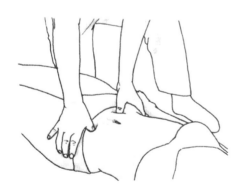

[치료] 시술자는 양손의 엄지손가락으로 환자
의 복부 지방이 가볍게 들어갈 정도로 누른
다. 마사지와 병행하여 소화기계의 기능을 조
절한다. 이 증상의 치료에는 지압과 마사지를
하는 것도 좋지만 특히 천추, 신수, 대거의 경
혈에 뜸을 뜨는 것도 매우 효과적이며 몇 주
간 계속해서 치료하는 것이 좋다.

만성간염

[증상] 간염이 가벼울 때에는 자각증상이 잘 나타나지 않는 경우가 대부분이고, 증상이 나타난다고 해도 나른함이나 쉬 피곤함, 배가 부풀어오르는 것, 또 그다지 식욕을 느끼지 못하는 것뿐이다. 그러나 악화되면 황달, 발열, 부종 등이 나타나고 간경변(肝硬變)으로 이행될 경우가 있기 때문에 전문의에게 치료를 받는 것이 매우 중요하다.

[치료 포인트] 동양의학에서는 「간신동원(肝腎同原)·간장과 신장의 근원은 같다」 「간담상조(肝膽相照)·간장과 담장은 서로 상조하다」라는 말에서도 알 수 있듯이 간장과 신장, 간장과 담낭의 기능이 얼마나 밀접한지를 강조하고 있다.

따라서 간장병의 치료에는 간장, 신장, 담낭의 기능과 관계가 깊은 간수, 신수, 담수 등을 중점적으로 치료한다.

배가 당기는 증상을 풀고 소화기계 전반의 기능을 높이는 데는 기문 등 복부의 각 경혈 지압과 마사지가 효과적이다. 또 손발의 각 경혈 중에 여구(蠡溝)와 태충(太衝)은 간장병 치료에 효과가 높고, 곡천(曲泉)은 나른함을 치료하는 데 효과적이다.

주요 경혈

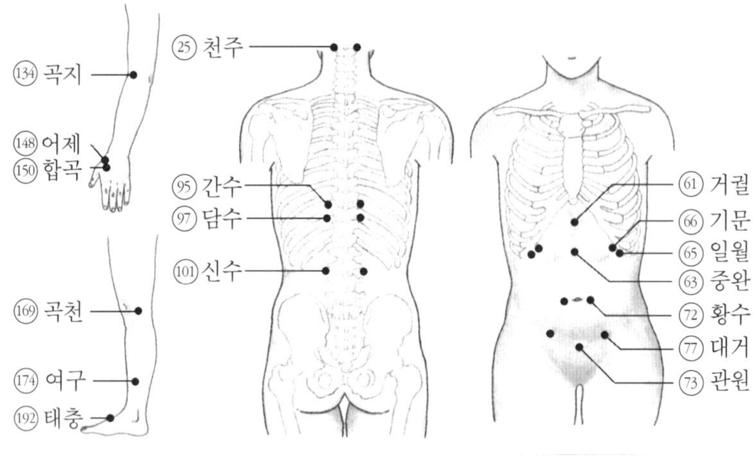

⑬④ 곡지
⑭⑧ 어제
⑮⓪ 합곡
⑯⑨ 곡천
⑰④ 여구
⑲② 태충
㉕ 천주
95 간수
97 담수
101 신수
61 거궐
66 기문
65 일월
63 중완
72 황수
77 대거
73 관원

치료 방법

간수(肝兪) 간 기능을 좋게 하는 주요 경혈로서 담수와 신수를 함께 지압하면 더욱 효과가 높아진다.

[위치] 등의 상하 한가운데로, 척추(제9흉추)를 사이에 둔 양쪽 부분.

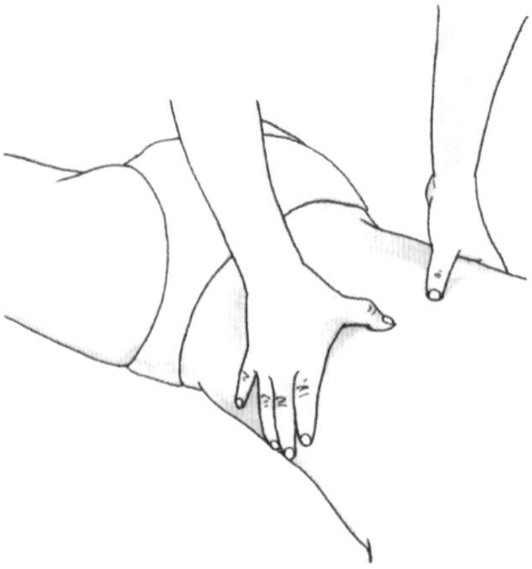

[치료] 시술자는 엎드려 있는 환자의 등에 양 손바닥을 대고 엄지손가락으로 지압을 한다. 처음에는 가볍게 누르고 점점 힘을 가해서 3~5초 정도 누르는 것이 요령이다. 이곳은 간 기능을 좋게 하는 주요 경혈이며, 바로 아래의 담수나 허리의 신수도 마찬가지로 지압을 하면 효과가 높아진다.

태충(太衝) 평소에도 자주 지압을 해두면 간장의 모든 증상에 효과가 있다.

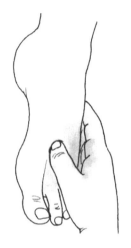

[위치] 발등 부분에서 높게 올라온 곳으로, 엄지발가락과 그 옆의 발가락 사이에 연결된 부분.

[치료] 동양의학에서는 간의 기능을 조절하는 에너지 통로의 원점인 경혈이라고 한다. 평소에도 엄지손가락으로 자주 지압을 해 주거나 뜸을 뜨면 간장병에 동반되는 모든 증상에 효과가 있다.

기문(期門) 배 윗부분이 당기거나 매우 심한 통증과 불쾌감을 완화시킨다.

[위치] 유두의 맨 아랫부분으로 제9늑골의 안쪽 부분.

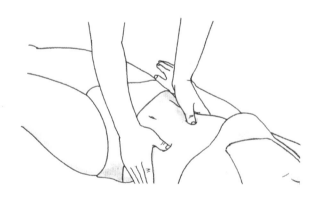

[치료] 환자를 바로 눕게 하고 양손의 엄지손가락으로 가볍게 늑골의 아래가 오목하게 들어갈 정도로 지압을 하면 배 윗부분이 당기거나 매우 심한 통증과 불쾌감을 완화시킨다. 명치의 거궐에서 일월, 대거 등의 방향으로 마사지를 하면 더욱 효과적이다.

담석증 · 담낭염

[증상] 담석증은 좌늑골하(左肋骨下) 또는 명치에 심한 통증이 생기기 때문에 가벼울 경우에는 위장병으로 착각하기 쉬운 병이다. 그러나 심해지면 발작적인 매우 심한 통증으로 구역질이나 구토, 식은땀, 발열 등을 동반하고 황달 증상이 나타나는 경우도 있다.

담석이 있으면 담낭염을 일으키기 쉽고, 반대로 담낭염일 경우에는 담석이 생기기 쉽다고 말할 수 있다.

[치료 포인트] 담석을 제거하는 것은 전문의와 상담하고 치료를 받을 필요가 있다. 그러나 지압요법으로는 통증 등의 증상을 경감시키는 데 도움이 된다. 우선 등의 담수, 간수를 지압하고 등의 긴장을 완화시킨다. 체력 증강에는 허리의 신수도 함께 지압하면 더욱 좋다.

복부의 기문, 일월은 담낭의 위치에 있는 중요한 경혈이다. 거궐, 천추, 대거는 배가 당기는 증상을 완화시키고, 통증이 심할 경우에는 다리의 구허, 양릉천, 삼음교, 수삼리, 내관을 자극하는 것이 효과적이다.

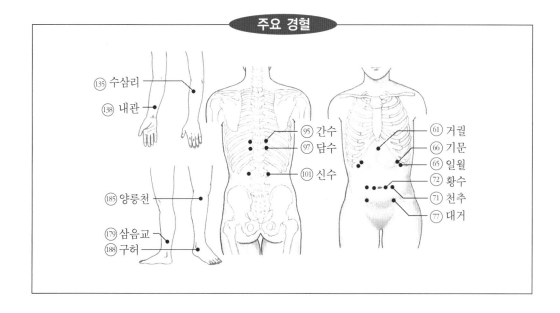

- ⑬⑤ 수삼리
- ⑬⑧ 내관
- ⑲⑤ 간수
- ⑨⑦ 담수
- ⑩① 신수
- ⑥① 거궐
- ⑥⑥ 기문
- ⑥⑤ 일월
- ⑦② 황수
- ⑦① 천추
- ⑦⑦ 대거
- ⑱⑤ 양릉천
- ⑰⑨ 삼음교
- ⑱⑧ 구허

치료 방법

담수(膽兪) 담낭의 기능을 좋게 하는 경혈로, 간수와 신수의 지압을 병행하면 더욱 효과가 높아진다.

[위치] 등의 상하 한가운데로, 척추(제10흉추)를 사이에 둔 양쪽 부분.

[치료] 시술자는 엎드려 있는 환자의 등에 양 손바닥을 대고 엄지손가락으로 지압을 한다. 처음에는 가볍게 지압을 하고 점점 힘을 가해서 3~5초 정도 누른다. 이 것은 담낭의 기능을 좋게 하는 경혈로, 바로 위의 간수 나 허리의 신수도 마찬가지로 지압을 하면 효과가 높 아진다.

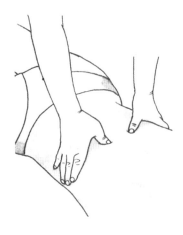

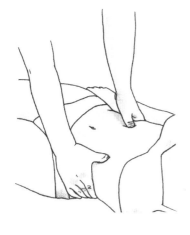

일월(日月)   담낭의 당기는 증상과 통증을 완화시키는 중요한
경혈로, 특히 오른쪽을 더욱 정성껏 치료한다.

[위치] 제9늑골의 안쪽에 있는 기문이라는 경혈의 바
로 아랫부분.

[치료] 환자를 바로 눕게 하고 양손의 엄지손가락으로
가볍게 늑골의 아래가 오목하게 들어갈 정도로 지압
을 한다. 일월과 기문은 담낭의 위치에 있는 중요한
경혈로, 특히 오른쪽을 더욱 정성껏 치료를 하는 것이
좋다. 명치의 거궐에서 이 경혈의 주변까지를 마사지
하면 더욱 효과적이다.

구허(丘墟)   담석증 발작시에 매우 중요한 특효 경혈로,
응급처치로서 통증을 완화시킬 수 있다.

[위치] 바깥쪽 복사뼈의 앞쪽 아래의 오목하게 들어
간 부분의 중앙.

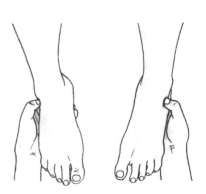

[치료] 담석증의 발작으로 복부가 아플 경우에 응급
처치로서 이 경혈을 엄지손가락으로 세게 누르면
통증을 완화시킨다. 평소에도 지압이나 뜸으로 자
극을 주면 담낭의 기능 조절에 매우 좋다.

만성설사

[증상] 변에 수분이 증가하여 묽게 나오는 것을 설사라고 한다. 만성설사의 대부분은 장의 기능 저하나 점막에 이상이 생기는 경우 외에 장의 운동이 너무 활발하기 때문에 장의 내용물이 너무 빠르게 통과해 버려서 장벽에서 수분이 잘 흡수되지 않기 때문에 일어나는 것이다. 또 정신적인 스트레스가 원인으로도 일어난다.

한편 급성설사는 심한 두통이나 발열, 구토 등을 동반하고, 심한 감염증이 원인일 경우에도 설사를 하기 때문에 전문의의 진단을 받아 볼 필요가 있다.

[치료 포인트] 먼저 목덜미의 대추와 등에서 허리의 대장수까지 각 경혈을 천천히 지압하여 소화기능을 조절한다. 중완, 대거 등 복부의 각 경혈은 너무 세게 지압을 하지 말고 어루만지듯이 해야 한다. 손발에도 곡지, 삼음교 등 소화기능을 높이는 경혈이 많기 때문에 정성껏 지압을 한다. 지압요법은 매일 지속적으로 치료하는 것이 매우 중요하며 뜸을 뜨는 것도 효과적이다.

장시간의 치료로 피곤할 경우에는 마지막으로 얼굴의 각 경혈을 손끝으로 누르고 주무르면 기분이 훨씬 상쾌해진다.

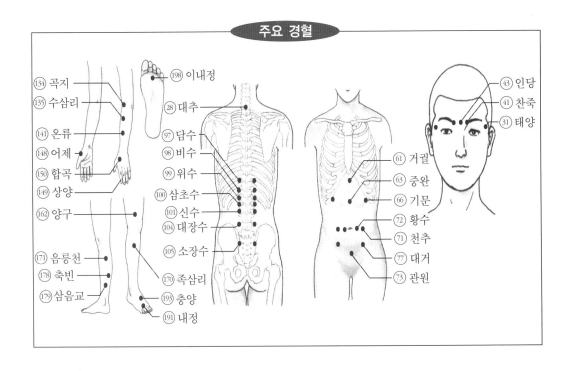

⑬⁴ 곡지
⑬⁵ 수삼리
⑭¹ 온류
⑭⁸ 어제
⑮⁰ 합곡
⑭⁹ 상양
⑯² 양구
⑰¹ 음릉천
⑰⁸ 축빈
⑰⁹ 삼음교

⑲⁸ 이내정
㉘ 대추
⑼⁷ 담수
⑼⁸ 비수
⑼⁹ 위수
⑽⁰ 삼초수
⑽¹ 신수
⑽⁴ 대장수
⑽⁵ 소장수
⑴⁷⁰ 족삼리
⑲³ 충양
⑲¹ 내정

㊶¹ 거궐
㊶³ 중완
㊶⁶ 기문
㊆² 황수
㊆¹ 천추
㊆⁷ 대거
㊆³ 관원

㊸³ 인당
㊶¹ 찬죽
㉛ 태양

● 치료 방법

대추(大椎) 알레르기 체질로 설사를 자주 하는 사람은
이 경혈 주변의 뻐근함을 풀어준다.

[위치] 목덜미의 중심, 경추(頸椎)의 가장 아랫부분.

[치료] 한 손으로 환자의 등을 지탱하면서 다른 한
손의 엄지손가락으로 경혈을 어루만지듯이 누른다.
알레르기 체질로 설사를 자주 하는 사람일 경우에
는 이 부분이 뻐근하기 때문에 잘 풀어주면 좋다.

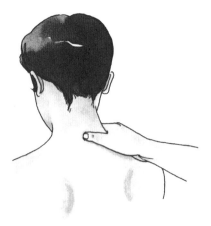

대장수(大腸兪) 소장수와 함께 장의 기능을 촉진하게 하는 주요 경혈이다.

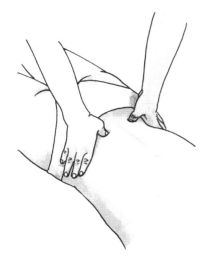

[위치] 좌우의 골반 상단을 연결한 높이에 있는 요추(제4요추)를 사이에 둔 양쪽 부분.

[치료] 시술자는 엎드려 있는 환자의 허리에 양 손바닥을 대고 환자의 호흡에 맞춰서 엄지손가락으로 지압을 한다. 소장수와 함께 장의 기능을 좋게 하는 주요 경혈로, 설사를 비롯하여 배에서 이상한 소리가 나는 등 장이 불쾌한 증상을 완화시켜 주는 효과가 있다.

중완(中脘) 마사지와 병행하면 소화기능을 조절한다.

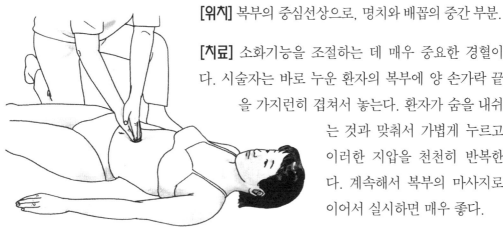

[위치] 복부의 중심선상으로, 명치와 배꼽의 중간 부분.

[치료] 소화기능을 조절하는 데 매우 중요한 경혈이다. 시술자는 바로 누운 환자의 복부에 양 손가락 끝을 가지런히 겹쳐서 놓는다. 환자가 숨을 내쉬는 것과 맞춰서 가볍게 누르고 이러한 지압을 천천히 반복한다. 계속해서 복부의 마사지로 이어서 실시하면 매우 좋다.

곡지(曲池) 대장의 기능을 조절하는 경혈로 세게 지압을
하는 것이 효과적이다.

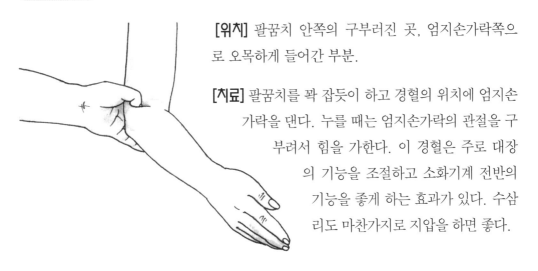

[위치] 팔꿈치 안쪽의 구부러진 곳, 엄지손가락쪽으
로 오목하게 들어간 부분.

[치료] 팔꿈치를 꽉 잡듯이 하고 경혈의 위치에 엄지손
가락을 댄다. 누를 때는 엄지손가락의 관절을 구
부려서 힘을 가한다. 이 경혈은 주로 대장
의 기능을 조절하고 소화기계 전반의
기능을 좋게 하는 효과가 있다. 수삼
리도 마찬가지로 지압을 하면 좋다.

대거(大巨) 복근의 기능을 높이고 만성적으로 소화기계의
상태가 나쁜 것을 개선할 수 있다.

[위치] 배꼽의 바깥쪽으로 손가락 2마디만큼 떨어진 곳에서 손가락 2마디만큼 내려간
부분.

[치료] 환자를 바로 눕게 하고 엄지
손가락으로 복부의 지방이 가볍게
들어갈 정도로 누르며, 너무 세게 지
압을 하는 것은 피한다. 복부의 마사
지와 병행하여 복근의 기능을 높이
고 만성적으로 소화기계의 상태가
나쁜 것을 개선할 수 있다.

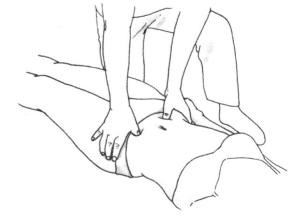

삼음교(三陰交) 몸이 차가운 증상을 완화시키고, 아랫배의 불쾌한 증상을 제거한다.

[**위치**] 발의 안쪽 복사뼈에서 손가락 3마디만큼 윗부분.

[**치료**] 시술자는 환자의 경혈점 위치에 엄지손가락을 대고 환자의 정강이를 손바닥으로 감싸듯이 하면서 엄지손가락에 힘을 준다. 몸이 차가우면 설사를 하기 쉬운데, 이 경혈을 자극하면 차가운 증상을 완화시키고 아랫배 부분의 불쾌한 증상을 제거해 준다. 족삼리 경혈의 지압도 함께 하면 더욱 효과적이다.

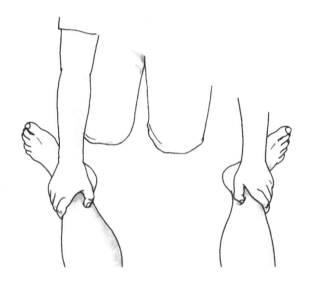

변비

[증상] 배변의 양이나 횟수가 정상적인 상태에 비해서 감소되는 것이 변비이다. 변비의 증상으로서는 배가 당기고 부풀어오르며, 아랫배 부분의 불쾌한 느낌이나 통증 등이 나타나는 것이다. 심할 경우에는 두통이나 전신의 권태감, 식욕부진, 마음의 초조함을 일으킨다. 변이 단단해져서 나오는 경우에는 항문에도 부담을 주게 된다.

이런 변비 중에는 만성적인 경우(상습성 변비)는 장의 기능 저하뿐만 아니라 정신적인 스트레스 등이 원인이 되어 일어나는 경우도 있다.

[치료 포인트] 환자는 바로 눕고 가능한 한 복근을 느슨하게 한 상태로 치료에 임해야 한다. 또 중완, 천추 등 복부의 각 경혈은 갑자기 지압하지 말고 배꼽 주변에 크게 원을 그리듯이 부드럽게 어루만져서 복근의 긴장을 풀어주고 나서 지압을 한다.

이어서 대장수, 소장수 등 등이나 허리의 각 경혈을 지압하고, 다음에 신문과 족삼리 등 손발의 각 경혈을 지압한다. 특히 만지기만 해도 걸리거나 통증을 느끼는 경혈은 정성껏 신중하게 지압을 해야 한다.

따라서 매일 끈기 있게 지속적으로 지압을 하는 것이 매우 중요하다.

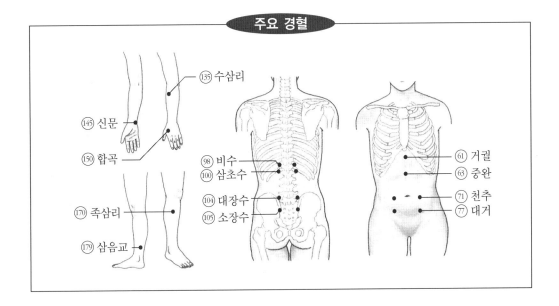

⑬⑤ 수삼리

⑭⑤ 신문

⑮⓪ 합곡

⑨⑧ 비수
⑩⓪ 삼초수

⑰⓪ 족삼리

⑩④ 대장수
⑩⑤ 소장수

⑰⑨ 삼음교

⑥① 거궐
⑥③ 중완

⑦① 천추
⑦⑦ 대거

🔵 치료 방법

천추(天樞) 부드럽게 자극을 주면 배변을 촉진시키는 효과가 있다.

[위치] 배꼽의 양옆으로 손가락 2마디만큼 떨어진 부분.

[치료] 환자를 바로 눕게 하고 양손의 집게손가락과 가운뎃손가락, 약손가락을 가지런히 놓고, 복부의 지방이 가볍게 들어갈 정도로 부드럽게 누른다. 배꼽의 주변에 원을 그리듯이 마사지를 하면 더욱 배변의 촉진에 효과가 있다. 대거도 마찬가지로 부드럽게 자극을 하면 좋다.

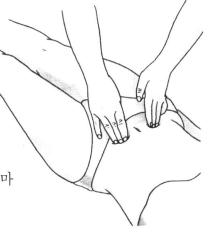

중완(中脘) 소화기능을 조절하여 배변을 편안하게
볼 수 있다.

[위치] 복부의 중심선상으로, 명치와 배꼽의
중간 부분.

[치료] 시술자는 바로 누운 환자의 복부에
손가락 끝을 가지런하게 하고 양손을 겹쳐
서 놓는다. 환자가 숨을 쉬는 것에 맞춰서
가볍게 누르고, 계속해서 복부 마사지를 병
행하면 더욱 효과가 좋다. 이렇게 함으로써
소화기능이 조절되고 배변을 편안하게 볼 수 있게 된다.

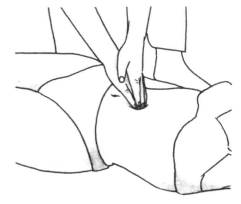

대장수(大腸兪) 장 기능을 촉진시켜서 부드럽게 배변을 보게
하는 데는 빠지지 않는 중요한 경혈이다.

[위치] 좌우의 골반 상단을 연결한 높이에 있는 요추(제4요추)를 사이에 둔 양쪽 부분.

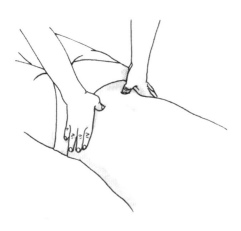

[치료] 시술자는 엎드려 있는 환자의 허리에
양 손바닥을 대고 환자의 호흡에 맞춰서 엄지
손가락으로 지압을 한다. 소장수와 함께 장의
기능을 좋게 하는 주요 경혈로서, 장의 불쾌
한 증상을 완화시키고 건강한 배변을 촉진시
키는 데 매우 효과적이다.

신문(神門)

손에 있는 경혈이지만 변비에 매우
효과가 좋다.

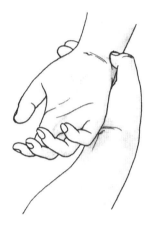

[위치] 손목 관절로 손바닥을 폈을 때 새끼손가락쪽의 가장
자리 부분.

[치료] 엄지손가락으로 세게 지압을 한다. 손의 경혈이지만
변비에 매우 효과가 좋기 때문에 평소에도 자주 지압을 하
면 더욱 효과가 높아진다. 특히 이 경혈에 뜸을 뜨면 매우
심한 변비도 치료할 수 있다.

소장수(小腸兪)

대장수와 함께 변비 치료에
빠지지 않는 경혈점이다.

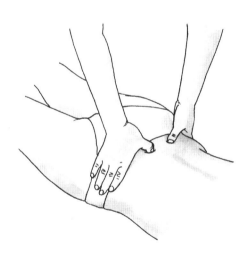

[위치] 엉덩이의 편평한 뼈에서 가장 윗부분
에 오목하게 들어간(第1後仙骨孔) 부분에서
손가락 1마디만큼 바깥쪽 부분.

[치료] 시술자는 엎드려 있는 환자의 허리에
양 손바닥을 대고 엉덩이를 감싸듯이 하여 좌
우의 경혈을 엄지손가락으로 약간의 힘을 가
해서 누른다. 대장수와 함께 장의 기능을 좋
게 하는 경혈이다. 지압을 한 후 허리 전체를
가볍게 마사지하면 더욱 좋아진다.

족삼리(足三里)　주무르듯이 누르면 소화기능을
촉진시킨다.

[위치] 종아리의 바깥쪽으로, 무릎의 아래로 대략 손가락 3마디만큼 내려간 곳.

[치료] 환자는 똑바로 눕게 하
고 시술자가 좌우의 다리 경
혈을 각각 지압한다. 환자가
혼자서 지압을 할 경우에는
의자에 걸터앉아서 하면 좋

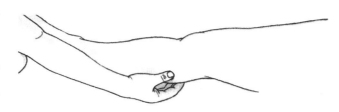

다. 주무르듯이 누르면 소화기계의 기능이 촉진되어 변비에도 효과가 좋다.

👆 칼럼 **변비의 가정요법**

　적당한 운동과 규칙적이고 바른 식생활은 물론, 평소에도 자주 배나 허리를 주
무르는 것이 좋은 방법이다. 취침하기 전에 똑바로 누워서 배를 주무르면 다음날
아침에 건강하게 배변을 볼 수 있게 될 것이다.
　또 양변기를 사용할 때에는 배변을 보면서 배를 어루만지거나 허리의 뒤쪽을 누
르면 편안하게 배변을 볼 수 있게 된다.
　변비에 자주 걸리는 사람은 변을 보고 싶다는 생각이 들면 가능한 한 참지 말고
화장실로 달려가는 것이 무엇보다 중요한 일이다. 매일 시간을 정해 놓고 습관적
으로 화장실에 가서 앉아 있는 것도 배변을 편안하게 볼 수 있는 좋은 요령이기도
하다.

치질 · 탈항 · 탈장

[증상] 치질에는 크게 구분하여 항문 주변의 혈관에 혹이 생기는 치핵(수치질)과 항문의 입구가 찢어진 열항(항문 열상) 등이 있다. 어쨌든 이러한 증상들은 변비에 걸려서 힘을 주어 항문 주변의 혈액순환이 나빠졌기 때문에 일어나고 항문의 통증과 출혈을 동반한다.

또 항문이 빠져버린 탈항, 직장 자체가 항문에서 떨어져 나온 탈장 등도 변비에 걸렸을 때 세게 힘을 주는 것이 직접적인 원인이 되어 생기는 증상이다.

[치료 포인트] 증상이 심할 경우에는 외과 치료가 필요하다. 지압요법은 항문 주변의 혈액순환을 촉진시키고, 소화기능을 조절하여 배변을 편안하게 볼 수 있도록 하는 것을 목적으로 한다.

우선 머리의 백회, 목덜미의 대추부터 시작하여 등과 허리의 각 경혈을 지압한다. 특히 환부에 가까운 회양(會陽)과 장강(長强)을 확실하게 지압한다.

다리와 허리가 차가운 것은 항문의 증상을 악화시키기 때문에 허리의 삼초수, 신수, 다리의 삼음교, 태계 등의 지압으로 대처할 수 있다. 소화기능을 조절하기 위해서 복부의 천추, 족삼리의 지압과 마사지도 빠짐없이 해준다. 또한 팔의 공최 지압은 통증을 완화시키는 데 효과가 있는 경혈이다.

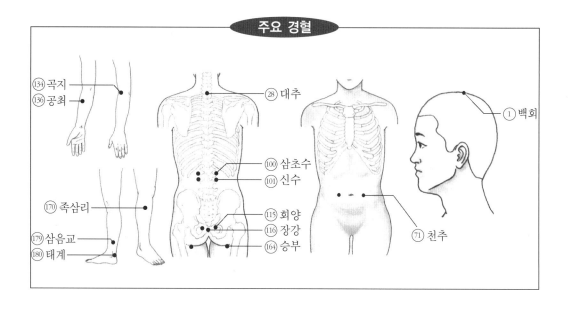

주요 경혈

⑬⑭ 곡지
⑬⑥ 공최
㉘ 대추
① 백회
⑩⑩ 삼초수
⑩① 신수
⑰⑩ 족삼리
⑪⑤ 회양
⑪⑥ 장강
⑯④ 승부
⑦① 천추
⑰⑨ 삼음교
⑱⓪ 태계

🔵 치료 방법

백회(百會)　치질 치료에 매우 효과적인 경혈로서 몸의 심지가 빠져 나가듯이 세게 지압을 한다.

[위치] 양쪽 귀에서 똑바로 올라간 선과 미간의 중앙에서 올라간 선이 교차하는 머리의 꼭대기 부분.

[치료] 시술자는 환자의 머리를 감싸듯이 하고 바로 몸의 심지가 빠져 나가듯이 양손의 엄지손가락으로 세게 지압을 한다. 엉덩이의 장강(長强)도 함께 자극하면 치질의 치료에 매우 효과가 높다. 이 경혈은 머리카락을 좌우로 나눠놓고 뜸을 뜨는 것도 좋다.

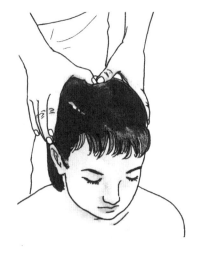

대추(大椎) 설사를 할 것 같은 느낌으로 항문에 부담을 주는 사람이나
항문의 주변에 종기가 있는 사람에게 특히 효과가 있다.

[위치] 목덜미의 중심, 경추의 가장 아랫부분.

[치료] 한 손으로 환자의 등을 지탱하면서 다른 한 손
의 엄지손가락으로 경혈을 주무르듯이 세게 지압을
한다. 이 경혈점의 지압을 지속적으로 하면 항문 주
변의 종기를 치료하는 데 효과가 있다.

신수(腎兪) 허리의 긴장을 풀고 항문을 둘러싼
혈액의 순환을 좋게 한다.

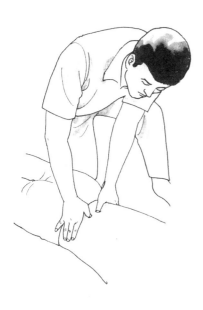

[위치] 가장 아래 늑골의 끝과 같은 높이로 척추를
사이에 둔 양쪽 부분.

[치료] 시술자는 환자의 허리에 양손을 대고 엄지손
가락으로 세게 경혈점을 누른다. 삼초수와 이 경혈
을 차례대로 천천히 지압을 하면 몸의 긴장이 풀리
고, 항문을 둘러싼 혈액의 순환을 촉진시켜서 차가
운 증상도 풀리게 하여 치질 증상을 완화시킨다.

장강(長強) 치질의 치료에 매우 중요한 경혈이며, 3~5초 정도의 지압을 반복하면 좋다. 엄지손가락으로 지압을 하지만 너무 세게 누르지 않도록 주의해야 한다.

[위치] 항문의 위쪽 부분으로 꼬리뼈의 끝부분.

[치료] 치질을 치료하는 데 매우 중요한 경혈 중의 하나이다. 시술자는 환자를 엎드리게 하고 가볍게 다리를 벌리게 한 다음 환자의 꼬리뼈의 위치에 양손의 엄지손가락을 대고 3~5초 정도 지압을 반복한다. 백회를 지압하고 이 경혈도 지압을 하면 그 효과가 높아진다. 탈항에는 이 경혈에 뜸을 뜨는 것이 효과가 있다.

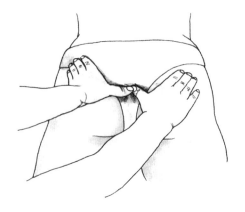

회양(會陽) 항문 주변의 혈액순환을 촉진하고 탈항 등의 치료에도 효과적이다.

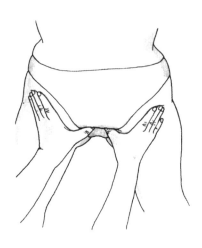

[위치] 항문의 위쪽 부분, 꼬리뼈의 양옆 부분.

[치료] 장강과 함께 치질 치료에 매우 중요한 경혈이다. 시술자는 환자를 엎드리게 하고 가볍게 다리를 벌리게 한 다음 환자의 꼬리뼈의 양옆에 엄지손가락을 대고 3~5초 정도 지압을 반복한다. 항문 주변의 혈액순환을 좋게 하고 탈항 등이 일어나기 쉬운 경우의 치료에도 효과가 있다.

족삼리(足三里) 소화기능을 조절하기 때문에 배변을 편안하게 볼 수 있어
항문에 대한 부담이 가벼워진다.

[위치] 종아리의 바깥쪽으로, 무릎 아래로 대략 손가락 3마디만큼 내려간 곳.

[치료] 환자는 바로 누운 자세로 시술자가
좌우 다리의 경혈점을 각각 지압한다.
환자가 혼자서 지압을 할 경우에는 의
자에 걸터앉아서 하면 매우 좋다. 주
무르듯이 누르면 소화기능이 조절되
어 배변을 편안하게 볼 수
있기 때문에 항문에 대한
부담감이 가벼워진다.

신장·비뇨기계의 질병과 증상

부종 · 신장병

[증상] 부종이란 몸의 조직, 특히 피하조직 속으로 수분이 이상하게 고이는 상태를 말한다. 건강한 사람이라도 피곤한 경우나 혈액순환이 좋지 않을 때에는 가벼운 부종이 일어난다. 병이 원인으로 인하여 생기는 부종 중에서 고혈압이나 심장병 등은 몸의 말초부분에 그 증상이 나타나는데 비해서, 신장이나 비뇨기계의 병에서는 얼굴 등 몸의 부드러운 부분에 나타난다.

신장병인 경우에는 부종 이외에 소변의 양이나 횟수가 건강할 때와는 다른 것을 비롯하여 전신이 나른한 증상을 호소하게 된다. 더욱 심해지면 단백뇨나 혈뇨가 나오는 경우도 있다.

[치료 포인트] 얼굴이 붓는 것은 손의 곡지와 합곡을, 다리의 부종에는 족삼리와 축빈, 삼음교, 태계 등의 지압이 효과적이다. 혈압의 이상으로 부종이 나타나는 경우에는 머리의 백회와 천주의 지압도 매우 효과가 좋다.

신장병 특유의 증상을 완화시키는 데는 복부의 수분, 수도, 중극을, 또 허리의 신수, 방광수 등을 중심으로 그 주변의 경혈을 지압하고 전체를 마사지한다. 피곤하거나 나른할 경우에는 발바닥의 용천을 지압하는 것도 효과적이다.

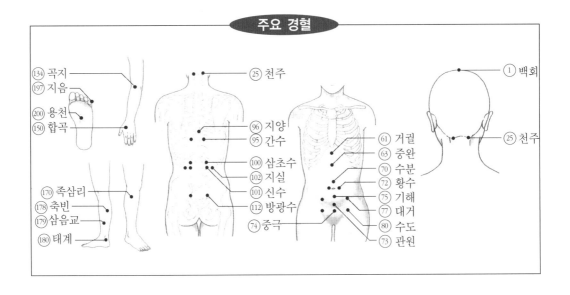

주요 경혈

⑬④ 곡지	㉕ 천주
⑲⑦ 지음	① 백회
⑳⓪ 용천	⑨⑥ 지양
⑮⓪ 합곡	⑨⑤ 간수
	㉕ 천주
	⑥① 거궐
⑰⓪ 족삼리	⑥③ 중완
⑰⑧ 축빈	⑩⓪ 삼초수
⑰⑨ 삼음교	⑦⓪ 수분
⑱⓪ 태계	⑩② 지실
	⑦② 황수
	⑩① 신수
	⑦⑤ 기해
	⑪② 방광수
	⑦⑦ 대거
	⑦④ 중극
	⑧⓪ 수도
	⑦③ 관원

🔵 치료 방법

천주(天柱) 신장병의 대표적인 증상인 전신의 나른함을
완화시킬 수 있다.

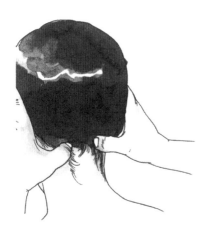

[위치] 목뒤의 머리카락이 나는 부분으로 두 개의
굵은 근육의 바깥쪽에 오목하게 들어간 부분.

[치료] 시술자는 환자의 머리를 뒤에서부터 양손으
로 감싸안듯이 하고 엄지손가락으로 주무르듯이 경
혈을 지압한다. 신장병 치료의 경우에는 우선 이곳
을 주물러서 풀기 시작하면 전신의 나른함과 피로
감을 완화시킬 수 있다.

신수(腎兪) 몸의 긴장을 풀고 전신에 활력을 불어넣는 경혈이다.

[위치] 가장 아래 늑골 끝과 같은 높이로 척추를 사이에 둔 양쪽 부분.

[치료] 시술자는 환자를 엎드리게 하고 양손의 엄지손가락으로 천천히 지압을 한다. 이렇게 함으로써 몸의 긴장을 풀 수 있고 나른함과 피로감을 완화시킬 수도 있다. 또 이곳은 전신에 활력을 불어넣는 경혈이기도 하다.

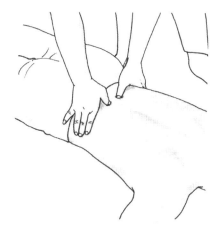

방광수(膀胱兪) 비뇨기계의 치료에서 빠지지 않는 경혈로 너무 자주 소변을 보는 증상에 효과적이다.

[위치] 엉덩이의 편평한 뼈 위에서 2번째로 오목하게 들어간 부분(第2後仙骨孔)에서 손가락 1마디만큼 바깥쪽 부분.

[치료] 시술자는 엎드려 있는 환자의 허리에 손바닥을 대고 엉덩이를 감싸듯이 하여 좌우의 경혈을 엄지손가락으로 약간의 힘을 가해서 누른다. 소변을 자주 보는 증상이 있는 사람일 경우에 이 경혈점을 지압하면 특히 효과적이다. 또 엄지손가락으로 지긋이 누르면서 허리 전체를 가볍게 마사지하면 더욱 좋다.

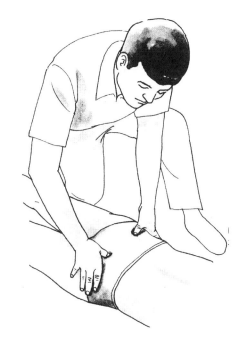

수도(水道) 몸에 남는 수분을 조절하여 배출하는
기능을 촉진한다.

[위치] 배꼽에서 손가락 2마디만큼 바깥쪽에
서 손가락 4마디만큼 아래로 내려간 부분.

[치료] 시술자는 집게손가락과 가운뎃손가
락, 약손가락을 가지런히 경혈점에 놓고 환
자의 하복부의 지방이 가볍게 들어갈 정도
로 누른다. 몸의 수분을 조절하는 매우 중요
한 경혈이며, 몸에 남아 있는 수분을 배출하
는 기능을 촉진하여 부기를 가라앉힌다.

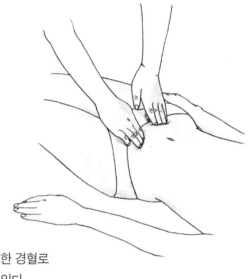

수분(水分) 몸의 수분을 조절하는 매우 중요한 경혈로
부종이나 신장병에 매우 효과가 있다.

[위치] 배꼽에서 손가락 1마디만큼 올라간 부분.

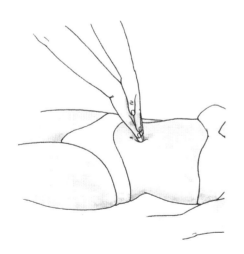

[치료] 양손의 집게손가락과 가운뎃손가락, 약
손가락을 가지런하게 경혈점에 대고 환자의
복부 지방이 가볍게 들어갈 정도로 누른다. 몸
의 수분을 컨트롤하는 매우 중요한 경혈이다.
수분 과다에 의한 부종이나 신장병 등에 대한
치료 효과가 매우 뛰어나다. 또 이 경혈점에
뜸을 뜨는 것도 효과적이다.

중극(中極) 비뇨기계의 증상에 효과가 있는 경혈이며, 소변을
자주 보는 증상에도 효과가 있다.

[위치] 배꼽에서 손가락 4마디만큼 아랫부분.

[치료] 시술자는 바로 누운 환자의 하복부에 양손의 집게손
가락, 가운뎃손가락, 약손가락을 가지런하게 놓고 환
자의 하복부의 지방이 가볍게 들어
갈 정도로 누른다. 비뇨기계의 모
든 증상을 완화시키는데 효과적
인 경혈로 소변을 자주 보는 증상
에도 효과가 있다.

방광염 · 요도염

[증상] 방광염과 요도염은 세균감염의 원인으로 일어나는 것이 대부분이지만, 그 이외에도 소변을 너무 참았거나 허리가 차갑기 때문에 생기는 경우도 있다.

자주 소변을 보고 싶어서 빈번하게 소변을 보게 되거나, 소변을 볼 때 통증이 있거나 혈뇨가 나오고, 소변을 보았는데도 깔끔한 느낌이 들지 않고 남아 있는 듯한 느낌이 드는 경우가 있다. 그렇지 않으면 소변이 나오지 않는 경우 등 그 증상은 여러 가지가 있다. 급성 방광염일 경우에는 오한발열을 동반하기도 한다.

[치료 포인트] 먼저 허리를 자주 따뜻하게 해주고 신수, 지실에서 방광수까지를 천천히 지압을 한다. 특히 이 경혈점들은 만성화된 증상의 경우에 지압을 하면 치료 효과가 높다. 계속해서 복부의 관원, 대거, 수분, 수도, 대혁 등의 경혈점도 너무 힘을 가하지 않도록 주의하면서 지압을 한다.

급성 중에서도 그 증상이 가벼울 경우에는 복부의 중극(中極)과 발의 충문(衝門)을 몇 분씩 지압을 하면 진정된다. 반면 만성일 경우에는 뜸을 뜨는 것도 효과적이다. 소변이 나오지 않을 경우에는 머리의 백회, 목덜미의 대추, 발의 태충(太衝)이 효과적이다.

하반신이 차가워서 증상이 악화되는 듯한 경우에는 발의 각 경혈을 주무른다.

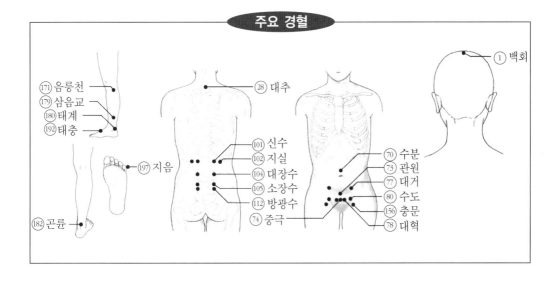

⑴ 백회

⑴⑺⑴ 음릉천
⑴⑺⑼ 삼음교
⑴⑻⑴ 태계
⑴⑼⑵ 태충

⑼⑺ 지음

⑴⑻⑵ 곤륜

⑵⑻ 대추

⑴⑴⑴ 신수
⑴⑴⑵ 지실
⑴⑴⑷ 대장수
⑴⑴⑸ 소장수
⑴⑴⑵ 방광수
⑺⑷ 중극

⑺⑴ 수분
⑺⑶ 관원
⑺⑺ 대거
⑻⑴ 수도
⑴⑸⑹ 충문
⑺⑻ 대혁

● 치료 방법

신수(腎兪) 몸의 긴장과 나른함을 풀고 신장의 기능을 조절한다.

[위치] 가장 아래 늑골의 끝과 같은 높이로 척추를 사이에 둔 양쪽 부분.

[치료] 시술자는 환자를 엎드리게 하고 양손으로 허리를 감싸듯이 하여 엄지손가락으로 천천히 지압을 한다. 이 지압을 함으로써 몸의 긴장과 나른함을 풀 수 있고 신장의 기능이 조절되기도 한다. 또 이곳은 전신에 활력을 넣는 경혈이기도 하다.

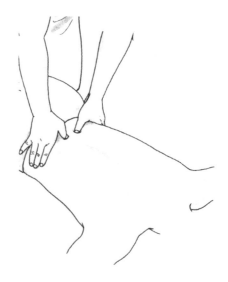

방광수(膀胱兪)

방광염에서 많이 나타나는 증상으로 소변을 자주 보는 증상에 대한 치료에 효과적이다.

[위치] 엉덩이의 편평한 뼈 위에서 2번째 오목하게 들어간 부분보다 손가락 1마디만큼 바깥쪽 부분.

[치료] 시술자는 엎드려 있는 환자의 허리에 양 손바닥을 대고, 엉덩이를 감싸듯이 하여 좌우의 경혈을 엄지손가락으로 약간의 힘을 가해서 누른다. 방광염의 증상에서 흔히 볼 수 있는 것으로 소변을 자주 보는 증상에 매우 효과적이다. 허리 전체를 가볍게 마사지하면 더욱 좋다.

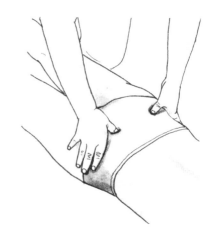

수도(水道)

몸의 수분을 배출하는 기능을 조절하는 비뇨기계의 증상을 완화시킬 수 있다.

[위치] 배꼽에서 손가락 2마디만큼 바깥쪽에서 다시 손가락 4마디만큼 아랫부분.

[치료] 시술자는 양손의 집게손가락과 가운뎃손가락, 약손가락을 가지런하게 경혈점에 놓고 환자의 하복부의 지방이 가볍게 들어갈 정도로 누른다. 몸의 수분을 조절하는 매우 중요한 경혈로, 몸 밖으로 여분의 수분을 배출하는 기능을 조절한다.

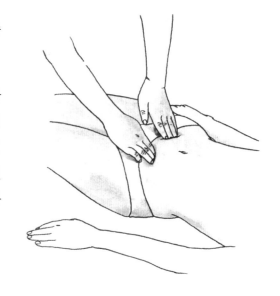

대추(大椎) 소변이 잘 나오지 않을 경우에 백회와 함께
지압을 하면 배뇨가 편안해진다.

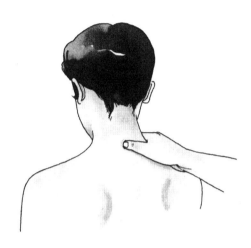

[위치] 목덜미의 중심, 경추의 가장 아랫부분.

[치료] 한 손으로 환자의 등을 지탱하면서 다른 한 손의 엄지손가락으로 경혈을 어루만지듯이 누르면 이 주변의 뻐근함을 풀 수 있다. 소변이 잘 나오지 않을 경우에 이 경혈을 지압하면 배뇨를 편안하게 볼 수 있다. 백회에도 마찬가지의 효과가 있기 때문에 함께 지압을 하면 효과가 좋다.

중극(中極) 비뇨기계의 증상 전반에 효과가 있는 경혈로 소변을 자주 보는 증상에 매우 효과가 있다. 소변이 잘 나오지 않을 경우에 백회와 함께 지압을 하면 배뇨가 편안해진다.

[위치] 배꼽에서 손가락 4마디만큼 내려간 부분.

[치료] 시술자는 똑바로 누운 환자의 하복부에 양손의 집게손가락과 가운뎃손가락, 약손가락을 가지런하게 놓고 환자의 하복부의 지방이 가볍게 들어갈 정도로 누른다. 비뇨기계의 모든 증상을 완화시키는 효과가 있는 경혈로, 소변을 자주 보는 증상에도 매우 효과가 있다.

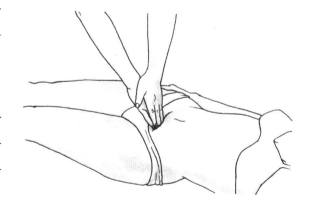

태충(太衝) 소변을 보기 쉽게 하고 차가워지면 증상이
악화되는 것에도 효과가 있다.

[위치] 발등에서 높은 부분으로 엄지발
가락과 그 옆의 발가락 사이 부분.

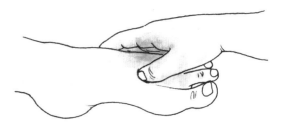

[치료] 대추와 마찬가지로 소변을 보기
쉽게 하는 효과가 있다. 따라서 평소에
도 엄지손가락으로 자주 지압을 하거
나 뜸을 뜨면 좋다. 방광염이나 요도염은 차가워지면 그 증상이 악화되지만 이 경혈과
다리의 삼음교, 태계 등 다리의 각 경혈점을 함께 지압하면 다리의 차가운 증상을 완화
시키는 효과도 있다.

피부의 질병과 증상

습진 · 두드러기

[증상] 가려움증을 동반하고 피부가 빨개지거나 발진이 생기며, 심해지면 붓거나 짓무르기도 하고 열이 나는 경우도 있다. 가려움증을 참지 못하고 마구 긁어대거나 하면 피부가 상처를 입어서 피가 나거나 고름이 생겨서 더욱 악화된다.

습진이나 두드러기의 원인은 여러 가지가 있다. 피부에 직접적인 자극뿐만 아니라 때로는 음식물이나 약의 복용, 심신의 피로, 햇볕이나 온도차 등도 관계가 있고 특히 알레르기 체질인 사람에게 자주 나타나는 증상이다.

[치료 포인트] 몸의 어느 부분에 발진이 생긴 경우라도 등과 복부의 각 경혈은 충분한 자극을 줄 필요가 있다. 이 경우 지압도 좋지만 뜸과 같은 열 자극을 하는 방법이 더욱 효과적이다.

습진이나 두드러기가 생긴 장소가 얼굴일 경우에는 백회, 천주, 견우 등을 지압하고, 손일 경우에는 곡지, 양지, 수삼리를, 어깨나 가슴에 생겼을 경우에는 중부, 견정을 지압한다.

또 다리의 경우에는 태계 등 다리의 각 경혈점을 함께 지압하는 것이 효과가 있다. 손의 합곡은 어떠한 습진이나 두드러기 증상에도 효과가 있는 경혈이다. 알레르기성 두드러기의 치료에는 목덜미의 대추가 효과적이다.

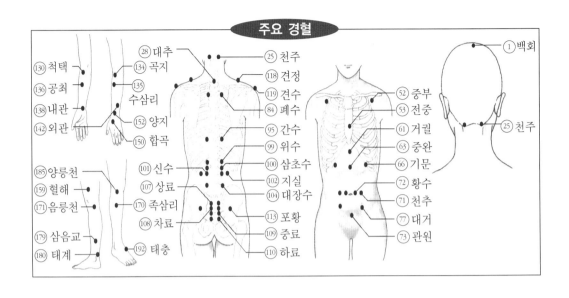

주요 경혈

�130 척택
�136 공최
�138 내관
�142 외관

⑱ 대추
⑬ 곡지
⑬ 수삼리
⑯ 양지
⑯ 합곡

㉕ 천주
⑱ 견정
⑲ 견수
㉝ 폐수
⑮ 간수
⑲ 위수
⑩ 삼초수
⑩ 지실
⑭ 대장수
⑬ 포황
⑩ 중료
⑩ 하료

① 백회

㉕ 천주

⑤ 중부
⑤ 전중
⑥ 거궐
⑥ 중완
⑥ 기문
⑫ 황수
⑪ 천추
⑦ 대거
⑦ 관원

⑱ 양릉천
⑮ 혈해
⑰ 음릉천
⑰ 삼음교
⑱ 태계

⑩ 신수
⑩ 상료
⑰ 족삼리
⑩ 차료

⑲ 태충

치료 방법

백회(百會) 습진이나 두드러기가 얼굴에 생겼다면 제일 먼저 이 경혈점을 자극한다.

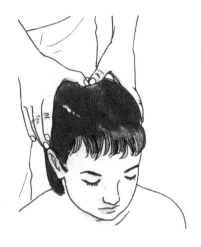

[위치] 양쪽 귀에서 똑바로 올라간 선과 미간의 중앙에서 올라간 선이 교차하는 머리의 꼭대기 부분.

[치료] 시술자는 환자의 머리를 감싸안듯이 하고 마치 몸의 중앙 심지가 빠져 나가듯이 양손의 엄지손가락으로 지압을 한다. 습진이나 두드러기가 얼굴에 생길 경우에는 백회뿐만 아니라 천주나 견우 등도 함께 지압을 하면 매우 효과적이다. 또한 머리를 좌우로 갈라놓고 뜸을 뜨면 더욱 효과가 좋다.

대추(大椎) 알레르기 체질 때문에 생기는 피부의 이상에 좋은 효과가 있는 경혈이다.

[위치] 목덜미의 중심, 경추의 가장 아랫부분.

[치료] 한 손으로 환자의 등을 지탱하면서 다른 한 손의 엄지손가락으로 경혈을 주무르듯이 누른다. 알레르기 체질로 피부가 약한 사람의 경우에는 이 부분이 결리기 때문에 자주 풀어주면 좋다. 또 이 경혈에 뜸을 뜨는 것도 매우 효과적인 방법이다.

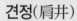

견정(肩井) 지압을 해도 뜸을 떠도 매우 효과가 좋은 경혈로서, 뜸을 떠서 피부가 화상을 입었거나 약해졌을 경우에는 회복되기를 기다렸다가 다시 자극을 준다.

[위치] 뒤 목덜미 아래와 어깨 끝의 중간 부분.

[치료] 시술자는 환자의 어깨를 잡듯이 하고 엄지손가락으로 강하게 주무르면서 누른다. 이 부분에 습진이나 두드러기가 생겼을 경우에 뜸을 뜨는 것도 효과가 높지만 자극이 원인으로 피부가 화상을 입었거나 짓물렀을 경우에는 피부 연고제 등을 바르고, 고름이나 짓무른 상태가 회복되기를 기다렸다가 다시 지압을 하는 것이 좋다.

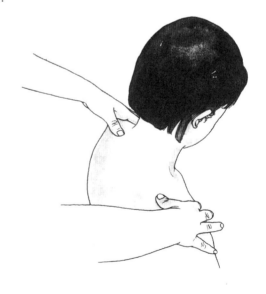

양지(陽池) 손에 생기는 습진이나 두드러기에 매우 효과적이다.

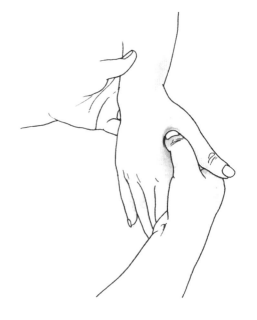

[위치] 손등쪽에서 손목의 중앙 부분.

[치료] 손에 습진이나 두드러기가 생겼을 경우에 이용하면 효과가 있는 경혈이다. 시술자는 환자의 손목을 잡고 엄지손가락으로 강하게 자극을 주거나 뜸을 뜨면 매우 효과적이다. 뜸을 떠서 피부가 화상을 입었거나 짓물렀을 경우에는 그 부분이 회복되기를 기다렸다가 지압을 반복하는 것이 좋다.

합곡(合谷) 모든 습진이나 두드러기의 치료에 이용하면 효과가 있는 경혈이다.

[위치] 손등에서 엄지손가락과 집게손가락 사이 부분.

[치료] 시술자는 한 손으로 환자의 손목을 받치고, 다른 한 손으로 환자와 악수를 하듯이 하면서 환자의 손등으로 엄지손가락을 파고 들어가듯이 세게 지압을 한다. 또한 이 부분에 뜸을 뜨는 것도 매우 효과적이다. 모든 습진이나 두드러기의 치료에 이용하면 효과가 좋은 경혈이다.

태계(太谿) 두드러기가 자주 생기는 사람은 평소에도 이 경혈의
지압과 마사지를 하면 효과가 있다.

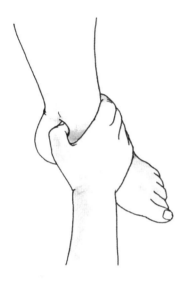

[**위치**] 발 안쪽 복사뼈의 바로 뒷부분.

[**치료**] 시술자는 환자의 발목을 손바닥으로 감싸듯이
하고 엄지손가락으로 경혈을 꽉 누른다. 두드러기가
자주 생기는 사람은 평소에도 이 경혈이나 손목의 양
지, 다리의 삼음교 등을 지압하거나 마사지를 하면 더
욱 효과가 있다.

검버섯 · 주근깨

[증상] 검버섯과 주근깨는 피부의 색소 침착의 일종으로 눈썹 위나 툭 튀어나온 광대뼈 부분, 코 위와 윗입술 등 햇볕이 닿기 쉬운 부위에 잘 생긴다. 검버섯은 어떠한 병이 원인으로 인하여 생기는 경우도 있지만 자신의 피부에 맞지 않는 화장품의 무리한 사용 등 개개인의 체질적인 것과도 관계가 있다. 또한 주근깨는 유전적으로 일광과민 체질인 경우에도 자주 나타난다.

[치료 포인트] 지압요법으로는 검버섯과 주근깨를 단기간에 깨끗하게 없앤다는 것이 매우 불가능한 일이지만, 체질을 조절함으로써 자연 치유의 속도가 앞당겨지도록 촉진할 수는 있다.

먼저 신수 등 등과 허리의 각 경혈을 옆으로 밀듯이 지압을 하고 전체를 마사지한다. 계속해서 가슴의 전중이나 복부도 마찬가지로 치료한다. 또한 뜸을 뜨는 것도 매우 효과적이다. 태계 등 다리와 팔의 각 경혈도 몸의 상태를 조절하는 데 효과가 있다.

주요 경혈

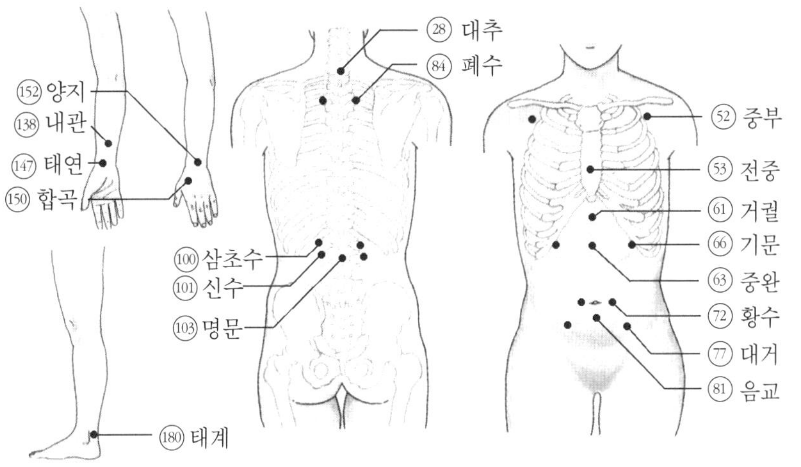

(28) 대추
(84) 폐수
(152) 양지
(138) 내관
(147) 태연
(150) 합곡
(100) 삼초수
(101) 신수
(103) 명문
(180) 태계
(52) 중부
(53) 전중
(61) 거궐
(66) 기문
(63) 중완
(72) 황수
(77) 대거
(81) 음교

치료 방법

신수(腎兪) 몸의 긴장을 풀고 몸의 상태를 조절하여 피부의 자연 치유력을 높인다.

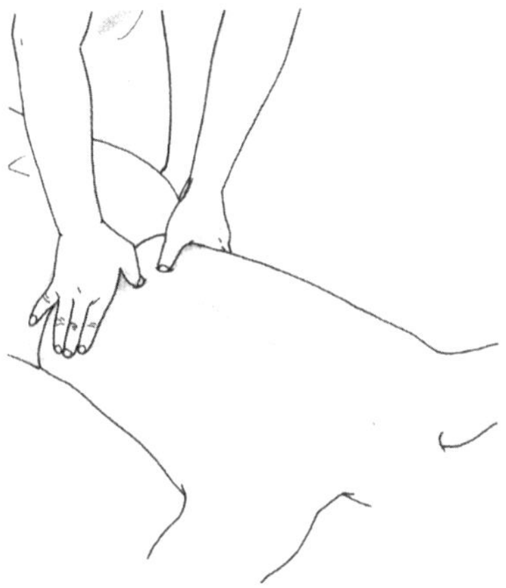

[위치] 가장 아래 늑골의 끝과 같은 높이로 등을 사이에 둔 양쪽 부분.

[치료] 시술자는 환자를 엎드리게 하고 양손의 엄지 손가락으로 경혈을 누른다. 등에서 여기까지를 차례대로 정성껏 지압을 하면 몸의 긴장을 풀 수 있으며 몸의 상태를 조절할 수도 있다. 온몸에 활력을 불어넣는 효과도 있고 피부의 자연 치유력을 높일 수도 있다.

전중(膻中) 건강한 몸을 만들어서 피부에 생기는 이상 증상의
개선을 순조롭게 한다.

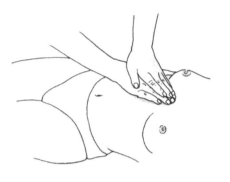

[위치] 좌우의 유두를 연결한 선의 한가운데 부분.

[치료] 시술자는 바로 누운 환자의 가슴 위에 손
가락 끝을 가지런하게 모아 양손을 겹쳐서 놓고
정성껏 지압을 한다. 호흡기계와 순환기계의 기
능을 조절하여 건강한 몸을 만든다. 이렇게 지압
을 하면 피부에 생기는 이상 증상이 순조롭게 개
선된다.

태계(太谿) 피부에 생기는 이상 증상을 개선하는 경혈로서
끈기 있게 자극을 지속하는 것이 요령이다.

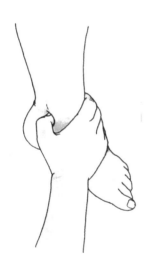

[위치] 발 안쪽 복사뼈의 바로 뒷부분.

[치료] 시술자는 환자의 발목을 손바닥으로 감싸듯이 하여
엄지손가락으로 경혈을 꽉 누른다. 이 지압요법으로는 몸의
상태를 조절하여 피부에 생기는 이상 증상을 개선하는 데
효과가 있다. 평소에도 이 경혈점을 지속적으로 자극하는
것이 요령이다.

여드름 · 부스럼

[증상] 모공에 작은 입자가 생기고 그것이 곪아서 주변이 빨갛게 붓거나 고름이 생긴다. 염증이 심하면 통증을 느끼고 치료한 뒤에도 깊게 상처자국이 남아 있게 된다.

여드름이나 부스럼이 생기는 원인은 여러 가지이지만 호르몬의 증가나 대사 이상 등에 의해서 모공에 지방이나 각질이 쌓이고, 그곳에 세균이 감염되어 생기는 경우가 일반적이다.

[치료 포인트] 지압요법으로는 몸의 상태를 조절하여 피부의 자연 치유력을 높이는 것이 목표이다. 따라서 체력 증강과 내장기능의 촉진에 효과가 있는 등과 복부의 각 경혈점들을 지압하는 것이 매우 중요하다.

피부의 치료에는 주로 대추, 폐수 등을 이용하지만, 얼굴에 부스럼이 생긴 경우에는 손의 양로(養老)에 뜸을 뜨는 것이 효과적이다. 또 손의 합곡은 머리와 얼굴에 나타난 증상에 효과가 있다.

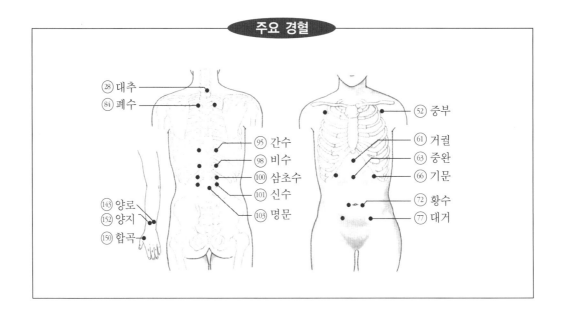

주요 경혈

㉘ 대추
㉛ 폐수
⑨⑤ 간수
⑨⑧ 비수
⑩⑩ 삼초수
⑩① 신수
⑩③ 명문
⑭③ 양로
⑮② 양지
⑮⓪ 합곡
㉘ 중부
㉛ 거궐
㉖ 중완
㉖ 기문
㉜ 황수
㉛ 대거

● 치료 방법

대추(大椎) 피부에 부스럼이 자주 생기는 사람은 지압이나 뜸으로
이 경혈을 정성껏 치료한다.

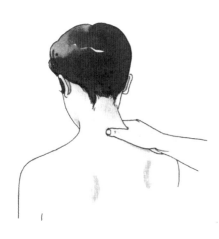

[위치] 목덜미의 중앙으로 경추의 가장 아랫부분.

[치료] 한 손으로 환자의 등을 지탱하면서 다른 한 손의 엄지손가락으로 경혈을 주무르듯이 누른다. 또 이 경혈에 뜸을 뜨는 것도 매우 효과적이다. 피부에 부스럼이 자주 생기는 사람은 평소에도 이 경혈을 누르거나 두드릴 때 심하게 아픈 경우가 많다. 그런 경우에는 매우 정성껏 신중하게 지압을 한다.

폐수(肺兪)

등의 지압으로 몸의 상태를 조절하고 피부의 자연 치유력을 높인다.

[위치] 어깨뼈의 안쪽으로 척추(제3흉추)를 사이에 둔 양쪽 부분.

[치료] 시술자는 엎드려 있는 환자의 등에 양 손바닥을 대고 좌우의 경혈을 동시에 약간의 힘을 가해서 누른다. 등 이외의 각 경혈도 마찬가지로 지압을 하고, 등뼈를 따라서 마사지도 병행하면 몸의 상태를 조절하여 피부의 자연 치유력이 높아진다.

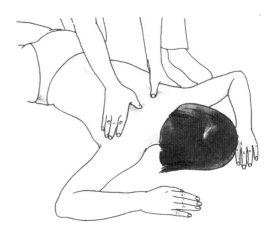

합곡(合谷)

자주 주무르듯이 누르면서 풀어주면, 얼굴이나 머리의 증상을 완화시킨다.

[위치] 손등의 엄지손가락과 집게손가락 사이 부분.

[치료] 시술자는 환자의 손목을 한 손으로 받치고 다른 한 손으로 환자와 악수를 하듯이 하면서 환자의 손등에 시술자의 엄지손가락이 파고들어 갈 정도로 누른다. 누를 때에 응어리가 있어서 매우 심한 통증을 느낄 경우에는 자주 주무르면서 풀어주면 좋다. 이것은 얼굴이나 머리의 증상을 완화시키는 데 효과가 있다.

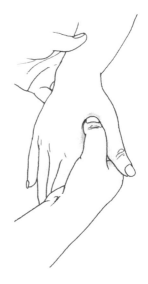

탈모 · 원형탈모증

[증상] 머리카락이 매일 빠지는 것은 알고 있지만 갑자기 한번에 많이 빠지거나 눈에 띄게 탈모 증상이 지속되는 경우에는 걱정이 되기 마련이다. 탈모의 원인은 호르몬이나 자율신경계의 기능에 관계가 있고, 정신적인 스트레스가 있는 경우에도 나타난다.

특히 원형탈모증은 어느 날 갑자기 머리카락이 빠져서 두피에 10원 짜리 동전만한 원형 자국이 생기기 때문에 정신적인 긴장과 깊은 관계가 있다는 것을 알 수 있다.

[치료 포인트] 보통 탈모에는 두피의 자극과 청결에 신경을 쓰는 것이 포인트가 된다. 빗으로 머리 전체를 가볍게 두드리거나 머리와 목의 각 경혈점을, 특히 백회, 통천, 천주, 풍지 등을 잘 주무르듯이 누르면 효과적이다.

등과 복부의 경혈은 몸의 상태를 조절하는 데 유효하므로 관원, 신주 등을 중심으로 지압을 한다. 가슴의 위쪽 부분에 있는 중부도 마찬가지로 지압을 한다. 손발의 각 경혈점의 자극도 두피의 증상에 매우 효과가 있다.

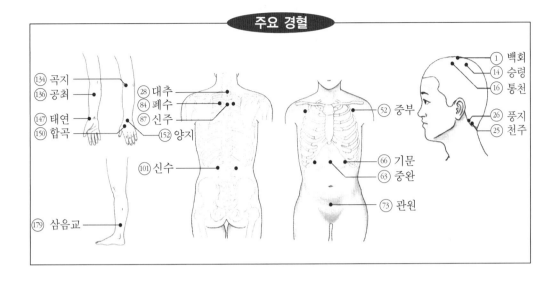

(134) 곡지
(136) 공최
(147) 태연
(150) 합곡

(28) 대추
(84) 폐수
(87) 신주
(152) 양지

(101) 신수

(179) 삼음교

(52) 중부

(66) 기문
(63) 중완

(73) 관원

(1) 백회
(14) 승령
(16) 통천
(26) 풍지
(25) 천주

● 치료 방법

백회(百會) 탈모를 방지하는 두피의 자극은 이 경혈을 중심으로 반복하여 실시한다.

[위치] 양쪽 귀에서 똑바로 올라간 선과 미간의 중심에서 올라간 선이 교차하는 머리의 꼭대기 부분.

[치료] 시술자는 환자의 머리를 감싸듯이 하여 마치 몸 중앙의 심지가 빠져 나가듯이 양손의 엄지손가락으로 지압을 한다. 이 경혈을 중심으로 두피를 자주 자극하면 탈모 예방에도 도움이 된다. 반복하여 실시하는 것이 효과적이며 빗으로 가볍게 두드리는 것도 매우 좋다.

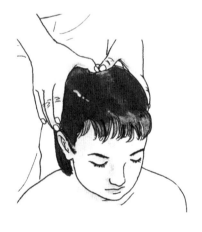

통천(通天) 두피의 혈액순환을 좋게 하고 탈모증의 증상을 완화시킨다.

[위치] 머리 꼭대기의 중심(백회 경혈의 위치)에서 좌우 양쪽으로 약간씩 떨어진 부분.

[치료] 시술자는 환자의 머리 옆부분을 지탱하듯이 잡으면서 엄지손가락으로 지압을 한다. 백회와 마찬가지로 이 경혈을 자극하면 탈모 예방에 도움이 된다. 지압뿐만 아니라 마사지를 병행하면 혈액순환이 좋아져서 더욱 효과가 늘어난다.

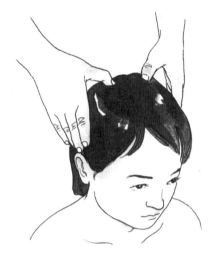

천주(天柱) 머리 뒤쪽의 탈모에는 풍지와 함께 이 경혈을 이용하면 좋다.

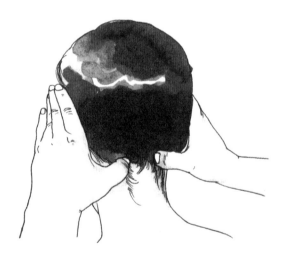

[위치] 머리 뒤쪽에 머리카락이 나는 부분으로 두 개의 굵은 근육의 바깥쪽으로 오목하게 들어간 부분.

[치료] 시술자는 환자의 머리를 뒤에서 양손으로 감싸듯이 하고 엄지손가락으로 주무르듯이 경혈을 누른다. 후두부의 탈모에는 이 경혈과 근처에 있는 풍지를 자극하면 더욱 효과적이다. 머리로의 혈액순환도 촉진시키고, 온몸의 상태를 조절하는 데도 연관이 있는 경혈이다.

신주(身柱) 머리에서 목과 등의 모든 증상을 개선하여 탈모를 예방한다.

[위치] 척추 위의 제3흉추와 제4흉추의 사이 부분.

[치료] 시술자는 환자의 등에 손바닥을 대고 양손의 엄지손가락으로 경혈을 누른다. 천천히 힘을 가해서 지압을 하지만 너무 세게 누르지 않도록 주의해야 한다. 머리와 목, 등에 생기는 심신의 모든 증상을 치료하여 탈모를 예방한다. 등줄기에 마사지를 함께 하면 더욱 효과적이며 뜸을 뜨는 것도 매우 좋다.

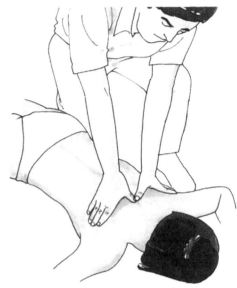

관원(關元) 온몸의 상태를 조절하고 두피의 증상을 개선하는 데 도움이 된다.

[위치] 몸의 중심선상으로, 배꼽에서 손가락 3마디만큼 내려간 부분.

[치료] 시술자는 똑바로 누워 있는 환자의 하복부에 가볍게 손끝을 가지런하게 모아 양손을 겹쳐서 놓고 환자의 복부 지방이 가볍게 들어갈 정도로 부드럽게 지압을 한다. 복부나 등의 각 경혈점의 자극은 정신적으로 안정을 취하게 하여 온몸의 상태를 조절하고 피부(여기에서는 두피)의 증상 개선을 돕는다.

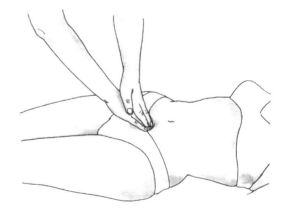

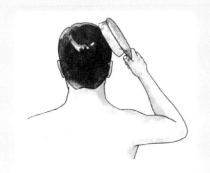

칼럼 비듬·가려움증을 방지하는 방법

두피의 청결을 유지하는 것이 가장 중요하다. 그러나 아무리 샴푸를 잘 사용해도 비듬이 생기는 경우가 있다. 이럴 때는 탈모의 예방 방법에 따라서 두피 자극을 꾸준하게 하면 효과가 있다.

두피에는 많은 경혈이 집중되어 있어서 구석구석까지 꼼꼼히 자극을 해주면 몸의 상태도 좋아진다. 자극의 방법으로는 어느 정도 적당히 딱딱한 빗으로 가볍게 두피를 두드리거나, 머리 전체를 두드리는 것이 가장 간단하고 확실한 방법이다.

마음의 질병과 증상

노이로제 · 신경증

[증상] 불안감, 허탈감, 초조감, 불면, 기분이 축 가라앉는 등의 정신상태에 식욕부진, 가슴이 두근거리거나 숨이 막히며 가슴이 답답하거나 몸이 흔들리고, 또는 두통이나 머리가 무거운 증상 등 사람에 따라서 여러 가지 증상이 나타나는 것을 볼 수 있다.

노이로제가 되기 쉬운 체질도 있지만 많은 경우에는 마음의 고통이나 정신적인 스트레스가 원인이 되어 발생하는 경우가 대부분이다.

[치료 포인트] 이 경우 원인이 되는 마음의 고통을 확실하게 없애는 것이 가장 좋다. 지압요법으로는 심신의 피로를 풀고 몸의 상태를 조절하여 노이로제가 되기 쉬운 체질의 개선을 도모한다.

온몸의 긴장을 풀기 위해서는 견정, 심수, 궐음수 등의 각 경혈을 양쪽 엄지손가락으로 약 10초씩 누른다. 가슴의 전중, 구미와 복부의 중완, 대거는 특히 힘의 가감에 주의해서 지압을 하고, 손의 신문이나 발의 각 경혈을 반복하여 지압하면 기분이 차분하게 가라앉게 될 것이다.

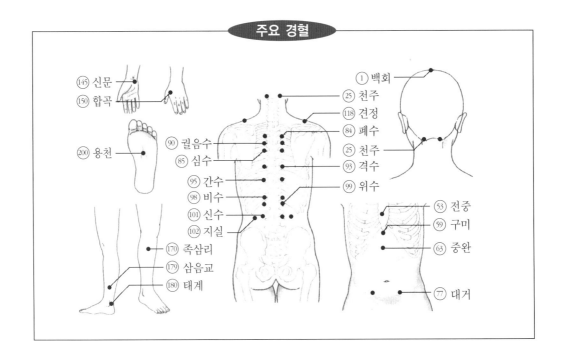

주요 경혈

- ⑭⑤ 신문
- ⑮⓪ 합곡
- ㉔⓪⓪ 용천
- ⑨⓪ 궐음수
- ⑧⑤ 심수
- ⑨⑤ 간수
- ⑨⑧ 비수
- ⑩① 신수
- ⑩② 지실
- ⑰⓪ 족삼리
- ⑰⑨ 삼음교
- ⑱⓪ 태계
- ① 백회
- ㉕ 천주
- ⑪⑧ 견정
- ⑧④ 폐수
- ㉕ 천주
- ⑨③ 격수
- ⑨⑨ 위수
- ⑤③ 전중
- ⑤⑨ 구미
- ⑥③ 중완
- ⑦⑦ 대거

🔵 치료 방법

견정(肩井) 이 경혈을 잘 주물러서 풀면 온몸의 긴장을 완화시킬 수 있다.

[위치] 목뒤와 어깨 끝의 중간 부분.

[치료] 시술자는 환자의 어깨를 잡듯이 하고 엄지 손가락으로 세게 주무르면서 누른다. 온몸의 긴장을 푸는 효과가 있기 때문에 가능한 한 정성을 들여서 실시하면 좋다. 등의 경혈점과 함께 병행하여 지압을 하면 더욱 효과적이다.

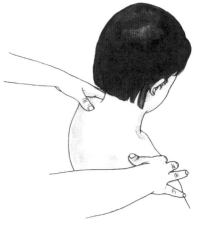

구미(鳩尾) 환자의 호흡에 맞춘 지압으로 기분을 차분하게 가라앉혀서 잠을 잘 수 없을 경우에도 매우 도움이 되는 경혈이다. 전신이 눌린 듯한 답답함을 말끔하게 치료해 준다.

[위치] 명치의 위쪽으로, 흉골의 하단에서 약간 내려간 곳.

[치료] 시술자는 똑바로 누운 환자의 명치 위쪽을 양손의 엄지손가락으로 지압한다. 이때 환자의 호흡에 맞춰서 실시하는 것이 요령이다. 이렇게 지압을 하면 기분이 차분하게 가라앉게 된다. 잠을 잘 수 없을 경우에는 침상에서 심호흡을 하면서 혼자서 직접 가볍게 누르거나, 달팽이 모양처럼 둥글게 어루만지면 더욱 좋다.

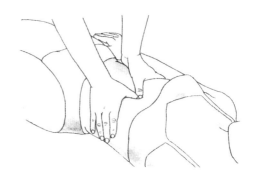

신문(神門) 두근거리거나 초조할 경우 기분을 가라앉히는 데 효과가 있다.

[위치] 손목의 관절 부분으로, 손바닥을 펴고 봤을 때 새끼손가락쪽의 가장자리 부분.

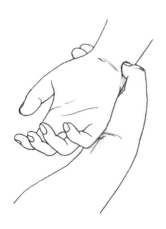

[치료] 엄지손가락으로 세게 자극을 준다. 불안감으로 두근거리거나, 초조해하거나 왠지 모르게 기분이 가라앉지 않고 떠있을 경우에 기분을 차분하게 가라앉히는 효과가 있다. 정신적인 부담이 있는 경우 가슴의 답답함도 완화시켜 준다.

조울병

[증상] 기분이 왠지 모르게 들떠있어서 활동적인 행동이 들떠있는 상태와 하루종일 기분이 좋지 않고 허탈감에 빠져있는 무기력한 우울 상태가 교대로 나타나는 증상이다. 또 들떠있는 상태의 경우에는 아침 일찍 눈을 뜨거나 밤에도 흥분이 되어 잠을 잘 수 없는 상태이고, 우울한 상태의 경우에는 아침에 일찍 일어나지 못하고 밤에도 잠을 자기 어려운 상태로 불면증이 나타나기도 한다.

조울증은 어느 쪽이든 하나의 상태만 나타나는 경우도 있고 특히 우울증만 나타나는 경우도 있다.

[치료 포인트] 주로 우울한 상태의 경우에는 온몸의 활력이 쇠약해지기 때문에 지압 요법으로는 체력 증강과 활력의 회복을 목표로 한다. 머리의 백회를 비롯하여 등과 가슴, 복부, 다리의 각 경혈을 지압 또는 뜸으로 자극한다.

특히 가슴의 전중이나 복부의 중완, 등의 심수, 허리의 신수 등 중점적으로 자극해야 할 경혈을 몇 개 선택하여 몇 주 정도 지속적으로 지압을 하면 효과가 있다.

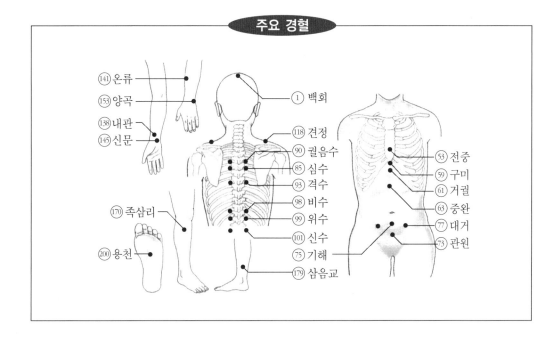

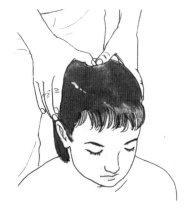

(141) 온류
(153) 양곡
(138) 내관
(145) 신문
(170) 족삼리
(200) 용천

(1) 백회
(118) 견정
(90) 궐음수
(85) 심수
(93) 격수
(98) 비수
(99) 위수
(101) 신수
(75) 기해
(179) 삼음교

(53) 전중
(59) 구미
(61) 거궐
(63) 중완
(77) 대거
(73) 관원

● 치료 방법

백회(百會) 머리가 무겁고 아픈 증상을 완화시키고 우울해진 기분을 말끔하게 한다.

[위치] 양쪽 귀에서 똑바로 올라간 선과 미간의 중심에서 올라간 선이 교차하는 머리의 꼭대기 부분.

[치료] 시술자는 환자의 머리를 감싸듯이 하고 마치 몸 중앙의 심지가 빠져 나가듯이 양손의 엄지손가락으로 지압을 한다. 우울한 상태에서 자주 나타나는 두통이나 머리가 무거운 증상을 완화시키고, 우울해진 기분을 말끔하고 상쾌하게 하는 데 효과가 있다.

심수(心兪) 심신의 긴장을 푸는 경혈로, 이 외에도 등의
각 경혈을 차례대로 지압한다.

[위치] 어깨뼈의 안쪽으로 등뼈(제5흉추)를 사이에 둔 양쪽 부분.

[치료] 시술자는 엎드려 있는 환자의
등에 양 손바닥을 대고 좌우의 경혈
을 동시에 약간의 힘을 가해서 누른
다. 이것은 온몸의 긴장을 푸는 데
효과가 있다. 등의 다른 경혈도 마찬
가지로 위에서부터 차례대로 부드럽
게 지압을 하면 좋다.

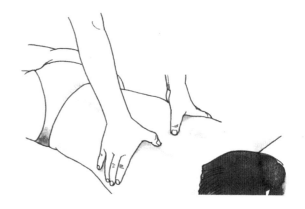

전중(膻中) 호흡기계와 순환기계의 기능을 조절하여 가슴이
답답한 기분도 완화시킬 수 있다.

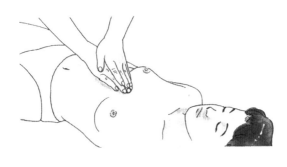

[위치] 좌우의 유두를 연결한 선의 한
가운데 부분.

[치료] 시술자는 바로 누운 환자의 가
슴 위에 손끝을 가지런하게 하여 양손
을 겹쳐서 놓고 정성껏 지압을 한다.
이 지압은 호흡기계와 순환기계의 기
능을 조절하고, 정신적인 증상에서 일어나는 가슴의 답답함을 완화시켜준다. 단 가슴
부위를 지압할 경우 너무 세게 누르지 않도록 주의해야 한다.

심신증

[증상] 생리적, 정신적인 요인이 깊은 관계가 있는 몸의 증상을 심신증이라고 한다. 즉 마음의 괴로움이나 불안감, 정신적인 피로, 스트레스 등이 원인이 되어 몸에 이상한 증상을 일으키는 것이다.

복통이나 식욕부진, 설사, 변비, 두통, 머리가 무거운 증상, 숨이 막힘, 두근거림, 탈모 등 나타나는 증상은 여러 가지이다.

[치료 포인트] 지압요법에서는 각 증상을 완화시키는 것과 동시에 심신을 건강하게 하도록 노력하는 것이 포인트이다.

순환기계의 증상을 완화시키기 위해서는 등의 심수, 가슴의 전중, 명치의 거궐, 머리의 백회, 손의 신문을 중심으로 한 경혈을 지압한다. 또 호흡기계의 증상에는 등의 폐수, 가슴 위쪽의 중부, 손의 공최를 중심으로 한 지압을 실시한다. 그리고 식욕부진이나 설사, 변비가 있는 경우에는 등의 비수, 위수, 복부의 중완, 족삼리 등의 각 경혈점을 중심으로 지압한다.

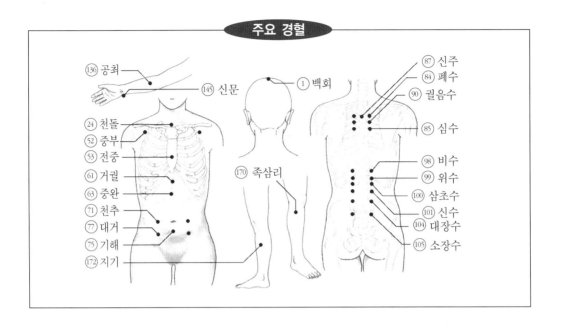

⑬⑥ 공최
⑭⑤ 신문
① 백회
⑧⑦ 신주
⑧④ 폐수
⑨⓪ 궐음수
⑧⑤ 심수

②④ 천돌
⑤② 중부
⑤③ 전중
⑥① 거궐
⑥③ 중완
⑦① 천추
⑦⑦ 대거
⑦⑤ 기해
⑰② 지기

⑰⓪ 족삼리

⑨⑧ 비수
⑨⑨ 위수
⑩⓪ 삼초수
⑩① 신수
⑩④ 대장수
⑩⑤ 소장수

치료 방법

폐수(肺兪) 호흡기계의 증상을 완화시키고 숨이 막히거나 가슴이 답답한 증상에 효과가 있다.

[위치] 어깨뼈의 안쪽으로, 척추(제3흉추)를 사이에 둔 양쪽 부분.

[치료] 시술자는 엎드려 있는 환자의 등에 양 손바닥을 대고 좌우의 경혈을 동시에 약간의 힘을 가해서 누른다. 이 경혈 지압은 심신의 긴장을 풀고 호흡기계의 기능을 조절하는 것이다. 심신증 중에서 숨이 막히거나 호흡곤란, 가슴이 답답한 증상이 있는 경우에 이용하면 효과적이다.

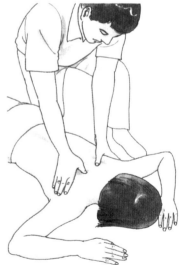

심수(心兪) 순환기계의 증상에 보다 효과가 있고 가슴이 두근거리거나 가슴의 통증을 가라앉히는 데도 유효하다.

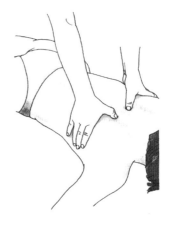

[위치] 어깨뼈의 안쪽으로 척추(제5흉추)를 사이에 둔 양쪽 부분.

[치료] 시술자는 엎드려 있는 환자의 등에 양 손바닥을 대고 좌우의 경혈을 동시에 약간의 힘을 가해서 누른다. 순환기계의 기능을 조절하는 데 매우 중요한 경혈이며, 심신증 중에서 가슴이 두근거리거나 가슴이 죄이는 듯한 답답한 증상이 있는 경우에 이용하면 좋다.

중완(中脘) 소화기능을 조절하여 식욕부진에 효과를 볼 수 있다.

[위치] 복부의 중심선상으로, 명치와 배꼽의 중간 부분.

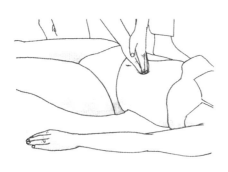

[치료] 소화기능을 조절하는 데 매우 중요한 경혈이다. 시술자는 바로 누운 환자의 복부에 손끝을 가지런하게 하고 양손을 겹쳐서 놓는다. 환자가 숨을 내쉬는 것에 맞춰서 가볍게 누른다. 계속해서 복부 마사지로 연결하여 실시하면 효과적이다. 심신증 중에서 식욕부진이나 위장에 이상 증상이 있는 경우에 이용하면 좋다.

안절부절못하는 증상 · 히스테리

[증상] 초조해지면 기분이 차분하지 않고 안절부절못하거나 때로는 몸을 조금씩밖에 움직이지 않거나 두근거리며 식은땀 등을 동반한다. 불만이나 감정이 억압되는 듯한 경우에 누구든지 이러한 증상이 나타나지만, 상태가 너무 지연되면 몸의 상태가 부조화 현상을 불러일으키기도 한다.

한편 히스테리는 감정의 억압이 강해지고 불만이 안으로 쌓여서 그 자체를 자기 자신이 참아낼 수 없을 경우에 몸의 통증, 경련, 마비 등 여러 가지로 심신의 증상이 나타나는 것을 말한다.

[치료 포인트] 목, 어깨, 등의 각 경혈을 지압하고 전체를 잘 마사지하여 긴장을 풀어준다. 특히 궐음수, 심수 등은 심신의 증상에 효과가 있는 경혈이므로 정성껏 주무르면서 누른다. 가슴의 전중과 복부의 각 경혈도 몸의 상태를 조절하기 위해서는 지압과 마사지를 병행하는 것이 좋다. 정신 안정과 활력 증진에는 손의 신문, 머리의 백회, 다리의 각 경혈을 주무르면 효과적이다.

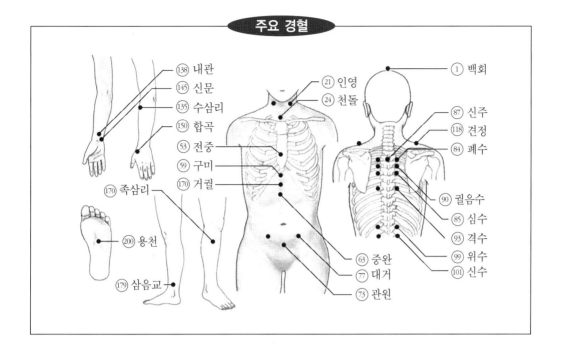

주요 경혈

138 내관
145 신문
135 수삼리
150 합곡
53 전중
59 구미
170 거궐
170 족삼리
200 용천
179 삼음교

21 인영
24 천돌
1 백회
87 신주
118 견정
84 폐수
90 궐음수
85 심수
93 격수
99 위수
101 신수
63 중완
77 대거
73 관원

🔘 치료 방법

신문(神門) 초조해하거나 마음이 뜰떠있고 가슴이 답답한 증상을 완화시킬 수 있다.

[위치] 손목의 관절에서 새끼손가락 부분의 가장자리.

[치료] 엄지손가락으로 세게 자극을 하면 불안감으로 두근거리거나 초조해하거나 왠지 모르게 마음이 들뜨고 진정되지 않을 경우에 효과가 있다. 또한 정신적인 부담이 있는 경우나 가슴이 답답한 증상도 완화시켜 준다.

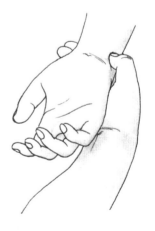

궐음수(厥陰兪) 정신적인 고통이나 숨 쉬기 곤란한 증상을 완화시킨다.

[위치] 어깨뼈의 안쪽으로, 척추(제4흉추)를 사이에 둔 양쪽 부분.

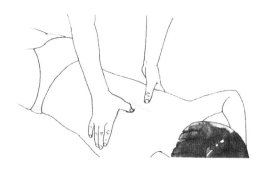

[치료] 시술자는 엎드려 있는 환자의 등에 양손을 대고 좌우의 경혈을 동시에 약간의 힘을 가해서 누른다. 정신적인 고통이나 숨 쉬기 곤란한 증상을 완화시키는 데 효과가 있다. 그리고 이 경혈을 포함하여 등의 각 경혈점을 지압하면 온몸을 편안하게 해주는 데 좋다.

전중(膻中) 호흡기계와 순환기계의 기능을 조절하고 기분이 들떠서 가슴이 답답하거나 호흡이 곤란한 증상에 효과적이다.

[위치] 좌우의 유두를 연결한 선 한가운데 부분.

[치료] 시술자는 바로 누운 환자의 가슴 위에 손끝을 가지런하게 하여 양손을 겹쳐서 놓고 지압을 한다. 이 지압에 의해서 호흡기계와 순환기계의 기능을 조절하고, 기분이 들떠서 가슴이 답답하거나 호흡이 곤란한 증상을 완화시킨다. 이 지압과 병행하여 환자가 스스로 심호흡을 하면서 천천히 가슴 전체를 어루만지면 더욱 안정될 수 있다.

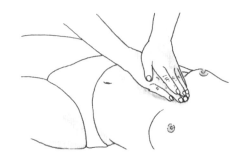

어린이의 질병과 증상

갓난아이가 한밤중에 울 때 · 신경질

[증상] 한밤중에 갑자기 울기 시작하는 것은 신경이 예민한 어린이에게 자주 일어나는 증상이다. 흔히 말해서 「신경질」이라고 불리는 것으로 어린이의 마음이 불안정하여 신경질적인 상태가 되는 것을 말하고 주로 밤에 우는 원인의 하나이기도 하다.

단 갓난아이의 경우에는 배가 고플 때나 기저귀가 젖었을 경우에 주야 상관없이 우는 것은 당연한 것으로 신경이 예민해서 우는 것은 아니다.

[치료 포인트] 이러한 증상이 나타나는 아이들의 경우에는 신경에 거슬리는 무서운 이야기를 삼가고 무리하게 예의 범절을 가르치지 않도록 주의해야 한다.

이런 경우의 지압요법으로는 등의 신주나 가슴의 구미, 허리의 신수 등을 가볍게 지압하여 어린이의 기분을 좋게 바꿔주는 것이다. 어린이에게 지압을 할 경우에는 너무 세게 누르지 말고 가볍게 힘을 가해서 지압을 하는 것이 매우 중요하다. 가령 납작한 소형 체중계를 눌러보았을 500g에서 1kg 정도에서 바늘이 왔다 갔다 할 정도의 압력으로 누르는 것이 가장 적당하다.

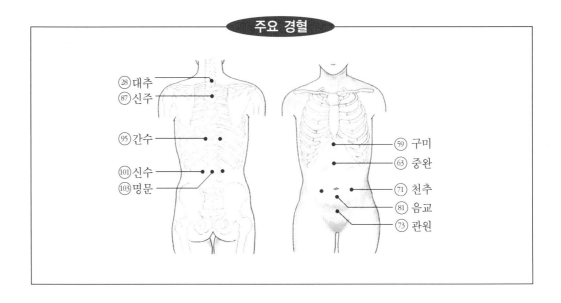

주요 경혈

- ㉘대추
- ㉘신주
- ㉟간수
- ⑩신수
- ⑩명문
- ㊾구미
- ㊿중완
- ⑦천추
- ㊶음교
- ㊷관원

🔵 치료 방법

구미(鳩尾)　잠자리에서 어린이가 보챌 경우 가볍게
이 경혈을 어루만져주면 좋다.

[위치] 명치 윗부분으로 흉골의 하단에서 조금 아랫부분.

[치료] 시술자는 바로 누운 어린이의
명치 윗부분을 양손의 엄지손가락으
로 지압을 한다. 어린이의 호흡에 맞
춰서 실시하는 것이 요령이다. 잠자리
에서 어린이가 보챌 경우에는 가볍게
달팽이 모양처럼 둥글게 이 부분을 어
루만져주면 좋다.

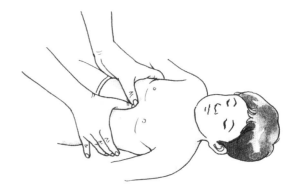

신주(身柱) 어린이들만의 특유한 증상에 효과 좋은 경혈로 지압을 하거나 뜸을 뜨면 매우 효과적이다.

[위치] 척추 위, 제3흉추와 제4흉추의 사이 부분.

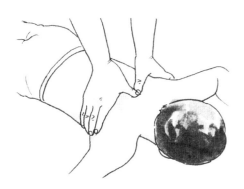

[치료] 몸의 기둥에 해당되는 경혈로 옛날부터 어린이들에게는 만병에 효과가 있다고 알려져 있는 곳이다. 양손의 엄지손가락으로 가볍게 주무르듯이 누르거나 뜸을 뜨면 효과가 있다. 다만 이 경혈은 너무 세게 지압을 하지 말고, 또 뜸을 뜰 경우에는 따뜻할 정도로 너무 뜨겁지 않도록 신경을 쓰는 것이 매우 중요하다.

신수(腎兪) 신경질적인 어린이도 이 경혈을 지압하면 몸의 긴장이 풀어진다.

[위치] 늑골의 가장 아래(제12늑골)의 끝과 같은 높이로, 척추를 사이에 둔 양쪽 부분.

[치료] 시술자는 어린이를 엎드리게 하고 양손의 엄지손가락으로 가볍게 경혈을 누른다. 신경질적인 어린이라도 이렇게 지압을 하면 몸의 긴장이 풀리고 몸의 상태를 조절할 수 있다. 이 경혈은 온몸에 활력을 불어넣는 효과도 있다.

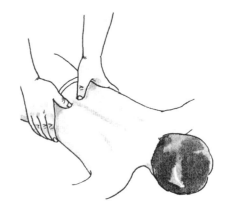

야뇨증

[증상] 야뇨증이란 어린이가 잠이 든 후에 오줌을 싸는 것을 말한다. 3~4살 정도 지났는데도 아무 때나 오줌을 싸는 것이 고쳐지지 않을 경우에는 정신적인 것이 원인으로 일어나는 경우가 많다.

또 야뇨증인 어린이의 엉덩이와 발은 차가운 경우가 많아서 야뇨증을 어린이 냉증의 일종이라고도 할 수 있다.

[치료 포인트] 잠을 자기 전에는 방광을 비우고 수분의 흡수를 막거나 배출을 시키고, 오줌을 싸더라도 무턱대고 혼내지 않도록 주의해야 한다.

지압요법에서는 복부의 관원, 수분, 중극, 허리의 신수, 방광수 등을 중심으로 각 경혈을 자극한다. 지압도 좋지만 이 경우에는 뜸을 뜨는 것이 더욱더 효과적이다. 단 어린이이기 때문에 너무 뜨겁게 뜸을 뜨지 않는 것이 중요하다.

그 외에도 백회, 견정 등의 자극은 온몸이 기능을 조절하고, 발의 각 경혈점은 냉증 치료에 효과가 있다.

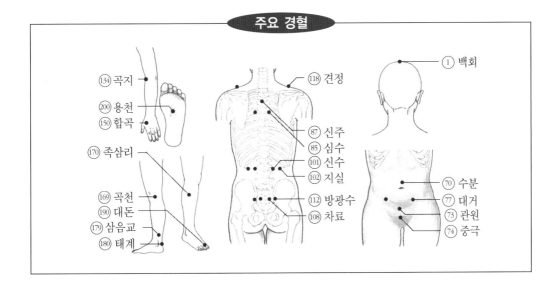

⑭ 곡지
⑳ 용천
⑮ 합곡
⑰ 족삼리
⑲ 곡천
⑲ 대돈
⑰ 삼음교
⑱ 태계

⑱ 견정
⑧ 신주
⑧ 심수
⑩ 신수
⑩ 지실
⑪ 방광수
⑩ 차료

① 백회
⑦ 수분
⑦ 대거
⑦ 관원
⑦ 중극

치료 방법

신수(腎兪) 엉덩이에 둘러싸여 있는 혈액의 순환을 좋게 하고, 야뇨증의 어린이에게 많이 나타나는 허리에서 아랫부분이 차가운 증상을 완화시킬 수 있다.

[위치] 가장 아래의 늑골 끝과 같은 높이로, 척추를 사이에 둔 양쪽 부분.

[치료] 시술자는 어린이의 허리에 양손을 대고 엄지손가락으로 부드럽게 경혈을 누른다. 또 야뇨증인 어린이는 허리에서 아랫부분이 차가운 경우가 많다. 이 경혈점과 근처에 있는 지실(志室)을 함께 천천히 주무르듯이 풀면 허리의 긴장이 풀리고 혈액순환이 좋아지며 차가운 증상을 완화시킬 수도 있다.

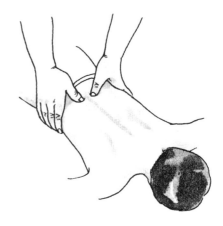

방광수(膀胱兪) 비뇨기계의 증상에 좋은 효과가 있고
야뇨증에서도 효과적이다.

[위치] 엉덩이의 편평한 뼈(仙骨) 위에서 2번째로 오목하게 들어간 부분에서 손가락 1마디만큼 떨어진 바깥쪽 부분.

[치료] 시술자는 엎드려 있는 어린이의 허리에 양 손바닥을 대고 엉덩이를 감싸듯이 하여 좌우의 경혈을 엄지손가락으로 부드럽게 누른다. 비뇨기계의 치료에서 빠지지 않는 경혈이며 야뇨증에도 효과가 있다. 허리 전체를 가볍게 마사지하면 더욱 좋다.

수분(水分) 몸의 수분을 조절하는 중요한 경혈로,
어린이의 경우에는 가볍게 자극을 한다.

[위치] 배꼽에서 손가락 1마디만큼의 윗부분.

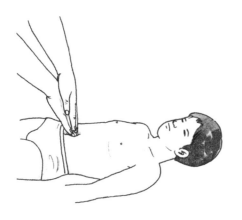

[치료] 몸의 수분을 조절하는 경혈이다. 시술자는 양손의 집게손가락과 가운뎃손가락, 약손가락을 가지런하게 놓고 어린이의 복부 지방이 가볍게 들어갈 정도로 지압을 하도록 한다. 특히 어린이를 지압할 경우에는 힘의 가감에 주의해야 한다. 중극과 관원 등과 함께 뜸을 뜨는 것도 효과적이다.

소아 허약 체질

[증상] 허약 체질이란 생리적으로 불안정하고 자극에 대해서 과민하게 반응하기 쉬운 체질을 말한다. 어린이의 경우는 일반적으로 마른 체형으로 혈색이 좋지 않을 뿐더러 식욕도 좋지 않다. 쉬 피곤하거나 감기에 걸리기 쉽고 치료하기 어려운 경향이 있으며 천식 증상을 일으키기 쉬운 것이 특징이다.

또 한편으로는 건강하게 보이는 살찐 어린이나 비만 아이라도 피부에 탄력이 없고 근육의 발달이 나쁜 타입은 허약 체질일 경우도 있다.

[치료 포인트] 소아 허약 체질의 지압요법으로는 온몸의 기능을 조절하고 체력 증진을 도모한다. 허약 체질인 어린이는 등의 신주나 목덜미의 대추에 반응이 나타나기 때문에 여기가 치료의 포인트가 된다. 머리의 백회와 허리의 신수를 비롯하여 등과 복부의 각 경혈을 부드럽게 지압하여 온몸의 상태를 조절한다. 감기에 걸리기 쉬운 경우에는 풍문을 지압하는 것도 효과적이다.

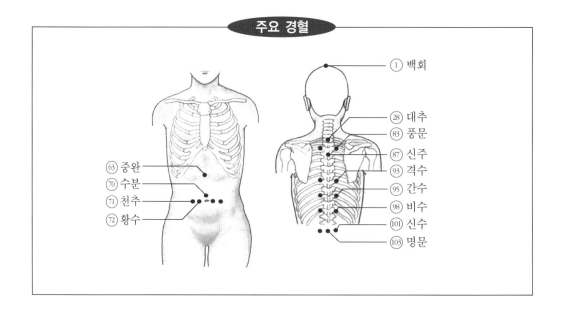

주요 경혈

① 백회
㉘ 대추
㉓ 풍문
㉘ 신주
㉓ 격수
㉕ 간수
㉘ 비수
⑩ 신수
⑩ 명문

㉓ 중완
⑩ 수분
㉑ 천추
㉒ 황수

🔵 치료 방법

대추(大椎) 알레르기 체질로 몸이 약한 어린이의
치료에 매우 효과가 좋다.

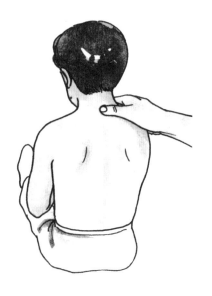

[위치] 목덜미의 중심, 경추의 가장 아랫부분.

[치료] 한 손으로 어린이의 몸을 지탱하면서 다른 한 손의 엄지손가락으로 경혈을 가볍게 주무르듯이 누른다. 알레르기 체질로 몸이 약한 어린이의 경우에는 이 부분이 결리기 때문에 잘 풀어주면 좋고 또 뜸을 뜨는 것도 효과적이다.

신주(身柱)	어린이의 몸을 건강하게 하고 여러 가지 증상에 효과가 있다.

[위치] 척추 위, 제3흉추와 제4흉추의 사이 부분.

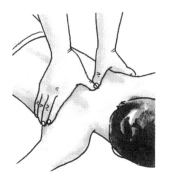

[치료] 신주 경혈은 「흩어진 기(氣)」라고 해서 여러 가지 병이나 증상의 원인을 분산시키고, 어린이의 몸을 건강하게 한다는 경혈이다. 양손의 엄지손가락으로 가볍게 주무르듯이 누르거나 뜸을 뜨면 매우 효과가 있다. 어린이를 치료할 경우에는 지압은 부드럽게 하고 뜸은 따뜻할 정도로 너무 뜨겁지 않게 하는 것이 요령이다.

신수(腎兪)	몸의 긴장을 풀고 전신에 활력을 불어넣는 경혈이다.

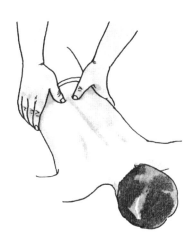

[위치] 늑골의 가장 아래(제12늑골)의 끝과 같은 높이로, 척추를 사이에 둔 양쪽 부분.

[치료] 시술자는 어린이를 엎드리게 하고 양손의 엄지손가락으로 천천히 부드럽게 지압을 한다. 이렇게 지압을 함에 따라서 어린이 몸의 긴장을 풀 수 있고, 체력 향상과 온몸의 활력을 증강시키는 데 효과적이다.

소아천식

[증상] 갑자기 너무 심하게 기침을 하여 호흡이 곤란해지거나 숨을 쉴 때 목에서 이상한 소리가 나는 것이 주된 증상이다. 알레르기 체질인 어린이나 감기에 걸리기 쉽고 치료하기 어려운 허약 체질의 어린이에게 많이 나타난다.

[치료 포인트] 천식 발작시에는 목의 천주, 손의 공최나 협백을 주무르면서 누르면 기침을 진정시킬 수 있다. 손을 뜨거운 물로 따뜻하게 하는 것만으로도 효과가 있다. 알레르기 체질이라면 목덜미 부분의 대추에 자극을 주는 것이 좋을 것이다. 특히 목의 인영, 천돌, 가슴 윗부분의 중부, 등의 폐수, 허리의 신수 등을 가볍게 누르면 효과적이다.

지압이나 마사지도 효과적이지만 꾸준하게 뜸을 뜨는 것도 매우 효과가 있다. 단 어린이이기 때문에 뜸을 뜰 경우에는 너무 뜨겁지 않게 치료하는 것이 요령이다.

주요 경혈

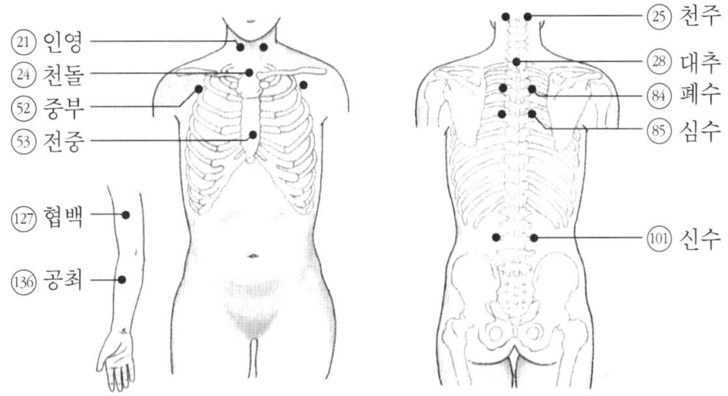

㉑ 인영
㉔ 천돌
(52) 중부
(53) 전중
(127) 협백
(136) 공최
㉕ 천주
㉘ 대추
(84) 폐수
(85) 심수
(101) 신수

치료 방법

중부(中府) 계속되는 기침을 가라앉히고 숨을 쉬기 곤란한 증상을 완화시킬 수 있다.

[위치] 쇄골 아래로, 제2늑골의 바깥쪽과 어깨관절의 사이에 오목하게 들어간 부분.

[치료] 시술자는 바로 누워 있는 어린이의 양쪽 어깨를 잡듯이 하고 엄지손가락을 가볍게 주무르면서 풀어준다. 호흡기계의 증상에 효과가 있고 심한 기침이나 숨 쉬기 곤란한 증상을 완화시킬 수 있다. 손의 공최도 함께 지압하면 더욱 효과적이다.

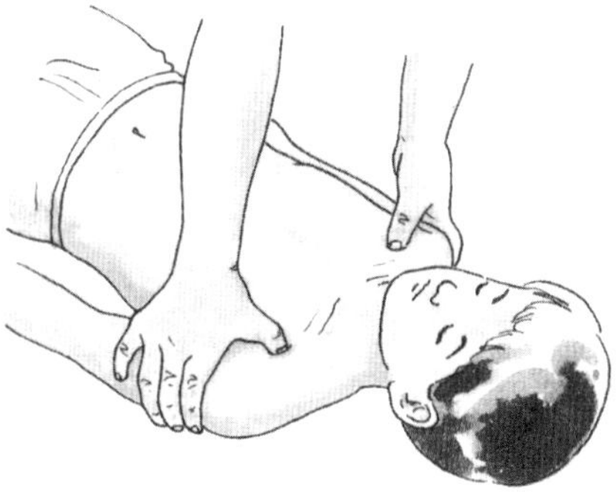

천돌(天突) 기도를 느슨하게 하여 기침을 가라앉히는 경혈로 아프지 않도록 주의하면서 지압을 한다.

[위치] 흉골의 윗부분으로 좌우의 쇄골 사이에 오목하게 들어간 부분.

[치료] 목에서 흉골쪽을 향하여 손가락으로 가볍게 주무르듯이 지압을 한다. 이 경혈을 지압할 때도 어린이가 아프지 않도록 힘의 가감을 생각하는 것이 매우 중요하다. 이렇게 지압을 함에 따라서 기도가 느슨해져서 기침을 진정시킬 수 있다.

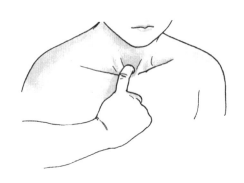

폐수(肺兪) 등의 긴장을 풀어주고 호흡기계의 증상에 효과가 있는 경혈이다.

[위치] 어깨뼈의 안쪽으로, 척추(제3흉추)를 사이에 둔 양쪽 부분.

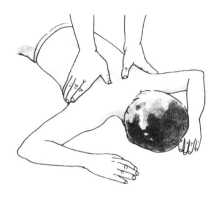

[치료] 시술자는 엎드려 있는 어린이의 등에 양 손바닥을 대고 좌우의 경혈을 동시에 가볍게 누른다. 이 경혈 지압은 등의 긴장을 풀어주고 호흡기의 기능을 조절하는 효과가 있으며, 천식에 의한 호흡 곤란이나 가슴이 답답한 증상 등을 완화시킬 수 있다.

남성의 질병과 증상

임포텐츠

[증상] 발기부전 또는 발기해도 사정에 이르기 못하고 성욕이 감퇴하는 등과 같은 증상에 대표적인 남성의 성적 불능을 임포텐츠라고 한다. 이 병의 원인으로는 호르몬의 조절이 원만하지 않거나 척추에 장애가 생긴 경우 등으로 인하여 일어나지만, 대부분은 피로나 심리적인 요인이 큰 영향을 미치기도 한다.

[치료 포인트] 심리적인 원인으로 인한 성적 불능에는 특히 지압요법과 뜸이 효과적이다. 등과 허리의 각 경혈을 주무르듯이 눌러서 근육의 긴장을 풀어준다.

허리의 신수는 스태미나 증진, 중려수(中膂兪)와 방광수는 골반 내의 장기의 기능 조절, 대장수와 차료(次髎)는 비뇨와 배설기능 강화에 효과가 있기 때문에 정성껏 지압을 반복하는 것이 좋다.

복부는 대혁(大赫), 중극, 관원을 중심으로 지압과 마사지를 병행한다. 내장기능의 조절에는 다리의 각 경혈점 등을 지압하면 효과가 있다.

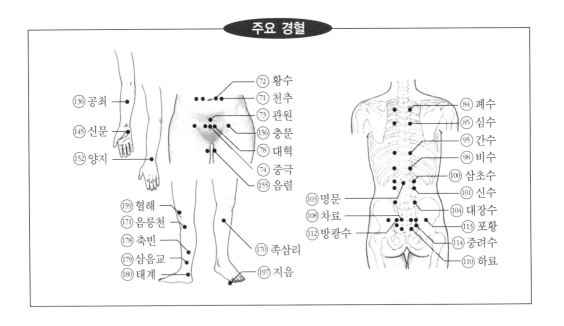

주요 경혈

⑬⑥ 공최
⑭⑤ 신문
⑮② 양지

㉒ 황수
㉑ 천추
㉓ 관원
⑯⑥ 충문
㊆⑧ 대혁
㉔ 중극
⑮⑤ 음렴

⑯⑨ 혈해
⑰① 음릉천
⑰⑧ 축빈
⑰⑨ 삼음교
⑱⓪ 태계

⑰⓪ 족삼리
⑲⑦ 지음

⑧④ 폐수
⑧⑤ 심수
⑨⑤ 간수
⑨⑧ 비수
⑩⓪ 삼초수
⑩① 신수
⑩④ 대장수
⑪③ 포황
⑪④ 중려수
⑪⓪ 하료

⑩③ 명문
⑩⑧ 차료
⑪② 방광수

● 치료 방법

신수(腎兪) 정력 감퇴의 원인, 피로감을 풀고 스태미나와 활력을 증진시킨다.

[위치] 늑골의 가장 아래(제12늑골)의 끝과 같은 높이로, 척추를 사이에 둔 양쪽 부분.

[치료] 시술자는 환자를 엎드리게 하고 양손의 엄지 손가락을 경혈점에 대고 천천히 지압을 하여 허리의 뻐근함을 주무르면서 풀어준다. 이렇게 지압을 함에 따라서 몸의 긴장이 풀리고 나른함과 피로감도 완화시킨다. 또 신수는 온몸에 스태미나와 활력을 불어넣는 경혈이기도 하다.

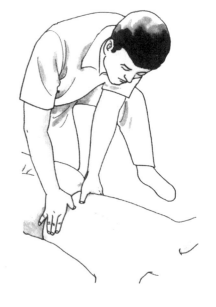

중려수(中膂兪) 남성 성기에 나타나는 증상에 효과가 좋은 경혈이며,
천천히 반복하여 지압을 한다.

[위치] 엉덩이의 편평한 뼈 위에 3번째로 오목하게 들어간 부분(第3後仙骨孔)에서 손가락 2마디만큼 바깥쪽 부분.

[치료] 시술자는 엎드려 있는 환자의 엉덩이를 양 손바닥으로 감싸듯이 하고 엄지손가락으로 몇 초 동안 지압을 반복한다. 남성 성기에 나타나는 증상에 효과가 좋은 경혈이며, 바로 옆에 있는 차료도 함께 지압하면 좋다.

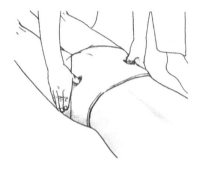

대혁(大赫) 임포텐츠에 특히 효과가 좋은 경혈로 하복부에
힘을 넣어 발기력을 높인다.

[위치] 배꼽에서 손가락 4개마디만큼 아랫부분으로 몸의 중심선에서 약간 바깥쪽 부분.

[치료] 집게손가락과 가운뎃손가락, 약손가락을 가지런하게 놓고 하복부의 지방이 들어갈 정도로 지압을 한다. 환자의 호흡에 맞춰서 천천히 지압을 하는 것이 요령이다. 이 경혈 지압은 약 15~20초간 눌렀다가 천천히 떼는 것이 좋다. 임포텐츠의 치료에 가장 잘 이용되는 경혈점이며, 반복하여 지압을 하면 하복부에 힘을 넣기 쉬워지므로 발기력이 높아진다.

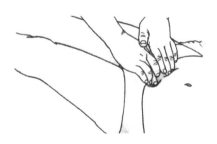

전립선 비대증

[증상] 초기에는 소변을 보기 어렵고 방뇨할 힘이 없기 때문에 배뇨하는데 시간이 걸린다. 또 배뇨 횟수가 늘어나게 되는 등의 증상이 나타나기도 한다. 이는 중고령 이상의 남성에게 많은 증상으로 심해지면 남아 있는 소변이 차츰 많아지게 되어 방광의 확장과 신장의 기능 저하를 가져오고, 요독증(尿毒症)을 일으키는 경우도 있기 때문에 주의해야 할 필요가 있다. 또 전립선 비대증이 원인으로 임포텐츠가 되는 경우도 있다.

[치료 포인트] 복부의 중극, 대혁 등을 중심으로 각 경혈을 지압한다. 배뇨기능의 회복에는 수도, 곡골(曲骨)을 지압하고 활력 증진에는 황수, 관원의 지압이 효과적이다.

등의 간수, 허리의 신수, 명문(命門), 방광수(膀胱兪)도 비뇨기와 몸 전체의 기능에 효과가 있기 때문에 정성껏 지압을 해야 한다. 남성 성기의 기능 개선에는 허리의 상료 · 중료 · 하료와 차료를 지압하면 좋으며 다리의 여구(蠡溝), 태충 등의 각 경혈점을 지압 또는 뜸으로 자극하면 효과적이다.

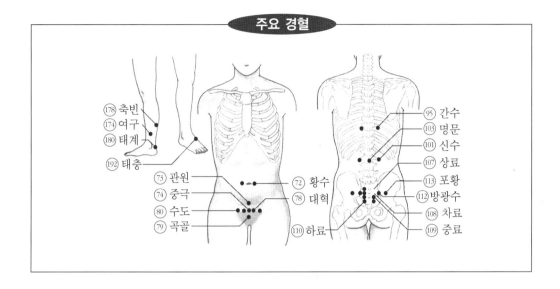

(178) 축빈
(174) 여구
(180) 태계
(192) 태충

(73) 관원
(74) 중극
(80) 수도
(79) 곡골

(72) 황수
(78) 대혁
(110) 하료

(95) 간수
(103) 명문
(101) 신수
(107) 상료
(113) 포황
(112) 방광수
(108) 차료
(109) 중료

● 치료 방법

중극(中極) 전립선 비대증에서 오는 증상으로 배뇨가 곤란한 경우 등 비뇨기계의 모든 증상에 효과가 좋다.

[위치] 배꼽에서 손가락 4마디만큼 아랫부분.

[치료] 시술자는 바로 누운 환자의 하복부에 양손의 집게손가락, 가운뎃손가락, 약손가락을 가지런하게 겹쳐 놓고, 환자의 하복부의 지방이 가볍게 들어갈 정도로 지압을 한다. 이것은 비뇨기계의 모든 증상을 완화시키고, 전립선 비대증 때문에 일어나는 증상으로 배뇨가 곤란한 경우 등에 매우 효과가 있다. 또 이 경혈에 뜸을 뜨는 것도 매우 좋다.

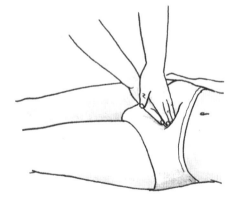

소변을 너무 자주 보는 증상 등 비뇨기계의 증상에
효과가 있다.

[위치] 엉덩이의 편평한 뼈 위에서 2번째로 오목하게 들어간 부분에서 손가락 1마디만
큼 바깥쪽 부분.

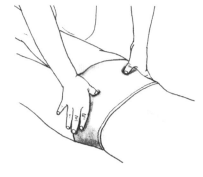

[치료] 시술자는 엎드려 있는 환자의 허리에 양 손
바닥을 대고 엉덩이를 감싸듯이 하여 좌우의 경혈
을 엄지손가락으로 정성껏 지압한다. 소변을 자주
보는 증상이 있을 경우에 특히 효과적이다. 또 이
경혈 지압과 함께 허리 전체를 가볍게 마사지하면
더욱 좋다.

태충(太衝) 평소에도 엄지손가락으로 누르면서 주무르면
배뇨를 편안하게 볼 수 있게 된다.

[위치] 발등의 높은 부분으로, 엄지발가락과 그 옆의 발가락의 사이 부분.

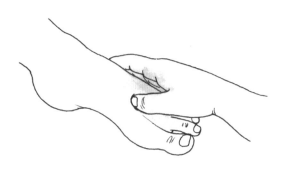

[치료] 소변을 보기 쉽게 하는 효과가 있
다. 따라서 평소에도 엄지손가락으로 잘
누르면서 주무르거나 뜸을 뜨거나 해도
좋다. 비뇨기계의 증상은 발이 차가워짐
에 따라서 악화되기 때문에 이 경혈점
외의 발의 각 경혈을 함께 지압하면 발
의 차가운 증상도 완화시킬 수 있다.

여성의 질병과 증상

월경불순 · 월경통 · 월경곤란증

[증상] 월경주기가 맞지 않는 경우를 월경불순이라고 말한다. 대부분은 호르몬의 밸런스가 무너졌을 때에 일어나지만, 3주간에서 40일 정도의 주기는 병적인 것은 아니다.

한편 월경 시에 하복부가 당기고 아프며, 허리가 차갑고 통증이 오거나 나른해지는 등의 증상을 호소하는 것이 월경통이다. 또 월경통을 포함하여 현기증이 일어나거나 두통, 어깨 결림, 기분이 나빠지는 등 월경 시에 여러 가지 불쾌한 증상이 일어나는 것을 월경곤란증이라고 말한다.

[치료 포인트] 월경에 관한 증상은 허리에 집중되어 있는 경혈을 자극하여 혈액순환을 촉진하면 어느 정도는 진정시킬 수 있다. 그 중에서도 허리의 상료 · 중료 · 하료와 차료는 생식기의 기능을 조절하는 효과가 있는 경혈이다. 차가운 증상을 완화시키기 위해서는 태계, 지실 등 다리와 허리의 각 경혈을 잘 주무르듯이 누르면 매우 좋다.

월경이 늦어지기 일쑤라면 복부의 관원, 허리의 신수를 비롯하여 간수, 백회, 풍지, 천주, 삼음교, 음릉천 등을 지압하거나 뜸을 뜨거나 하여 자극을 준다. 또한 반대로 월경이 앞당겨지는 사람이라면 신수, 중완 등을 마찬가지로 자극한다.

그 외에도 경혈(經血)의 양에 이상이 있을 경우에는 다리의 혈해(血海), 상기되거나 두통에는 머리의 각 경혈의 지압이 효과적이다. 또 손의 합곡에는 진통 효과가 있어서 이곳도 지압을 하면 좋다.

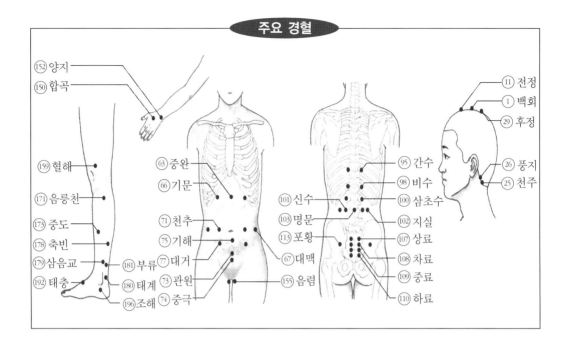

주요 경혈

⑮⑫ 양지
⑮⑩ 합곡

⑪ 전정
① 백회
㉙ 후정
㉖ 풍지
㉕ 천주

⑮⑨ 혈해
⑰① 음릉천
⑰③ 중도
⑰⑧ 축빈
⑰⑨ 삼음교
⑲② 태충
⑱① 부류
⑱⓪ 태계
⑲⑥ 조해

㉒③ 중완
㉖⑥ 기문
⑦① 천추
⑦⑤ 기해
⑦⑦ 대거
⑦③ 관원
⑦④ 중극

㉕⑤ 음렴
⑥⑦ 대맥

⑩① 신수
⑩③ 명문
⑪③ 포황

㉙⑤ 간수
㉙⑧ 비수
⑩⓪ 삼초수
⑩② 지실
⑩⑦ 상료
⑩⑧ 차료
⑩⑨ 중료
⑪⓪ 하료

🔵 치료 방법

천주(天柱) 두통이나 기분이 나쁜 증상 등 월경 시의
불쾌한 증상을 진정시킬 수 있다.

[위치] 목뒤에 머리카락이 나는 부분으로 두 개의 굵
은 근육의 바깥쪽에 오목하게 들어간 부분.

[치료] 시술자는 환자의 머리 뒤에서 양손으로 감싸
안듯이 하고 엄지손가락으로 주무르듯이 경혈을 누
른다. 두통이나 머리가 무거운 증상, 나른함 등을 비
롯하여 월경 시에 나타나는 특유한 심신의 불쾌한 증
상을 완화시키는 효과가 있다

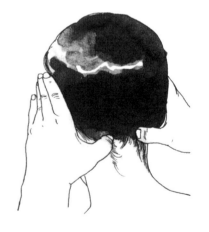

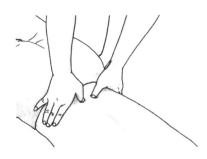

신수(腎兪)　허리의 뻐근함이나 나른함을 풀고 차가운
증상을 완화시킨다.

[위치] 가장 아래의 늑골 끝과 같은 높이로 척추를 사이에 둔 양쪽 부분.

[치료] 시술자는 환자를 엎드리게 하고 양손의 엄
지손가락으로 천천히 지압을 한다. 이 지압에 따라
서 허리의 뻐근함과 나른함이 풀리고 차가운 증상
도 완화시킨다. 월경불순의 경우에는 뜸을 이용하
면 효과적이다.

관원(關元)　월경통과 월경불순에 효과가 있는 경혈로
뜸을 뜨는 것이 매우 효과적이다.

[위치] 몸의 중심선상으로, 배꼽에서 손가락 3마디만큼 아랫부분.

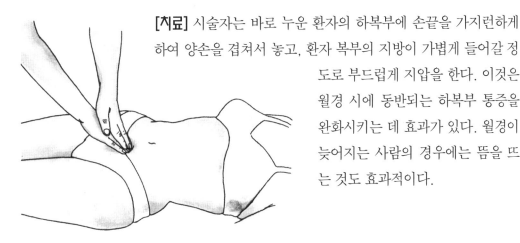

[치료] 시술자는 바로 누운 환자의 하복부에 손끝을 가지런하게
하여 양손을 겹쳐서 놓고, 환자 복부의 지방이 가볍게 들어갈 정
도로 부드럽게 지압을 한다. 이것은
월경 시에 동반되는 하복부 통증을
완화시키는 데 효과가 있다. 월경이
늦어지는 사람의 경우에는 뜸을 뜨
는 것도 효과적이다.

하료(下髎) 허리를 둘러싸고 있는 혈액순환을 좋게 하고 생식기의 기능을 조절한다.

[위치] 엉덩이의 편평한 뼈에서 위쪽으로 4번째 오목하게 들어간(第4後仙骨孔) 부분의 한가운데.

[치료] 시술자는 환자의 허리에 양손을 대고 엄지손가락으로 경혈을 누른다. 이 경혈을 중심으로 허리의 각 경혈을 천천히 주무르면서 풀면 허리의 긴장이 풀리고 혈액순환이 좋아지게 된다. 또 생식기의 기능을 조절하는 경혈이기도 하다.

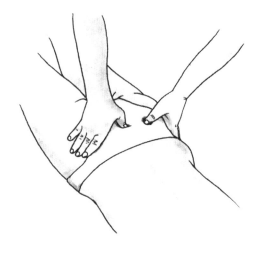

합곡(合谷) 월경통이 심할 때는 손가락이 파고들어 갈 정도로 세게 누르면 통증이 완화된다.

[위치] 손등에서 엄지손가락과 집게손가락의 사이 부분.

[치료] 시술자는 환자의 손목을 한 손으로 지탱하고 다른 한 손으로 환자와 악수하듯이 하며, 시술자의 엄지손가락이 환자의 손등으로 파고들어 갈 정도로 세게 누른다. 월경통으로 인한 통증이 심해서 욱신거리는 듯한 느낌을 완화시키는 효과가 있다.

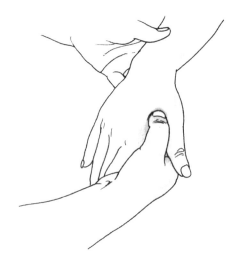

혈해(血海) 혈액순환을 좋게 하고 출혈량의 이상 유무를 조절하는 데도 효과적이다.

[위치] 슬개골의 안쪽으로 손가락 3마디만큼의 윗부분.

[치료] 시술자는 환자의 무릎 위를 잡듯이 하고 손가락으로 세게 누르면서 주무른다. 혈해는 혈액순환을 좋게 하고 산부인과에 관한 병의 모든 증상에 매우 좋은 효과가 있는 경혈이다. 차가운 증상을 완화시키고 출혈량의 이상 유무를 조절하는 데도 매우 효과적이다.

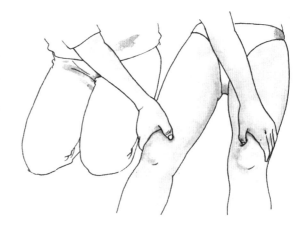

갱년기장애

[증상] 갱년기장애는 두통이나 머리가 무거운 증상, 어깨 결림, 요통, 가슴이 두근거리거나 숨이 차고 피로하거나 차가운 증상, 현기증이 일어나거나 심신이 불쾌한 증상 등이 나타나는데 그 증상은 사람에 따라서 여러 가지이다.

40세부터 50세대의 여성에게 나타나기 때문에 폐경기 전후 등 주로 생식 호르몬의 분비 저하에 동반하여 발생하기도 한다.

[치료 포인트] 동양의학에서는 여성의 월경과 호르몬의 이상에 관련하여 일어나는 모든 증상을 「인체의 혈맥증」이라고 하여, 체내 기혈(氣血)의 흐름이 나쁘기 때문에 일어나는 증상이라고 한다. 따라서 온몸의 상태를 조절하여 혈액순환을 좋게 하는 치료를 하는 게 중요하다.

특히 다리의 혈해, 등의 간수, 비수는 「인체의 혈맥증」에 매우 효과가 있다. 삼음교 등 다리의 각 경혈도 차가운 증상이나 여성의 질병과 증상에 효과가 있다.

포황(胞肓) 등 허리의 각 경혈도 골반내장기계의 기능 조절과 허리의 통증에 유효하다. 복부가 당기는 증상이 있으면 대거 등 복부의 각 경혈을 지압하고, 두통이 있으면 머리의 백회를, 현기증이 생길 경우에는 뒷목의 천주나 풍지를 지압한다.

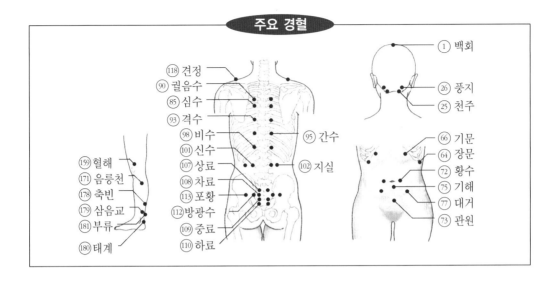

주요 경혈

① 백회
⑱ 견정
⑳ 궐음수
㉖ 풍지
㉕ 천주
㊃ 심수
㊍ 격수
㊄ 비수   ㊝ 간수
⑯ 기문
⑯ 신수
⑭ 장문
㊀ 상료   ⑩ 지실
⑫ 황수
㊉ 혈해
㊈ 차료
⑮ 기해
㊐ 음릉천
⑬ 포황
⑰ 대거
㊆ 축빈
⑫ 방광수
⑬ 관원
㊒ 삼음교
㊏ 중료
㊓ 부류
⑩ 하료
⑱ 태계

🔵 치료 방법

대거(大巨) 지압과 마사지를 병행하여 하복부가 당기거나
불쾌한 증상을 완화시킨다.

[위치] 배꼽에서 손가락 2마디만큼 바깥쪽 부분에서 다시 손가락 2마디만큼 아래로 내려간 부분.

[치료] 시술자는 양손의 엄지손가락으로 바로 누운 환자의 하복부의 지방이 가볍게 들어갈 정도로 지압을 한다. 관원 등의 지압이나 복부 전체를 마사지하면 하복부가 당기거나 불쾌한 증상을 완화시켜준다.

혈해(血海)　혈액순환을 좋게 하고 여성의 질병과 모든 증상에 효과가 있다.

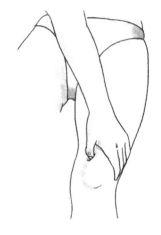

[위치] 슬개골의 안쪽으로 손가락 3마디만큼 위로 올라간 부분.

[치료] 시술자는 환자의 무릎을 잡듯이 하고 손가락으로 세게 누르면서 주무른다. 혈해는 혈액순환을 좋게 하고 여성의 질병과 모든 증상에 매우 효과가 좋은 경혈이다. 다리의 삼음교도 함께 지압하면 차가운 증상을 완화시킬 수 있어 더욱 효과적이다.

포황(胞肓)　허리의 나른함과 차가운 증상에 매우 효과가 있는 경혈로, 치료하기 전에 따뜻하게 해주면 더욱 효과를 높일 수 있다.

[위치] 엉덩이의 편평한 뼈에서 위로 두번째 오목하게 들어간 부분에서 손가락 3마디만큼의 바깥쪽 부분.

[치료] 시술자는 엎드려 있는 환자의 허리에 양 손바닥을 대고 엉덩이를 감싸듯이 하여 좌우의 경혈을 엄지손가락으로 약간의 힘을 가해서 누른다. 여성의 질병과 증상에 매우 효과가 있는 경혈로 허리의 나른함이나 차가운 증상을 완화시킨다. 지압이나 마사지를 하기 전에 이 부분을 따뜻하게 해주면 더욱 효과를 높일 수 있다.

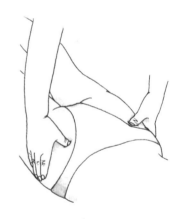

냉증

[증상] 여성에게 많이 나타나는 냉증에는 특히 허리나 손발이 차가운 느낌을 느끼는 경우가 많지만, 때로는 두통이나 초조함, 현기증, 요통, 하복부가 당기면서 생기는 통증 등을 동반한다.

건강한 사람에게서도 자주 나타나는 증상이지만 갱년기장애 때문에 심해지는 경우도 있다. 젊은 여성의 경우에는 냉증이 심하면 임신하기 힘든 경우도 있다. 또 여성의 질병이 원인으로 일어나는 경우도 있다.

[치료 포인트] 허리에 뜨거운 수건을 올려놓거나 따뜻한 습포를 하여 항상 따뜻함을 유지하도록 한다. 또는 손발 등을 자주 주물러서 혈액순환을 좋게 하고, 뜨거운 욕조물에 발을 담그는 등 꾸준하게 가정요법으로 치료하는 것이 좋다.

지압요법으로는 몸의 보온에 신경을 쓰면서 등이나 허리의 차료, 다리의 삼음교 등 각 경혈을 주무르면서 누른다. 허리에서 다리로의 혈액순환을 촉진시키는 데는 충문, 기충이 효과적이다. 복부가 당기거나 통증이 있으면 천추 등 배꼽 주변의 경혈을 어루만져주면서 마사지를 병행하면 더욱 효과가 있다.

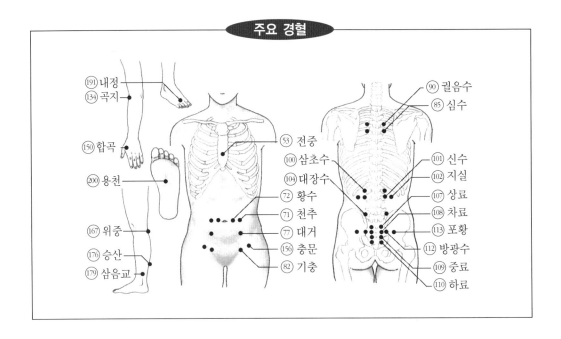

⑲ 내정
⑬ 곡지
⑮ 합곡
⑳ 용천
⑯ 위중
⑰ 승산
⑰ 삼음교

㉝ 전중
⑩ 삼초수
⑭ 대장수
⑫ 황수
⑪ 천추
⑦ 대거
⑯ 충문
㉒ 기충

⑨ 궐음수
㉟ 심수
⑩ 신수
⑩ 지실
⑩ 상료
⑩ 차료
⑬ 포황
⑫ 방광수
⑩ 중료
⑩ 하료

🔵 치료 방법

삼음교(三陰交) 냉증의 치료에 빠지지 않는 경혈로 하복부가
당기는 증상을 완화시켜준다.

[**위치**] 발 안쪽 복사뼈에서 손가락 3마디만큼 위로 올라간 부분.

[**치료**] 시술자는 환자의 경혈 위치에 엄지손가락을 대고 환자의 정강
이를 손바닥으로 감싸듯이 하고 엄지손가락에 힘을 가해서 누른다.
냉증 치료에 빠지지 않는 경혈로, 이 경혈을 자극하면 냉증을 완화시
키고 하복부의 당김이나 근육이 당기는 듯한 불쾌한 증상을 완화시
켜준다.

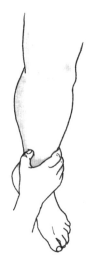

기충(氣衝) 눌렀다가 떼었다가를 반복하면 다리의
혈액순환을 촉진한다.

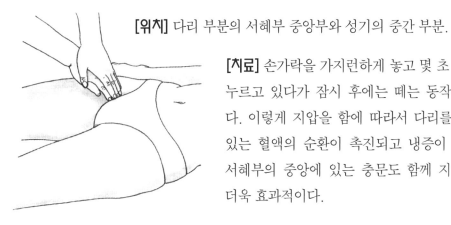

[위치] 다리 부분의 서혜부 중앙부와 성기의 중간 부분.

[치료] 손가락을 가지런하게 놓고 몇 초 정도는 꽉 누르고 있다가 잠시 후에는 떼는 동작을 반복한다. 이렇게 지압을 함에 따라서 다리를 둘러싸고 있는 혈액의 순환이 촉진되고 냉증이 완화된다. 서혜부의 중앙에 있는 충문도 함께 지압을 하면 더욱 효과적이다.

차료(次髎) 허리를 둘러싸고 있는 혈액의 순환을 좋게
하고 차가운 증상을 완화시킨다.

[위치] 엉덩이의 편평한 뼈에서 위로 두번째 오목하게 들어간 부분의 한가운데.

[치료] 시술자는 환자의 허리에 양손을 대고 엄지 손가락으로 경혈을 누른다. 이 경혈을 중심으로 허리의 각 경혈을 천천히 주무르면서 풀면 허리의 긴장이 풀려서 혈액순환이 좋아지고 차가운 증상을 완화시킨다.

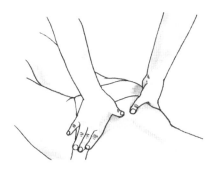

모유가 잘 나오지 않는다

[증상] 출산 후에 2~3일이 지나면 모유가 나오기 시작한다. 그러나 충분하게 모유가 분비된다고 해도 유관(乳管) 등에 문제가 생겨서 막혔거나 하면 모유가 잘 나오지 않는다. 이 경우에는 유방에 응어리가 있어서 통증을 느끼지만 유선에 염증을 일으키는 경우도 있기 때문에 주의해야 할 필요가 있다.

또 호르몬의 분비가 잘 되지 않거나 피로하거나 가슴의 통증, 불안정한 영양상태 등이 원인이 되어 모유의 분비 그 자체가 적어서 모유가 잘 나오지 않게 되는 경우도 있다.

[치료 포인트] 유방 전체를 따뜻한 수건 등으로 자주 따뜻하게 하고, 가슴의 천계(天谿), 유근(乳根), 유중(乳中), 응창(膺窓), 신봉(神封) 등의 경혈을 중심으로 마사지를 한다. 단, 유방에 열이 있어서 자극하면 아프거나 유선에 염증이 생긴 경우에는 반드시 전문의의 치료를 받도록 한다. 무리한 마사지는 반드시 금지한다.

또 유방에 이상이 있으면 몸이 앞으로 구부러지므로 목이나 등이 뻐근해지기 쉽기 때문에 어깨뼈 주변의 각 경혈도 지압을 하면 좋다.

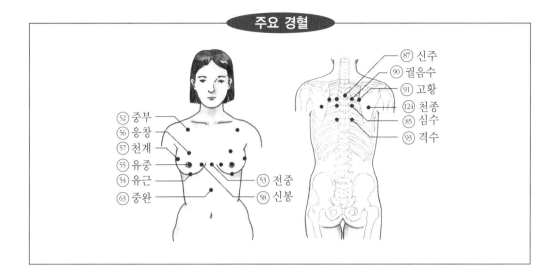

주요 경혈

- ⑧⑦ 신주
- ⑨⓪ 궐음수
- ⑨① 고황
- ⑫④ 천종
- ⑧⑤ 심수
- ⑨③ 격수

- ⑤② 중부
- ⑤⑥ 응창
- ⑤⑦ 천계
- ⑤⑤ 유중
- ⑤④ 유근
- ⑥③ 중완
- ⑤③ 전중
- ⑤⑧ 신봉

● 치료 방법

유근(乳根) 유방의 부종이나 통증을 완화시키고 모유가 잘 나오게 한다.

[위치] 유방의 중앙에서 제5늑골과 제6늑골의 사이 부분.

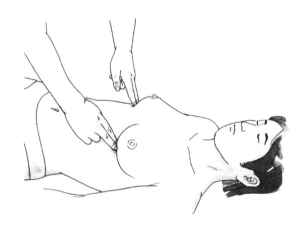

[치료] 집게손가락과 가운뎃손가락을 가지런하게 놓고 가볍게 지압을 하거나 유방 아랫부분을 따라서 어루만져 주거나 한다. 유방의 당김이나 통증을 완화시키고 모유가 잘 나오도록 하는 데 효과가 있다.

유중(乳中) 모유가 잘 나오지 않을 경우에는 손가락으로 여기를 자극하면 좋다.

[위치] 유두의 중앙 부분.

[치료] 모유가 잘 나오지 않을 경우에는 손가락으로 이곳을 자극하면 효과가 있다. 가운뎃손가락 끝을 좌우에 대고 유두를 흔들거나 엄지손가락과 집게손가락으로 자극을 해도 좋다.

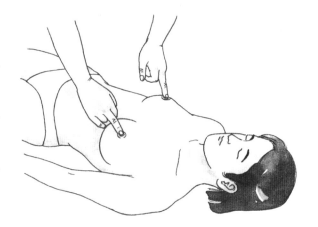

응창(膺窓) 허리의 통증과 유방의 통증에 매우 효과가 좋다.

[위치] 유방의 윗부분 중앙으로, 제3늑골과 제4늑골의 사이 부분.

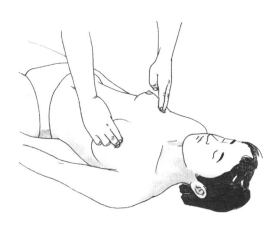

[치료] 가슴의 통증이나 유방의 통증, 모유가 잘 나오지 않을 경우에 이용하면 효과가 있다. 집게손가락과 가운뎃손가락을 가지런하게 놓고 가볍게 지압을 하거나 유방의 윗부분을 따라서 어루만져 주거나 하면 좋다.

천계(天谿) 유방이 부었을 경우에 여기를 중심으로 치료하면 좋다.

[위치] 제4늑골과 제5늑골의 사이로, 유방의 옆부분 아래. 유두의 바로 옆부분.

[치료] 유방의 부종에 매우 좋은 효과가 있는 경혈이다. 집게손가락과 가운뎃손가락을 가지런하게 놓고 가볍게 지압을 하거나 유방 옆을 따라서 어루만져주면 좋다.

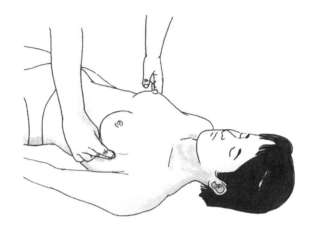

🖐 칼럼 모유를 잘 나오게 하는 마사지

모유가 잘 나오도록 마사지를 할 경우에는 사전에 따뜻한 수건으로 유방 전체를 덮어두는 등 10~15분 정도 따뜻한 습포를 한다.

따뜻한 습포가 끝나면 환자를(편의상 환자라 표현했음) 바로 눕게 하고 유방 주변의 각 경혈을 포인트로 하여 마사지를 한다. 보통 유방의 위와 아래로 반원을 그리듯이 손바닥으로 마사지를 하고, 다음에는 유방의 맨 아래에서 유두를 향하여 어루만지면서 주무른다. 그리고 나서 유두를 자극하고 등의 마사지도 병행하면 된다. 소요시간은 따뜻한 습포를 하는 시간까지 포함하여 20~30분 정도가 적당하다.

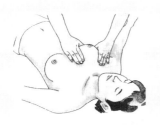 ① 부풀러 있는 유방의 맨 아랫부분을 손바닥으로 감싸면서 마사지한다. 양손으로 좌우의 유방을 각각 여러 번 반원을 그리듯이 마사지한다. 그것이 끝나면 유두 방향으로 향하여 유방이 모두 모이도록 어루만진다.

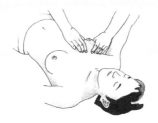 ② 유두 방향으로 향하여 유방이 모두 모이도록 어루만질 때는 유방의 옆과 아래 등 유방의 바깥쪽 부분을 동시에 어루만진다. 그것이 끝나면 다음은 양손으로 가볍게 유방을 주무른다.

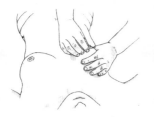 ③ 엄지손가락과 집게손가락으로 유두를 잡고 주무르면서 잡아당기거나 진동을 시키거나 하여 자극을 준다. 유두 마사지가 끝나면 유방 전체를 진동시킨다.

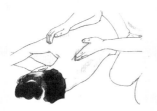 ④ 유방의 치료가 끝나면 환자의 몸을 옆으로 눕게 하고 등을 가볍게 어루만져서 마사지를 끝낸다. 이와 같이 ①~④의 순서대로 한쪽 유방의 마사지 1회분의 기본 절차로 하여, 이것을 양쪽 유방 모두 실시한다.

불임증

[증상] 피임을 하고 있는 것도 아닌데 결혼을 해서 3~4년 정도 지나도 임신이 되지 않는 경우는 불임증을 의심해 보아야 한다.

불임에는 정자의 이상 등 남성쪽에 원인이 있는 경우도 있지만, 여성쪽의 원인으로는 난소, 자궁, 호르몬 분비 등의 이상을 생각할 수 있다.

여성의 질병과 증상 등 장기에 장애가 없는 경우에도 허약한 체질이나 냉증 체질인 사람에게 불임증을 많이 볼 수 있다.

[치료 포인트] 여성의 질병과 증상에 이상이 있다면 등이나 다리, 허리가 차갑거나 결리기 쉽기 때문에 우선 등이나 다리, 허리의 각 경혈을 지압하거나 마사지를 실시한다. 또 이 경혈점에 뜸을 뜨는 것도 효과적이다.

특히 포황, 부류, 삼음교는 하반신이 차가운 증상을 풀고, 월경주기를 순조롭게 하는 데 효과가 높은 경혈이다. 다음에는 중완에서 중극에 걸쳐서 복부의 각 경혈을 부드럽게 지압하거나 허리뼈를 따라서 하복부도 자주 마사지한다.

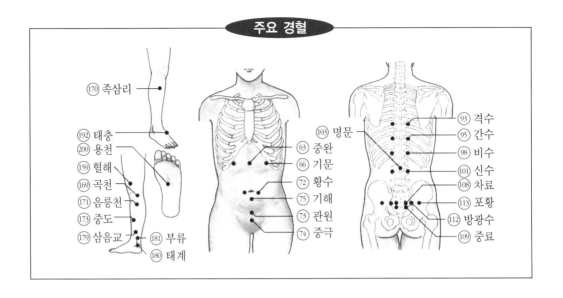

⑰⓪ 족삼리

⑲② 태충
⑳⓪ 용천
⑮⑨ 혈해
⑯⑨ 곡천
⑰① 음릉천
⑰③ 중도
⑰⑨ 삼음교 ⑱① 부류
⑱⓪ 태계

⑩③ 명문
⑥③ 중완
⑥⑥ 기문
⑦② 황수
⑦⑤ 기해
⑦③ 관원
⑦④ 중극

⑨③ 격수
⑨⑤ 간수
⑨⑧ 비수
⑩① 신수
⑩⑧ 차료
⑪③ 포황
⑪② 방광수
⑩⑨ 중료

🔵 치료 방법

포황(胞肓) 허리가 차가운 증상을 완화시키고 임신하기 어려운 체질을 개선시킨다. 전신이 눌린 듯한 답답함을 말끔하게 치료해준다.

[위치] 엉덩이의 편평한 뼈의 위에서 2번째 오목하게 들어간 부분에서 손가락 3마디만큼 바깥쪽 부분.

[치료] 시술자는 엎드려 있는 환자의 허리에 양 손 바닥을 대고 허리를 감싸듯이 하면서 좌우의 경혈을 엄지손가락으로 약간의 힘을 가해서 누른다. 이렇게 지압을 하면 허리의 나른함과 차가운 증상을 완화시키는 데 효과적이다. 지압이나 마사지를 하기 전에 자주 따뜻하게 해주면 더욱 효과가 좋고 임신하기 어려운 체질을 개선시킨다.

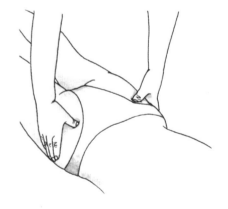

삼음교(三陰交) 몸이 차가운 증상과 하복부의
불쾌한 증상을 완화시킨다.

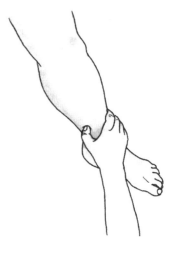

[위치] 발 안쪽의 복사뼈에서 손가락으로 3마디만큼 윗
부분.

[치료] 시술자는 환자의 경혈 위치에 엄지손가락을 대고
환자의 정강이를 손바닥으로 감싸듯이 하여 엄지손가락
에 힘을 가해서 지압한다. 몸이 차가우면 여성의 질병이
악화되기 쉽지만 이 경혈 지압은 차가운 증상을 완화시
키고 하복부가 당기는 듯한 불쾌감도 완화시킨다.

부류(復溜) 다리의 혈액순환을 좋게 하고, 불임증의
원인이 되는 차가운 증상을 풀어준다.

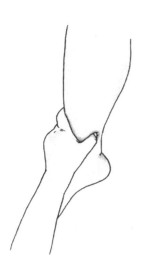

[위치] 발 안쪽 복사뼈의 중심에서 손가락으로 2마디만큼
윗부분.

[치료] 발목을 손바닥으로 감싸듯이 하고 엄지손가락으로
꾹꾹 누르면서 주무르면 좋다. 이것은 다리의 혈액순환을
촉진시키고 차가운 증상을 완화시키는 효과가 있다. 그 외
에도 다리의 각 경혈도 함께 지압을 하면 더욱 효과적이다.

입덧

[증상] 임신 2~4개월 정도에 임신과 함께 생리적인 반응으로 일어나는 증상이다. 기분이 나쁘거나 구역질, 구토, 식욕부진 등을 호소하는 경우가 가장 많지만, 사람에 따라서는 음식물의 기호가 변화한다고 느끼거나, 또는 이것이 입덧이라고는 전혀 느끼지 못할 정도로 가벼운 경우도 있다.

[치료 포인트] 건강하게 임신을 지속할 수 있도록 전신의 기능 조절을 꾀하는 것을 목적으로 한다. 등의 간수, 위수, 비수 등의 지압은 위장의 기능을 조절하기 때문에 구토나 식욕부진에 효과가 있다. 목청쪽의 기사, 천장, 목뒤의 천주 등을 지압하면 메슥거려서 구역질이 나오려는 것을 가라앉힌다.

복부의 중완과 그 주변의 각 경혈도 위장의 기능을 조절한다. 강한 자극을 피하고 부드럽게 지압을 하면 좋다. 다리의 경혈도 온몸의 기능 조절을 꾀하기 때문에 잘 주무르면 효과가 있다.

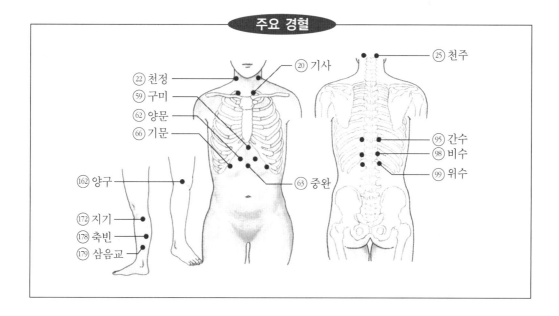

주요 경혈

② 기사
② 천정
⑤ 구미
⑥ 양문
⑥ 기문
⑥ 양구
⑦ 지기
⑦ 축빈
⑦ 삼음교
⑥ 중완
② 천주
⑨ 간수
⑨ 비수
⑨ 위수

● 치료 방법

천주(天柱) 임신 초기에 자주 나타나는 나른함과 기분이
불쾌한 증상을 완화시켜준다.

[위치] 목뒤에 머리카락이 나는 부분으로 두 개
의 굵은 근육 바깥쪽에 오목하게 들어간 부분.

[치료] 시술자는 환자의 머리를 뒤에서 양손으로
감싸듯이 하고 엄지손가락으로 주무르듯이 경혈
을 누른다. 잘 주물러서 풀면 임신 초기에 나타
나는 나른함과 기분의 불쾌감을 완화시켜 준다.
메슥거려서 생기는 구역질에는 목의 천정, 목청
쪽의 기사를 지압하면 더욱 효과적이다.

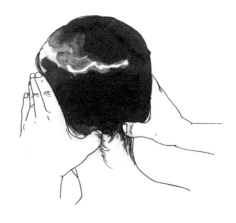

위수(胃兪) 등의 긴장을 풀고 위의 통증과 매우 심한 고통을 완화시킨다.

[위치] 등의 중앙에서 약간 아래로, 척추(제12흉추)를 사이에 둔 양쪽 부분.

[치료] 시술자는 엎드려 있는 환자의 등에 양 손바닥을 대고 좌우의 경혈을 엄지손가락으로 동시에 약간의 힘을 가해서 누른다. 이렇게 지압을 함으로써 등의 긴장을 풀고 위의 기능을 조절할 수 있기 때문에 식욕부진의 회복에 도움이 된다.

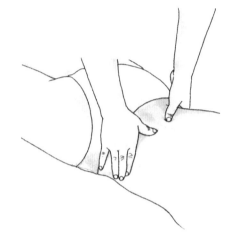

중완(中脘) 매우 가볍게 마사지와 병행하면 건강한 식욕을 되찾을 수 있다.

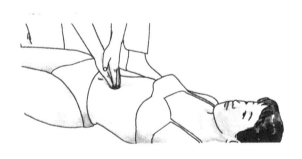

[위치] 복부의 중심선상으로, 명치와 배꼽의 중간 부분.

[치료] 소화기능을 조절하는 데 매우 중요한 경혈이다. 시술자는 바로 누운 환자의 복부에 양 손가락을 가지런하게 겹쳐서 놓는다. 환자가 숨을 내쉬는 것과 맞춰서 가볍게 누른다. 계속해서 복부를 마사지하면 더욱 효과적이다. 소화기능을 조절하여 건강한 식욕을 되찾는 데는 매우 효과가 좋다.

노인의 질병과 증상

치매를 막는 노인의 건강 만들기

[증상] 사람은 해를 거듭함에 따라서 근력의 저하, 운동기능의 저하 등 몸의 노화가 진행된다. 사람에 따라서는 건망증이 심해지는 등 가벼운 뇌의 노화가 나타나는 경우도 있다. 이 뇌의 노화가 현저해지고 일상 생활에 지장이 있을 정도로 지적 기능이 쇠퇴해졌다고 인정되는 경우가 소위 말하는 노망, 치매이다.

노망이나 치매는 노화에 의한 전신 기능의 저하와 함께 뇌의 신경 세포가 감소해서 일어난다고 생각된다.

[치료 포인트] 온몸에 걸친 기능의 저하를 예방하고 매일 지적 활동을 활발하게 하도록 지압요법으로 기혈(심신의 활력이 되는 에너지)의 활성화를 도모한다. 이 경우 특히 중점을 두는 것은 다음과 같은 6가지 점이다.

① 심신의 피로를 축적시키지 않을 것
② 두통이나 머리가 무거운 증상을 방지하고 기분을 상쾌하게 유지시킬 것
③ 변비를 막고 건강한 배변습관을 몸에 익힐 것
④ 매일 푹 잠을 잘 것
⑤ 등이나 목, 어깨가 결리는 증상을 남겨두지 말 것
⑥ 다리와 허리를 강하게 할 것

이와 같이 피로나 어깨 결림은 그때마다 제거하고 매일 푹 잠을 자서 상쾌한 기분으로 지낸다. 그리고 소화기능을 조절하여 변비에 걸리지 않도록 가벼운 운동으로 다리와

허리를 단련하는 것도 매우 중요하다.

　이러한 것들이 노년의 건강을 유지하고 뇌의 노화도 방지하는 포인트이다.

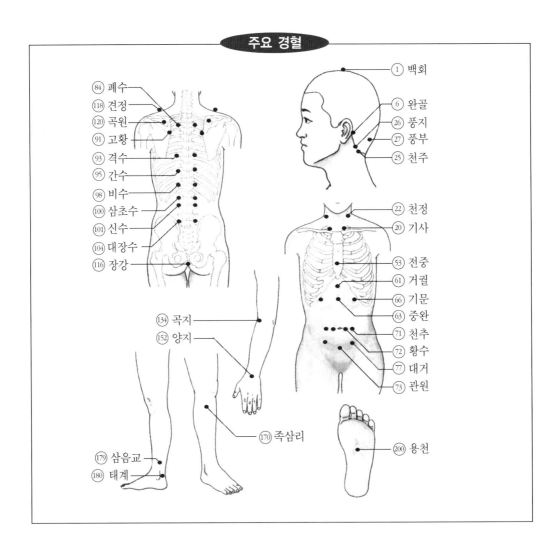

주요 경혈

84 폐수
118 견정
120 곡원
91 고황
93 격수
95 간수
98 비수
100 삼초수
101 신수
104 대장수
116 장강

① 백회
⑥ 완골
26 풍지
27 풍부
25 천주

22 천정
20 기사
53 전중
61 거궐
66 기문
63 중완
71 천추
72 황수
77 대거
73 관원

134 곡지
152 양지

170 족삼리

179 삼음교
180 태계

200 용천

● 치료 방법

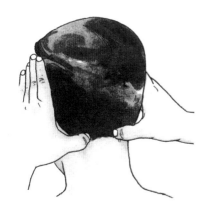

천주(天柱) 목의 뻐근함이 풀리고 머리도 기분도 상쾌해진다.

[위치] 목뒤에 머리카락이 나는 부분으로 두 개의 굵은 근육의 바깥쪽에 오목하게 들어간 부분.

[치료] 시술자는 노인의 머리 뒤에서 양손으로 감싸듯이 하여 엄지손가락으로 경혈을 지압한다. 이 경혈을 지압함에 따라서 두통이나 머리가 무거운 증상, 목의 뻐근함을 풀 수 있고 머리에 둘러싸여 있는 혈액의 순환을 좋게 한다. 또 풍지의 지압도 함께 실시하면 머리도 상쾌해진다.

완골(完骨) 손가락을 가지런하게 하여 마사지하면 목의 뻐근함을 풀고 머리에 둘러싸여 있는 혈액의 순환을 좋게 한다.

[위치] 귓불 뒤의 뼈(乳樣突起) 뒤에 오목하게 들어간 부분.

[치료] 집게손가락 · 가운뎃손가락 · 약손가락을 가지런하게 모아서 천천히 어루만지듯이 누른다. 특히 이 경혈의 위치에서 목청 부분의 기사까지 옆 목의 근육(胸鎖乳突筋)을 따라서 자주 마사지를 한다. 이렇게 함으로써 목의 뻐근함을 풀고 머리에 둘러싸여 있는 혈액의 순환을 좋게 하고 두통이나 머리가 무거운 증상을 완화시킨다. 목뒤의 천주, 머리의 백회도 함께 지압을 하면 효과적이다.

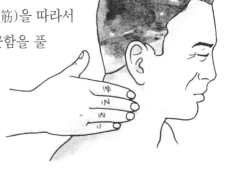

견정(肩井) 잘 주무르면서 누르면 상반신의 혈액순환을
촉진시키고 어깨 결림을 푼다.

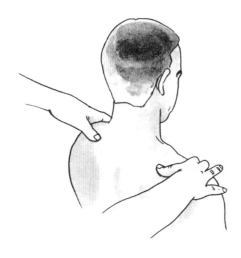

[위치] 목뒤 부분과 어깨의 중간 부분.

[치료] 시술자는 노인을 똑바로 앉게 하고 뒤에서 어깨를 잡듯이 하고 엄지손가락으로 세게 주무르면서 누른다. 이렇게 함으로써 상반신의 혈액순환이 좋아지고 딱딱해진 어깨 결림도 풀린다. 계속해서 곡원, 등의 폐수 등도 지압하고 주위를 손바닥으로 누르면서 어루만지듯이 하면 더욱 효과적이다.

신수(腎兪) 심신의 상태를 조절하고 전신의 활력을
넘치게 한다.

[위치] 가장 아래 늑골의 끝과 같은 높이로, 척추를 사이에 둔 양쪽 부분.

[치료] 시술자는 노인을 엎드리게 하고 양손의 엄지손가락으로 경혈을 어루만지듯이 천천히 몇 초 간격으로 4~5회 정도 누른다. 이렇게 지압을 함으로써 심신의 상태를 조절하고 나른함과 피곤함을 풀 수 있다. 특히 전신의 활력을 불어넣는 효과도 있다.

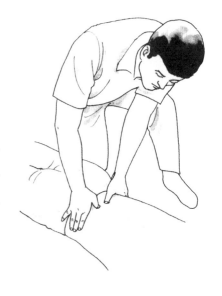

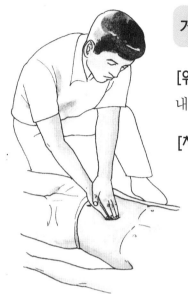

| 거궐(巨闕) | 호흡을 조절하여 마음을 차분하게 가라앉히고 건강한 수면을 취할 수 있도록 유도한다. |

[위치] 복부의 명치 중앙으로 흉골 아래에서 약간 아래로 내려간 부분.

[치료] 시술자는 바로 누운 노인의 명치 한가운데에 양손을 겹쳐서 놓고, 노인의 호흡에 맞춰서 몇 초 간격으로 4~5회 지압을 한다. 이 경혈은 등의 격수와 함께 가슴과 복부를 사이에 둔 횡격막의 위치에 있고, 횡격막의 기능에 작용하여 호흡을 조절하고 마음을 가라앉히기 때문에 취침 전에 지압을 하면 숙면을 취할 수 있다.

| 대거(大巨) | 부드럽게 마사지를 하면 소화기능을 촉진시키고 변비를 치료한다. |

[위치] 배꼽의 양옆, 손가락으로 2마디만큼 떨어진 곳에서 손가락 2마디만큼 아래로 내려간 부분.

[치료] 노인을 똑바로 눕게 하고 가볍게 복부의 지방이 들어갈 정도로 지압을 한다. 지압은 몇 초 간격으로 3~4회 정도 했다가 복부 전체를 마사지한다. 배꼽 주변에 큰 원을 그리듯이 노인의 호흡에 맞춰서 부드럽게 하도록 한다. 이렇게 함으로써 소화기계의 기능을 촉진시키고 변비에도 효과를 볼 수 있다.

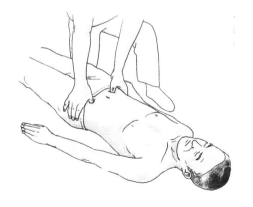

곡지(曲池)　반복하여 지압을 하면 위장의 상태를 조절하고
팔 등의 나른함에도 효과가 있다.

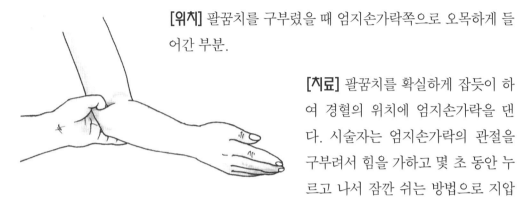

[**위치**] 팔꿈치를 구부렸을 때 엄지손가락쪽으로 오목하게 들
어간 부분.

[**치료**] 팔꿈치를 확실하게 잡듯이 하
여 경혈의 위치에 엄지손가락을 댄
다. 시술자는 엄지손가락의 관절을
구부려서 힘을 가하고 몇 초 동안 누
르고 나서 잠깐 쉬는 방법으로 지압

을 한다. 이런 지압을 4~5회 정도 반복하면 위장의 상태를 조절하고 팔·어깨·머리가
무겁고 나른한 느낌을 완화시키는 효과가 있다.

족삼리(足三里)　주무르듯이 누르면 소화기계의 기능이
높아진다.

[**위치**] 종아리의 바깥쪽으로, 무릎 아래에서 대
략 손가락으로 3마디만큼 내려간 곳.

[**치료**] 노인을 바로 눕게 하고 좌우 다리의 경혈
을 각각 주무르듯이 지압을 한다. 아프지 않을 정
도로 몇 초 동안의 지압을 4~5회 정도 반복하는 것이
기본이다. 노인이 혼자서 지압을 할 경우에는 의자에 걸
터앉아서 지압을 하는 것이 효과적이다. 이 지압은 소화기계의 기
능을 높이고 다리가 차가운 증상이나 나른함도 완화시킨다.

용천(湧泉) 전신의 혈액순환을 좋게 하고
피로를 완화시킨다.

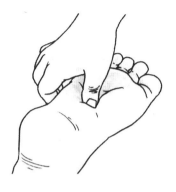

[**위치**] 발바닥을 구부렸을 때에 오목하게 들어간 부분.

[**치료**] 시술자는 노인을 엎드리게 하고 발바닥을 10번 정도 주무르면서 누른다. 노인이 혼자서 지압을 할 경우에는 반드시 편안한 자세로 앉아서 실시하는 것이 요령이다. 용천의 자극이 전신의 혈액순환을 좋게 하고 전신의 피로감을 완화시킨다.

🖐 칼럼 건강을 위해 중요한 백회·장강·용천 경혈

　머리의 꼭대기에 있는 백회(百會), 엉덩이의 꼬리뼈 끝부분에 있는 장강(長強), 발바닥의 용천(湧泉) 이 3가지 경혈은 노인의 건강 만들기에는 물론, 모든 사람의 건강을 좋게 하는 데 매우 중요한 경혈점이다.

　인간이 살아가는 에너지인 「기(氣)」가 모두 모여 있다고 말하는 백회, 강하게 장수한다는 문자 그대로 적용되는 장강, 그리고 기가 용솟음치는 연못이라는 용천 이 3가지의 경혈을 자주 누르거나 주무르거나 하여 이상이 없다면 몸은 건강하다고 말할 수 있다.

　머리 꼭대기에서 엉덩이 끝, 발끝까지 기의 순환이 몸의 구석구석 고루 퍼지는 것을 이 경혈로 확인할 수 있는 것이다. 다시 말해서 평소에도 이 경혈을 자주 자극해 주면 기의 순환에 활력을 불어넣어 건강을 유지하는 데 도움이 된다는 것이다.

2장
신체부위편

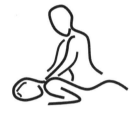

머리·목의 경혈 | 얼굴의 경혈 | 가슴·복부의 경혈
등·허리의 경혈 | 손·어깨의 경혈 | 다리의 경혈

머리·목의 경혈

1 백회(百會)

「百」이라는 숫자는 여러 가지 또는 수가 많다는 의미를 나타낸다. 즉, 몸의 기능에 관한 여러 가지 통로가 한 곳에 모여서 만나는 장소가 머리 꼭대기에 있는 백회라는 경혈이다. 백회의 응용범위가 매우 넓고 많은 증상에 효과가 있는 것은 이런 경혈의 유래와도 관계가 있는 것이다.

[경혈 찾는 법] 머리 꼭대기에서 거의 중앙에 있다. 좌우 양쪽 귀를 앞으로 구부렸을 때 제일 끝부분에서 머리 꼭대기로 향하여 올라간 것과 좌우 미간의 중앙에서 똑바로 올라간 선이 교차되는 점을 짚으면 정확하게 머리 꼭대기 부분의 중앙인 것을 알 수 있다.

[치료 효과] 백회 경혈은 응용범위가 매우 넓으며 지압이나 뜸요법, 침요법 등에 많이 이용된다. 예를 들면 혈압의 변화나 이상으로 생기는 현기증, 앉았다가 일어날 때 생기는 어지럼증 외에도 차멀미, 숙취 등 전신 증상의 치료에 효과가 있다.

또 눈의 피로, 코 막힘 등 여러 가지 병이 원인으로 일어나는 두통이나 머리가 무거운 증상, 귀울음, 잠을 잘못 자서 어깨나 목이 결리는 증상, 탈모증의 예방, 치질 등에도 효과가 있다.

머리 꼭대기에서 똑바로 몸의 중심이 빠져나가듯이 엄지손가락으로 지압을 하는 것이 치료 요령이다. 이렇게 치료를 함으로써 정신적인 것에 영향을 받아서 일어나는 증상도 포함하여 여러 가지 병이 원인으로 일어나는 머리가 멍한 느낌이 말끔하게 치료된다.

2 예풍(翳風)

「翳」는 받치다 · 물러서다 · 눈이 침침하다 · 감추다 · 그늘 등의 의미가 있다.
「風」은 중풍을 나타내고, 중풍으로 인하여 생기는 눈이나 귀의 질환에 좋은 효과가 있는 경혈이라고 추측된다.

[경혈 찾는 법] 귓불 뒤에 있는 경혈이다. 귓불 바로 뒤에 있는 뼈의 돌출을 유양돌기(乳樣突起)라고 말하는데, 바로 그 뼈 앞에 작고 오목하게 들어간 부분의 중앙에 있다. 귓불을 뒤로 누르면 정확하게 이 경혈에 닿는다.

귀 뒤에 오목하게 들어간 부분을 손끝으로 주무르면 바로 진동이 전해지는 듯한 통증을 느끼기 때문에 비교적 찾기 쉽다.

[치료 효과] 이 경혈은 안면마비, 경련, 뺨의 부종이나 치통에 효과가 있다. 또 이것들이 원인이 되어 일어나는 목과 어깨의 결림이나 통증도 완화시켜준다.

그 외에도 난청이나 귀의 통증, 치통, 현기증, 차멀미에도 효과가 있다. 귀 주위에는 이 예풍을 비롯하여 청궁(聽宮), 각손(角孫), 규음(竅陰), 이문(耳門) 등이 모여 있다.

이들 경혈은 난청이나 귀울음에 매우 효과적이다. 중국에서는 귀가 들리지 않는 어린이들에게 이들 경혈에 침요법으로 치료함으로써 청력을 회복한다는 보고가 있다.

③ 각손(角孫)

각손의 「角」은 얼굴의 모서리를 나타낸다. 「孫」은 손자 또 그 손자의 손자로 연결된다는 의미가 있다. 각손이라는 경혈명은 얼굴의 모서리로 여러 가지 몸의 기능과 관계가 있는 경혈을 나열한 선 즉, 경락(經絡)이 몇 개 연결되어 있다는 것에서 그 유래를 찾아볼 수 있다.

[경혈 찾는 법] 귀 전체를 앞으로 구부려서 귓구멍을 막듯이 덮었을 때 귀의 가장 위에 해당하는 곳에 있다. 머리카락이 나기 시작하는 오목한 부분을 목표로 하면 쉽게 찾을 수 있다.

또는 입을 벌렸다가 다물었다가 하면 근육이 움직여서 오목한 부분이 생겼다가 다시 원래대로 돌아가는 곳이 바로 각손이라는 경혈이다.

[치료 효과] 눈병과 귓병, 치과질환에 폭넓게 사용되는 경혈이며 그 효과가 매우 뛰어

나다. 또 두통이나 머리가 무거운 증상, 현기증, 앉았다가 일어날 때 생기는 어지럼증에 이 경혈을 누르면 머리가 상쾌해진다.

눈의 질환은 결막염에, 귀의 질환은 귀울음, 귀통증, 중이염 등에 매우 효과가 있다. 치과질환은 충치, 치조농루(齒槽膿漏) 등의 증상을 완화시킨다.

4 곡빈(曲鬢)

「曲」에는 구부러지다 · 굽다 · 굴절되다 · 구석 · 한쪽 끝 등의 의미가 있고 얼굴의 모서리를 나타낸다.「鬢」은 횡모(橫毛)를 가리키는 것이다.

곡빈은 얼굴의 모서리에서 머리카락 옆에 있다는 것을 의미하며 이 경혈명은 경혈이 있는 위치가 명칭이 되는 것이다.

[경혈 찾는 법] 귀 뒤의 머리카락 뒤에 있는 경혈이다. 협골궁(頰骨弓)에서 위쪽으로 손가락 1마디에서 2마디만큼 위의 수평선이 귀 바로 옆 머리카락과 교차하는 곳에 있다. 입을 벌렸을 때에 오목하게 들어가는 부분이 생기는 곳을 기준으로서 찾는 것도 좋다.

또 귓불을 앞으로 구부렸을 때 그 앞쪽 부분으로 귀뒤 머리카락이 닿는 곳의 가장 윗부분으로 이 경혈을 찾는 방법이 있다.

[치료 효과] 머리 속 통증, 특히 혈관성 두통이나 머리가 무거운 증상에 효과가 있다. 머리의 양쪽에서 아래턱에 걸쳐서 생기는 부기나 통증도 완화시킬 수 있다. 삼차신경통, 눈의 피로를 없애고 싶을 때에도 이 경혈을 지압하면 효과가 있다.

5 함염(頷厭)

「頷」은 아래턱을 가리키는 것이고,「厭」은 피곤하다 · 미워하다 · 가라앉다 · 누르다 등의 의미가 있다.

따라서 함염은 아래턱을 밀어 올려서 이를 깨무는 듯하면서 근육이 움직이는 곳, 다시 말하면 관자놀이를 가리키는 것이다. 한자가 지닌 의미가 그대로 경혈명이 되어 버린 것이다.

[경혈 찾는 법] 머리카락이 나는 얼굴 모서리에서부터 귀 위쪽 방향으로 선을 긋는다. 그 선상에서 이를 꽉 깨물면 얼굴 양쪽의 근육이 융기하는 곳에서 약간 아래에 있다. 흔히 말하는 관자놀이가 함염이라는 경혈점이다.

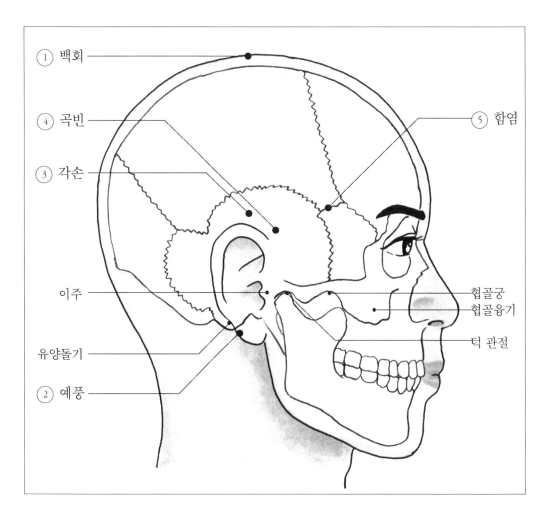

[치료 효과] 눈의 질환이나 현기증, 편두통 등에 매우 효과가 있는 경혈로서 특히 후두부의 통증을 완화시킨다.

또 귀울음이나 어린이의 경련 등의 치료에도 이용될 뿐만 아니라 안면마비나 경련, 삼차신경통, 손과 발의 통증에도 매우 효과가 있다.

6 완골(完骨)

완골의 「完」은 가정을 둘러싼 울타리를 나타내며 울타리에 빠진 곳이 없기 때문에 성실하다라는 의미를 나타낸다. 「완골이란 귀 뒤의 높은 뼈를 말한다」라고 하듯이 귀 뒤쪽의 울타리와 같은 뼈(유양돌기)를 나타내는 경혈명이라는 것을 알 수 있다.

[경혈 찾는 법] 귀 뒤에 돌출되어 있는 뼈, 유양돌기의 아래 끝 뒤쪽에 오목하게 들어간 부분의 중앙에 있다. 이 부분을 손가락으로 세게 누르면 머리 양쪽으로 전해지는 통증이 있다.

[치료 효과] 완골은 여러 가지 증상에 널리 효과가 있지만, 특히 편두통이나 현기증, 뇌충혈, 안면신경마비, 불면증 등과 같은 증상에 매우 효과가 있다.

앉았다가 일어날 때 생기는 현기증을 동반하는 머리가 무거운 증상이나 두통 치료 이외에도 머리나 얼굴의 부종, 잇몸 염증, 귀의 질환 치료에도 사용되는 경혈이다.

입의 비틀어짐, 목이나 목덜미의 통증, 가슴이 두근거리거나 숨이 차고, 목이 막혀서 통증이 생기는 증상이 있을 경우에도 이 완골을 자극하면 매우 편안해진다.

7 규음(竅陰)

「竅」는 뼈에 나있는 구멍을 말하며, 「陰」은 소음신경(少陰腎經)이라는 동양의학의 용어를 말한다. 즉 陰을 살피는 구멍이라는 것이 규음의 의미이다.

규음이라고 불리는 경혈은 다리에도 있다. 엄지발가락부터 세었을 경우에 넷째발가락 끝이 발의 규음이다.

[경혈 찾는 법] 귀 뒤에 있는 경혈로 유양돌기의 위쪽, 외이구(外耳口)에서 거의 뒤쪽으로 오목하게 들어간 곳이 규음이다.

귀 뒤쪽에 머리카락이 나는 언저리에서 약간 들어가서 동맥이 손가락으로 닿는 곳을 기준으로 하면 쉽게 찾을 수 있다. 이곳을 세게 누르면 통증이 느껴질 것이다.

[치료 효과] 머리와 눈의 통증 전반에 걸쳐서 효과가 있다. 머리의 두통에서 현기증, 앉았다가 일어날 때 생기는 어지럼증 등의 증상이 있을 때는 이 경혈을 가볍게 누르면 증상을 완화시킬 수 있다.

그 외에도 수영을 할 때 종아리에 생기는 경련이나, 목덜미의 통증에서부터 오는 귀의 질환, 귀울음, 혀에서의 출혈에도 효과가 있다.

귀의 질환에 대한 치료 효과는 이미 옛날부터 알려져 왔었고, 중국에서는 귀가 좋지 않는 어린이를 치료하는 데 이 규음 경혈이 사용되어 왔다.

또 이 경혈은 피로나 혈압의 증상 등 중년 이후의 사람들에게 흔히 나타나는 전신 증상에도 효과가 있다.

기분이 좋지 않거나 피로하기 쉬운 경우, 또는 귀가 잘 안 들릴 경우에도 이 경혈을 지압하면 증상을 완화시킬 수 있다.

8 이문(耳門)

이 경혈은 한자 그대로 귀의 문이라고 쓰여져 있듯이 동양의학에서 귓병의 원인이 된 사기(邪氣, 나쁜 기운)가 출입하는 문에 해당하는 곳이다. 귀에 대한 질병 전반에 걸쳐서 효과가 있다는 것을 이 경혈명에서도 알 수 있다.

[경혈 찾는 법] 귓구멍 바로 앞에 이주(耳珠)라는 작은 돌출이 있다. 이 이주의 바로

앞에서 약간 위쪽으로 기울어져 있는 것이 이문이다.

그 주변을 손가락으로 짚으면 협골(頰骨, 광대뼈) 아래에 턱의 관절이 있는 것을 알수 있다.

[치료 효과] 이 경혈의 지압은 귀의 질병 전반에 뛰어난 효과가 있다. 예를 들면 귀울음, 난청, 중이염, 외이염 등에 매우 효과가 있다. 그 외에도 안면신경마비, 삼차신경통 등의 치료에도 이용되고 있다. 또 치과질환(치통)에도 효과가 있는 경혈이다.

⑨ 청궁(聽宮)

「聽」은 문자 그대로 듣는다·확실하게 듣다라는 의미이다. 「宮」은 궁전이나 집으로 생활의 중심이 되는 집을 의미한다. 즉, 소리를 확실하게 듣는 장소의 중심부가 된다는 것이 경혈명의 유래이다.

[경혈 찾는 법] 귀 앞에 있는 작고 부드러운 돌기를 이주라고 말한다. 이 이주의 한가운데에는 오목하게 들어간 부분이 있는데, 그 부분의 약간 앞을 꾹 누르면 조금 더 오목하게 들어간다. 그곳이 바로 청궁이다.

입을 벌리면 이 지점이 오목해지기 때문에 경혈을 찾는 것은 그다지 어렵지 않다. 입을 벌렸다가 다시 닫았다가 하면 쉽게 찾을 수 있다.

[치료 효과] 귀울음, 난청에는 매우 효과가 좋은 경혈이다. 특히 매미가 우는 듯한 소리나 찡하는 금속성의 소리와 같은 귀울음을 진정시키는 데 효과가 있다.

그 외에도 귓병 전반에 걸친 질병이나 안면 근육의 병과 동반되어 나타나는 머리가 무거운 증상, 두통, 현기증, 시력 감퇴, 기억력 감퇴에도 뛰어난 효과가 있다.

이주 앞에는 청궁 외에도 이문이라는 경혈이 있지만, 이 두 가지 경혈은 귓병에 관한 질병 치료에 빠지지 않는 중요한 경혈점이다.

10 두유(頭維)

「頭」는 머리·우두머리를 말하며, 「維」는 지속되다라는 의미에서 방향이 바뀌어 모서리·구석 등의 의미를 나타낸다.

이 경혈명에서도 알 수 있듯이 머리카락이 나는 부분 즉, 머리의 모서리에 있는 경혈이라는 것을 나타내는 이름이다.

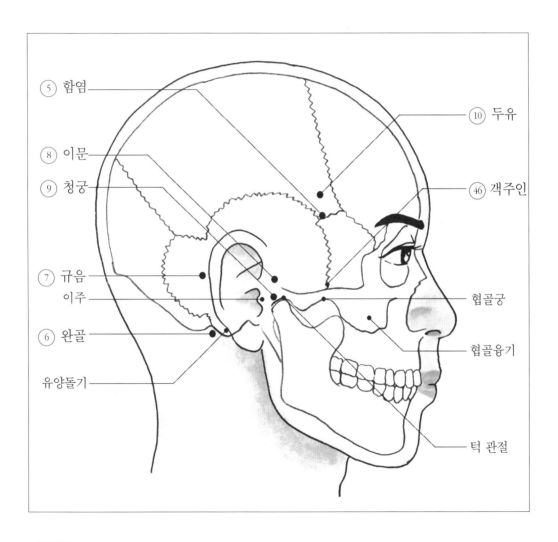

- ⑤ 함염
- ⑧ 이문
- ⑨ 청궁
- ⑦ 규음
- 이주
- ⑥ 완골
- 유양돌기
- ⑩ 두유
- ㊻ 객주인
- 협골궁
- 협골융기
- 턱 관절

[경혈 찾는 법] 이마에서 머리카락이 나는 모서리로, 객주인(客主人)이라는 경혈점 위에 위치하고 있다. 눈꼬리와 귀 사이의 중간에서 위로 올라가면 정확하게 머리가 나는 부분에 맞닿게 된다. 그곳에서 손가락 1마디만큼 머리 꼭대기 부분으로 향해서 올라가면 두유라는 경혈이 있다.

또 이마에 일부러 주름살을 만들었을 때에 가장 위의 주름살이 머리와 얼굴의 경계가 된다. 이 주름살에서 옆으로 더듬어 가면 머리카락이 나는 부분과 닿는데 이곳을 기준으로 하여 이 경혈을 찾는 방법도 있다.

[치료 효과] 두유의 주변에는 삼차신경이 지나가고 있다. 때문에 이 경혈은 삼차신경통이나 편두통에 매우 효과가 있다.

또 이 경혈은 눈병이나 피로, 시력 감퇴, 뇌충혈, 머리로 피가 올라가는 증상 등의 치료에 이용되고 있다.

🖝 지압상식 자연 이치에 입각한 동양의학과 음양오행설

지압요법에 대표되는 동양의학은 소박한 자연 이치에 입각한 것이다. 그 근본에는 자연계가 크게 음과 양의 현상으로 나눌 수 있는 것을 비롯하여 모든 현상이 음양 어느 쪽에든 속한다는 것이다.

기본이 된 「음양오행설」의 자연관

또 동양의 독특한 자연관으로서 「음양오행설(陰陽五行說)」이 있다. 이것은 자연계가 식물, 열, 토양, 광물, 액체라는 5가지의 물질로 구성되어 있는 것으로서 각각을 木, 火, 土, 金, 水라고 표현하는 것이다. 자연계의 모든 것은 이에 따라서 구성되어 있다고 간주하고 있는 것이다.

인간도 이 자연계에 속하는 소자연의 하나이고 이들 자연관이 모두 해당된다고 생각할 수 있다. 다시 말해서 몸의 장기(臟器)에도 모두 음과 양이 있고 木, 火, 土, 金, 水 중 어느 쪽에든 해당한다는 것이다.

자연계는 항상 화창한 날만 이어지는 것은 아니다. 비가 내리거나 바람이 심하게 부는 경우도 있다. 이것과 마찬가지로 인간의 몸에도 좋은 상태, 나쁜 상태가 있고 영고성쇠(榮枯盛衰)가 있다. 이런 인간의 상태를 어디까지나 자연계 현상 중의 하나의 자세로서 취하는 것이 동양의학의 기본적인 사고라는 것이다. 또 그것이 동양의학이라는 전혀 다른 독특한 시점을 만들어냈다고 말할 수 있다.

이 자연관으로부터 유래된 경혈명

지압요법으로 이용되는 여러 가지 효과가 있는 경혈은 이런 사고를 토대로 발견되어 이름이 붙여진 것이다. 경혈명에 음양의 문자가 사용되었거나 池, 丘, 泉, 谷 등의 문자가 사용된 것이다. 木, 火, 土, 金, 水의 오행 어느 쪽에 의미가 통하는 문자를 사용하는 것은 이와 같은 동양의학의 기본적인 사고에서 유래된 것이다. 또 木, 火, 土, 金, 水 각각을 차례대로 角, 徵, 宮, 商, 羽 문자를 적용한 것을 오음, 마찬가지로 靑, 赤, 黃, 白, 黑 등의 색을 적용시킨 것을 오색이라고 말하며 이들을 이용한 경혈명도 많다.

11 전정(前頂)

「頂」은 머리 꼭대기, 「前」은 백회 경혈점의 앞을 말한다. 이것은 경혈의 장소가 그대로 경혈명이 된 것이다. 후두부에 있는 후정(後頂)이라는 경혈에 대해서 「前」 즉, 앞이라는 의미도 있다.

[경혈 찾는 법] 백회에서 손가락 2마디만큼 앞으로 가면 이 경혈을 만난다. 백회라는 경혈은 머리 부분에서 거의 정상에 있는 경혈점이다. 따라서 전정은 머리 꼭대기 부분

에서 약간 앞으로 나간 부분에 있다는 것이다.

[치료 효과] 감기에 의한 두통, 현기증, 얼굴 부종에 매우 효과가 있다. 머리 앞부분에 통증을 느낄 때는 좌우의 가운뎃손가락과 집게손가락을 모아서 전정에 대고 손가락 끝에 힘을 가해서 머리의 한가운데를 압력이 가해지도록 지압을 한다. 이렇게 하면 머리의 통증이 진정되고 기분이 상쾌해진다.

코가 막혀서 머리가 아플 때에도 이용되는 경우가 있다. 또 혈압이 높기 때문에 나타나는 여러 가지 증상 예를 들면 안면 충혈, 부종, 몸의 부종 등에도 효과가 있다.

12 천창(天窓)

동양의학에서는 인체를 天·地·人 3가지 부분으로 나눠서 구별한다. 이렇게 나누는 방법에 기초가 되는 천창(天窓)의 「天」은 쇄골보다 위쪽을 가리킨다. 그리고 「窓」은 창문을 말하며, 이 창으로 天(쇄골 위쪽 부분) 부분의 질병을 살며시 엿볼 수 있다는 의미가 된다.

[경혈 찾는 법] 귀 뒤쪽에 있는 뼈, 유양돌기에서 똑바로 아래로 내린 선과 결후(목 중간에 있는 갑상연골의 돌기)에서 수평으로 이어진 선이 교차하는 곳에 있다. 만지면 동맥이 손으로 느껴지는 오목하게 들어간 중앙에 있다.

[치료 효과] 일반적으로는 귓병에 좋은 효과가 있는 경혈이다. 중이염, 이하선염, 편도염의 부종, 경견완증후군(頸肩腕症候群) 등 여러 가지 증상에도 이용되고 있다.

특히 뺨이 결리거나 부종이 있을 경우나 목의 통증, 귀울음, 난청, 어깨 통증 등이 목 뒤쪽으로 전해질 경우에도 효과가 있다.

단 천창을 지압할 경우에는 갑자기 세게 자극을 하지 말고, 집게손가락이나 가운뎃손가락으로 천천히 힘을 너무 가하지 않도록 주의해 가면서 누르도록 한다. 또는 양쪽 옆에서 엄지손가락으로 지긋이 눌러도 좋다.

13 천용(天容)

「天」은 천창에서 설명한 대로 쇄골보다 위쪽 부분을 말한다. 「容」은 사물을 받아들이다 · 감싸다 · 번창하다 · 이용하다라는 의미가 있다.

따라서 천용은 귀나 목, 머리나 이 등 쇄골보다 위쪽 부분에 생기는 병의 통증을 없애는 경혈이라고 할 수 있다. 또 이 부분에 생기는 모든 병을 이 경혈 속에 감싸버린다는 의미가 된다.

[경혈 찾는 법] 귀 아래로, 아래턱의 모서리 뒤쪽에 있는 경혈이다. 유양돌기(乳樣突起, 귀 뒤쪽 뼈)에서 흉쇄유돌근(胸鎖乳突筋, 목덜미의 굵은 근육)의 앞쪽을 따라서 귀 아래 방향으로 더듬어 찾아가면 쉽게 찾을 수 있다.

[치료 효과] 목에 관한 병의 치료에 자주 이용된다. 예를 들면 목덜미가 뻐근하여 목이 잘 돌아가지 않거나, 잠을 잘못 자서 목이 아프거나, 목이 결리고 목의 통증 때문에 말하기 어려운 증상과 같은 경우에 효과가 있다.

목이 아플 때는 혼자서 귀 아래 부분의 이 경혈점 주변을 가볍게 마사지하면 매우 편안해진다. 특히 가슴의 통증, 가슴을 짓누르는 듯하여 숨 쉬기 곤란하거나 이가 아프고, 귀울음이 있거나 귀가 잘 들리지 않는 증상에도 매우 효과가 있다.

14 승령(承靈)

「靈」은 신령이 머무는 곳, 즉 심장이 있는 곳으로 사당이라고도 한다. 승령이라는 경혈명은 신령을 받든다는 의미이며, 심장 증상에 관계가 있어서 일어나는 순환기계의 증상이나 그와 동반되는 증상을 처치한다는 것을 나타내는 말이다.

[경혈 찾는 법] 좌우 눈동자에서 위쪽으로 뻗쳐진 선상에서, 머리를 측면에서 보았을 때 머리 꼭대기 부분에 있는 백회 경혈점보다도 약간 뒤쪽 아래로 내려간 곳에 있다.

[치료 효과] 뇌나 척추의 염증에서 일어나는 발열을 비롯하여 마비, 경련, 현기증, 두통 등에 매우 효과가 있다.

그 외에도 감기에 의한 오한이나, 두통, 코피, 코막힘, 천식의 치료에도 이용되고 있으며 탈모 방지를 위해서 두피를 자극할 경우에도 이 경혈 주변은 매우 중요한 포인트가 된다.

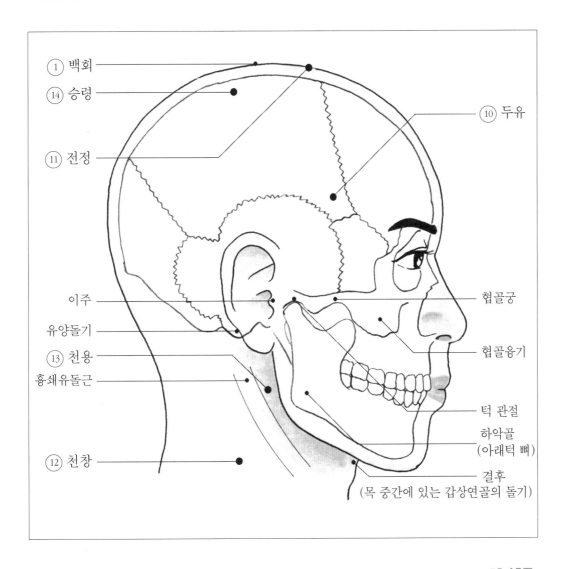

15 곡차(曲差)

「曲」은 구부리다 · 구부러지다 · 일그러지다라는 의미에서 와전되어 한쪽 끝 · 구석 · 모서리를 나타낸다. 또 「差」라는 글자는 교대하다 · 다르다라는 의미가 있다.

곡차라는 경혈명은 편평한 이마에서 앞머리가 나는 부분으로 구부러진 높낮이의 차이가 있는 곳, 앞 머리카락에 있는 경혈이라는 장소를 나타내는 것이다.

[경혈 찾는 법] 미간의 중심에서 위로 올라간 선상이며, 머리카락이 나는 부분에 바로 신정(神庭)이라는 경혈이 있다. 곡차는 이 신정에서 손가락 2마디만큼 바깥쪽에 위치하고 있다. 머리카락이 별로 없어서 머리가 나는 부분이 어디인지 잘 알 수 없을 경우에는 일부러 앞 머리부분에 주름살을 만들어 보면, 주름살의 가장 윗부분과 두피의 경계선을 머리카락이 나는 부분이라고 한다.

[치료 효과] 콧병에 매우 좋은 효과가 있다. 예를 들면 만성비염이나 알레르기성 비염, 축농증에 의한 코막힘과 비폐색(鼻閉塞)에 효과가 있다. 코피나 코에 관한 치료에도 이 경혈을 사용한다.

특히 코막힘 치료에는 곡차 외에도 천주(天柱), 풍지(風池), 영향(迎香), 통천(通天) 등을 함께 치료에 이용하면 훨씬 효과가 좋다.

그 외에도 시력장애나 안저출혈(眼底出血), 두통, 고혈압에도 효과가 있다.

16 통천(通天)

통천의 「通」은 통한다 · 닿다가 와전되어 열다 · 관통하다 · 지나가다라는 의미가 되었다. 「天」은 쇄골보다 위쪽을 나타내는 天부분으로 정상 · 정점의 머리를 말한다. 즉 天부분을 모두 통하는 구멍이라는 것이 바로 통천의 경혈명에 대한 유래이다.

경맥(經脈)은 이 통천에서 머리 꼭대기로 통하여 뇌 속을 순환한다고 말하고, 통천이라는 경혈명은 그 기능에 잘 맞는 것으로 나타낸 것이다.

[경혈 찾는 법] 머리 꼭대기에 있는 백회 경혈에서 약간 앞쪽으로 양쪽에 있다. 또는 미간의 중심선을 위로 뻗치고 그 양쪽에서 손가락 1마디만큼 떨어진 곳에서 발견할 수 있다. 머리카락이 나는 부분에서는 손가락 4~5마디만큼 뒤쪽에 있다.

[치료 효과] 매우 응용범위가 넓은 경혈로 여러 가지 치료 효과가 있다. 특히 목 부분에 혹모양의 종기가 생겼을 때, 콧속에 종기가 생겼을 때, 콧물에 의해서 코가 막혔을 경우에는 이 경혈을 지압하면 매우 효과가 좋다.

그 외에도 두통이나 머리가 무거운 증상의 치료에도 자주 이용된다. 그 중에서도 편두통에는 특히 좋은 효과가 있고, 후두부에서 목덜미에 걸쳐서 뻐근한 증상을 푸는 데도 매우 효과적이다.

또 탈모나 원형탈모증, 뇌졸중이 원인으로 일어나는 안면마비의 치료에도 이용된다.

17 신회(顖會)

[경혈 찾는 법] 좌우의 미간을 중심으로 머리 꼭대기를 향하여 머리의 정면에 선을 긋는다. 이 선상을 중심으로 보아 머리카락이 나는 부분부터 손가락 3마디만큼 위로 올라간 곳에 신회가 있다.

그 외에 다른 경혈을 기준으로 해서 찾는 경우에는 머리 꼭대기에 있는 백회 위치에서 머리의 정면을 통하는 선을 이마쪽으로 향하여 손가락 3마디만큼 내려간 곳을 목표로 하면 쉽게 찾을 수 있다.

[치료 효과] 뇌빈혈에 의한 현기증, 앉았다가 일어날 때 생기는 어지럼증, 피가 머리로 몰리는 증상, 또는 이러한 증상으로 인하여 코피가 나는 것을 치료하는 데 이용된다.

또 얼굴의 부종이나 두통, 머리가 무거운 증상 외에도 코막힘 등 머리 부분이나 안면에 나타나는 여러 가지 증상을 완화시킨다.

신정의 「神」은 정신적인 신을 나타내며, 「庭」은 문자 그대로 정원을 의미한다. 따라서 이마에서 머리카락이 나는 부분에 위치하고 있으며 정신이나 정서를 안정시키는 데 효과가 있는 경혈이라는 의미를 지니고 있다.

[경혈 찾는 법] 미간의 중심선을 위로 뻗친 선상에서, 머리카락이 나는 바로 윗부분에 있다. 머리카락이 나는 부분을 잘 알 수 없는 경우에는 이마에 주름을 만들고 이 주름의 가장 윗주름과 두피의 경계선을 머리카락이 나는 부분으로 생각하면 좋을 것이다.

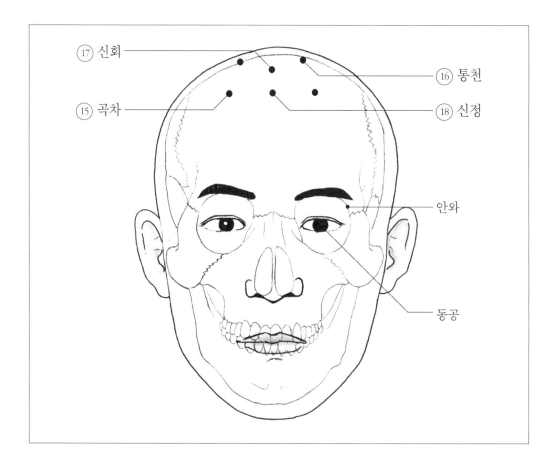

[치료 효과] 만성비염, 축농증 등 콧병을 비롯하여 두통, 현기증, 간질에 효과가 있다. 또 눈썹 위가 아프거나 위를 쳐다볼 수 없는 경우, 의식을 잃었을 경우에도 이 경혈을 자극하면 매우 효과적이다.

19 염천(廉泉)

「廉」이라는 것은 깨끗하다·모서리·측면·구석이라는 의미가 있으며, 「泉」은 샘물·물의 근원이라는 것이다.

따라서 염천은 아래턱과 목 사이의 구석에 있고, 샘물과 같은 기운(에너지)이 용솟음치는 곳이라는 의미를 나타내고 있다.

[경혈 찾는 법] 목 앞부분에 있는 경혈이다. 목의 한가운데 선과 목덜미 바로 앞의 옆주름살이 교차하는 곳을 짚으면 된다. 여기를 손가락으로 누르면 혀의 뿌리를 느낄 수가 있는데 너무 세게 누르면 안 된다.

[치료 효과] 혀에 관한 질병에 매우 효과가 있는 경혈이다. 설염(舌炎)을 비롯해 혀의 지각이상이나 운동마비, 혀가 꼬부라져서 이야기하기 어려운 증상, 혀의 뿌리가 갑자기 수축하여 말이 나오지 않는 증상, 혀가 둥글게 되어 군침이 흐르는 등의 증상에 효과가 있다.

또 후두염, 편도염, 기관지염 등에 의한 기침이나 천식을 진정시키는 데도 사용된다. 그 외에도 히스테리성 실어증, 쉰 목소리, 타액분비 과다의 치료에도 효과가 있다.

20 기사(氣舍)

기사의 「氣」는 나쁜 기운을 나타내며, 「舍」는 집·머물다라는 의미이다. 따라서 나쁜 기운이 여기에 머물러 있고 모여있다는 의미가 된다.

나쁜 기운이라는 것은 동양의학에서 병의 원인이 되는 것을 나타낸다. 그 중에서도 이 기사에 모여있다는 나쁜 기운은 위장병 등 위에 관한 병이기 때문에 기사는 위를 치료하는 데 자주 이용된다.

[경혈 찾는 법] 목덜미의 가장 아래로 내려가면 흉골이라는 오목하게 들어간 곳이 있다. 이 오목한 부분에서 양쪽으로 손가락 2마디만큼 떨어진 곳에 있다.

이 경혈은 쇄골이 시작되는 위쪽 부분에 있기 때문에 목을 옆으로 돌렸을 경우, 돌린 측면에 생기는 가늘고 깊이 오목하게 들어간 부분을 기준으로 찾는 것도 가능하다.

[치료 효과] 목의 통증, 목의 종기나 부종, 어깨에서 목에 걸쳐서 결리거나 목덜미가 뻐근한 증상에 효과가 있다. 또 기사는 위장의 기능과 관계가 깊은 림프절에 가깝기 때문에 위장의 상태가 나쁠 경우에 일어나는 여러 가지 증상에 매우 효과가 있다.

특히 기사가 있는 곳에서는 미주신경(迷走神經)을 자극하여 위의 상태를 좋게 해줄 수 있다. 위의 트림이나 불쾌감, 구역질, 구토, 명치 부분의 통증 등의 증상이 있을 경우에 이 경혈을 자극하면 미주신경이 자극되어 증상을 완화시킬 수 있다.

이뿐만 아니라 기사는 만성적으로 위가 약한 사람의 치료나 딸꾹질을 할 때에도 사용되고 있다.

21 인영(人迎)

「人」은 글자 그대로 사람을, 「迎」은 맞이하다 · 마중하다라는 의미이다. 인영은 몸의 중심에 흐르는 에너지 통로(경락) 중의 몇 개가 만나서 교차하는 곳을 의미한다.

[경혈 찾는 법] 목덜미에서 좌우 양쪽으로 손가락 2마디만큼 떨어진 곳에 있다. 여기에 손가락을 대면 강한 맥박을 느낄 수 있다. 이 맥박은 인영의 맥박이라고 불리는데, 사람에게 생기는 병의 정도를 나타내는 매우 중요한 맥박이다.

[치료 효과] 천식, 만성 관절 류머티즘, 고혈압, 제왕병(통풍), 황달, 만성적인 기관지 증상에 효과가 있다. 또 신경성 심계항진증(心悸亢進症), 협심증, 위경련, 담석증에 의한 통증, 현기증, 결절성홍반(結節性紅斑) 등의 치료에도 자주 사용되고 있다.

특히 인영은 여성에게 많은 갑상선의 기능이 높아져서 생기는 교본병(橋本病)이나 혈압을 내리는 데 효과가 있다.

22 천정(天鼎)

「天」은 인간의 몸 위쪽 다시 말해서 쇄골보다 윗부분을 나타내고, 「鼎」은 3개의 다리를 가진 향을 피우는 용기를 나타내는 말이다.

천정은 흉쇄유돌근과 승모근과 쇄골로 만들어진 삼각형에서 오목하게 들어간 부분의 중심에 있는 경혈이다. 이 경혈명은 天의 생기가 몸속으로 들어가는 삼각형의 중심에 있는 경혈이라는 것을 나타낸다.

이 경혈이 있는 흉쇄유돌근의 안쪽에는 심장과 머리를 연결하는 혈관이나 신경이 많이 통과하고 있으며 사람 몸속에서도 매우 중요한 부분이다.

[경혈 찾는 법] 목옆 부분으로 흉쇄유돌근 아래쪽 가장자리 부분에서 찾을 수 있다. 또 결후의 높이에서 엄지손가락 길이만큼 내려간 곳이 천정이다.

[치료 효과] 편도염에 의한 목의 통증이나 부종, 목이 메이는 증상, 목소리가 나오지 않고, 숨 쉬기 곤란한 증상 등을 완화시켜 주는 효과가 있다. 치통, 손의 저림과 통증의 치료에도 사용되며, 목이 뻣뻣한 증상에도 엄지손가락으로 이곳을 지압한다.

또 이 경혈은 혈액순환을 조절하는 장소로 알려져 있고, 고혈압으로 혈액순환에 이상이 있을 경우 경혈 주변의 응어리나 걸림 등을 제거함으로써 고혈압의 치료에 효과가 있다. 단 너무 세게 누르지 않도록 주의해야 한다.

23 수돌(水突)

「水」는 물, 경수(經水)를 의미한다. 동양의학에서는 이 부분에 경수가 차면 천식, 기관지염을 일으키고 기침이나 담 증상이 나타난다고 한다. 「突」은 찌르다·뚫고 나간다는 의미이며, 여기에서는 후두융기(喉頭隆起)를 가리킨다.

따라서 수돌이라는 경혈명은 후두융기의 옆에 있고, 기관지염이나 천식 등의 증상에 효과가 있는 경혈이라는 의미가 된다.

[경혈 찾는 법] 목의 흉쇄유돌근 양쪽 부분으로, 목덜미에서 비스듬하게 아래에 있다. 목덜미와 쇄골의 중간 높이로 다른 경혈 위치를 기준으로 찾을 때는 인영의 아래, 기사의 위쪽에서 찾을 수 있다.

[치료 효과] 기침이 나서 얼굴이 붉어지는 증상, 목이 붓거나 숨 쉬기 곤란한 증상에 매우 효과가 있는 경혈로 알려져 있다. 또 목의 상태가 나빠서 목소리가 걸걸하며 잘 나오지 않는 경우나 기관지염·인두염·후두염·천식에 의한 목의 부종과 통증 치료에도 효과가 있다.

24 천돌(天突)

「天」은 쇄골보다 위쪽의 天부분을 가리킨다. 「突」은 뚫다·구멍 속에서 갑자기 나온다·갑자기 나타난다는 의미이다. 따라서 천돌은 이제까지 체내에서 움직이던 몸의 기능에 관계가 있는 경혈의 통로가 목 부분에서 오목하게 들어간 중앙에 갑자기 나타난 장소라는 것을 의미한다.

[경혈 찾는 법] 목덜미에서 손가락을 아래로 향하게 하면 좌우의 쇄골 안쪽에 오목하게 들어간 부분이 있다. 그 오목하게 들어간 부분의 한가운데가 천돌이다.

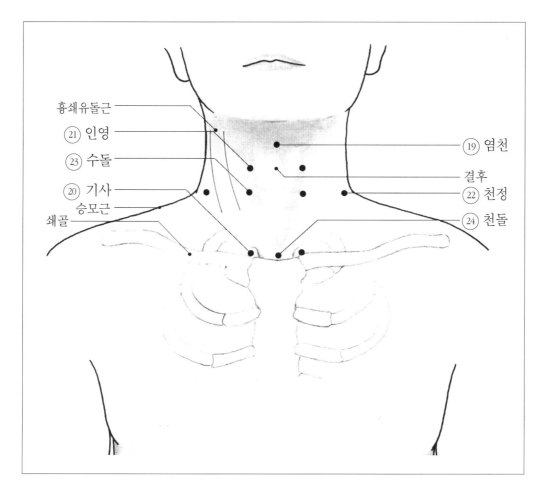

흉쇄유돌근

㉑ 인영

㉓ 수돌

⑳ 기사

승모근

쇄골

⑲ 염천

결후

㉒ 천정

㉔ 천돌

[치료 효과] 목의 통증이나 저림, 목소리가 나오지 않는 증상, 음식물을 삼키기 어려운 경우, 목소리가 나오지 않을 정도로 숨 쉬기 곤란한 천식 등의 증상에 효과가 있다.

천돌은 일반적으로 인후염에 효과가 있는 경혈이며, 여러 가지 병의 원인으로 일어나는 기침이나 담에 매우 효과가 있다.

목이 말라서 아릿한 증상이나, 따끔따끔한 통증, 담이 걸리는 증상에 효과가 있는 경혈이다. 가벼운 증상이면 침을 사용해도 좋고 혼자서 집게손가락을 열쇠모양으로 구부려서 이 경혈을 아래로 향하여 꾹 누르기만 해도 편안해진다.

천돌을 누르면 목 안에서 턱 아래에 걸쳐서 통증이 전해진다. 단 목의 경혈은 너무 세게 누르면 숨 쉬기 곤란해지는 경우가 있으므로 힘의 가감에 주의를 해야 한다.

그 외에 딸꾹질을 진정시키는 경우에도 사용된다.

25 천주(天柱)

「天」은 쇄골에서 윗부분으로 머리 부분을 의미한다. 「柱」란 대흑주라는 의미에서 나타나듯이 가장 중요한 곳을 나타낸다. 따라서 천주라는 경혈명은 머리 부분에서 중요한 경혈점인 것을 나타내고 있다.

[경혈 찾는 법] 목 뒤쪽 한가운데 부분에 뼈가 오목하게 들어가 있는 부분에서 그 양쪽에 승모근이라는 굵은 근육 2개가 세로로 불쑥 튀어나와 있다. 천주는 그 근육 상단 좌우 양쪽의 바깥쪽에 있다. 승모근의 상단 위치를 잡는 것은 머리카락이 나는 부분을 기준으로 하면 된다.

[치료 효과] 머리 부분의 모든 질환은 물론 전신 상태를 회복하는 데 도움이 되는 경혈이다. 중년 이후 사람의 혈압 안정에 매우 효과가 있다.

갑작스러운 열로 땀이 날 경우나 현기증, 두통, 눈의 피로, 목 뒤쪽이나 어깨가 결릴 경우 등에는 이곳을 자극하면 치료가 빠르다.

또 나른하고, 쉬 피곤하거나 상기되거나, 차갑고 또는 저혈압, 고혈압, 숙취, 멀미 등의 전신 증상에도 뛰어난 효과가 있다.

특히 만성비염·축농증에 의한 코막힘, 코피, 귀울음, 교통사고로 인한 후유증으로 나타나는 두통이나 마비 증상, 잠을 잘못 자서 생기는 뼈근함, 부종, 신장병 치료에 사용되는 등 매우 응용범위가 넓은 경혈이다.

목은 머리와 몸을 연결하는 혈관이나 신경의 통로이기 때문에 그 부분에 있는 천주를 자극하면 심신의 여러 가지 증상을 완화시키는 데 도움이 된다. 이 경혈을 누르거나 주무르는 것에 따라서 머리 부분의 혈액이 촉진되고, 머리가 멍한 듯한 불쾌감을 말끔하게 해준다.

26 풍지(風池)

풍지는 「감기에 걸려서 나쁜 기운이 체류한다」라고 말하는 경혈이다. 동양의학에서 말하는 나쁜 기운이라는 것은 병의 원인이 되는 것으로 寒·暑·風·溫·熱·燥·火 등 7가지가 있다. 그 중에서 風의 나쁜 기운 즉 「감기」가 몸속으로 들어가서 연못과 같이 고여서 모인 곳이 풍지라는 것이다.

이 경혈은 중풍에 매우 효과가 있고 풍부(風府), 풍문(風門)과 함께 감기에는 특효 경혈이기도 하다.

[경혈 찾는 법] 목 뒤쪽에 머리카락이 나는 부분에 승모근이라는 2개의 굵은 근육의 바깥쪽에서 약간 떨어져서 오목하게 들어간 부분에 있다. 그 외의 경혈을 기준으로 하여 찾아본다면 천주보다 약간 위의 바깥쪽에 있다고 할 수 있다. 손가락으로 주무르면 귀 뒤쪽에서 머리 양쪽에 걸쳐서 통증이 전해진다.

[치료 효과] 감기에 걸려서 머리가 아프거나 뒷목이 결리고, 몸의 마디마디가 아프거나 열이 나며 기침이 너무 심하고 나른한 증상 등 여러 가지 감기 증상에 대해서 매우 효과적인 경혈점이다. 대부분의 감기는 풍지를 자극하면 치료된다고 말할 정도로 효과가 좋다.

여러 가지 감기 증상뿐만 아니라 현기증이나 숙취, 멀미 등의 전신 증상이나 눈의 피로에도 뛰어난 효과가 있다.

그 외에도 원형탈모증, 월경곤란증, 월경통, 잠을 잘못 자서 결리는 증상의 치료에 사용되고 있다. 또한 이 경혈은 머리나 가슴에서 생기는 여러 가지 증상에도 널리 활용되고 있다.

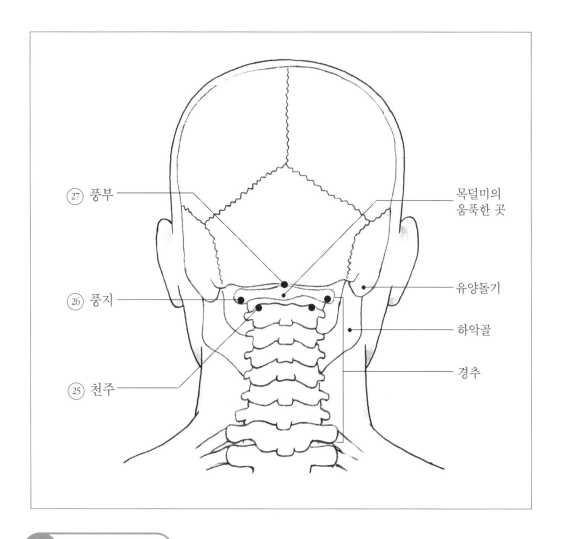

27 풍부   목덜미의 움푹한 곳

26 풍지   유양돌기

   하악골

25 천주   경추

27 풍부(風府)

「風」은 동양의학에서 병의 원인이라고 말하는 나쁜 기운 중의 하나이며, 「府」는 곳 간·수도·모이는 장소를 의미한다. 다시 말하면 風의 나쁜 기운 즉, 감기가 여기에 모 여 있다는 것을 나타낸다.

풍부는 설본(舌本), 귀침(鬼枕), 귀혈(鬼穴) 등의 다른 이름으로도 불린다. 鬼자가 붙는 경혈은 몸의 기능이 너무 흥분되었을 때 그곳을 치료하여 조절하면 효과적이다.

[경혈 찾는 법] 후두부의 중심선으로, 머리카락이 나는 부분에서 위쪽으로 손가락 1마디만큼 올라간 부분이 풍부이다. 목덜미의 움푹한 곳 위쪽을 누르면 아픈 곳이다.

[치료 효과] 두통이나 머리 무거움증, 전신의 나른함, 재채기, 콧물, 코막힘, 발열, 오한 등 감기로 인해서 일어나는 여러 가지 증상을 완화시키는 경혈이다.

동양의학에서는 감기의 원인인 風의 나쁜 기운은 먼저 등의 풍문(風門)으로 들어가서 목의 풍지(風池)에 모인다고 본다. 그것이 더욱 진행되면 풍부(風府)에 모이고 마지막으로는 뇌 속으로 들어가서 뇌신경으로 침투한다는 것이다.

따라서 풍부에서 확실하게 감기를 치료하지 않으면 큰 일이 생긴다는 것이다. 그 외에도 코피나 축농증, 코의 염증 등 코에 관한 질환, 두통, 뇌출혈, 고혈압에도 매우 효과가 좋은 경혈이다.

28 대추(大椎)

대추라는 것은 큰 척추를 의미하며 경추의 7번째에 있는 뼈를 가리킨다. 「大」에는 소중하다 · 위대하다 · 중요하다 등의 의미가 있다. 다시 정리해 보면 대추는 척추의 중요한 곳에 있는 경혈이라는 것이다.

[경혈 찾는 법] 머리를 약간 앞으로 구부리고 어깨를 움직이지 않고 머리를 천천히 좌우로 흔들면 목뒤의 한가운데에 움직이는 돌기와 움직이지 않는 돌기가 있다는 것을 알수 있다.

이렇게 움직이는 돌기가 경추이며, 그 가장 아랫부분(제7경추 하단)에 있는 것이 대추이다. 알레르기 체질인 사람은 이 경혈의 자극을 특히 민감하게 느낀다.

[치료 효과] 구토, 코피, 목이나 어깨 결림에 효과가 있다. 특히 목에서 어깨에 걸쳐서

결리는 듯한 느낌이 심할 경우에는 대추를 중심으로 하여 지압이나 마사지를 하면 효과적이다. 대추를 너무 세게 누르지 말고 그 양옆을 세게 누르는 것이 포인트가 된다.

또 편두통, 습진, 두드러기, 여드름, 부스럼, 치질, 코감기, 위장장애, 천식 등에도 매우 효과가 있으며 탈모나 원형탈모증, 어린이 천식·허약한 체질의 치료에도 이용되는 경혈이다.

29 후정(後頂)

「後」는 뒤, 「頂」은 받다·정상의 의미를 지니고 있다. 즉, 머리 꼭대기의 뒷부분이라는 장소를 나타내는 것이다. 전정(前頂)이라는 경혈에 비해서 「後」라는 의미도 있다. 또 교충(交衝)이라고도 말한다.

[경혈 찾는 법] 머리 꼭대기 경혈인 백회의 바로 뒤쪽으로, 손가락 2마디만큼 뒤에 있다. 백회는 좌우의 귀를 앞으로 구부리고, 그 위쪽에서 머리 꼭대기를 향하여 똑바로 올라간 선과 미간에서 똑바로 올라간 선이 교차하는 점이 머리 꼭대기가 된다.

[치료 효과] 일반적으로 머리 부분 전체에 관한 여러 가지 증상에 효과가 있는 경혈이다. 머리 꼭대기 부분의 두통이나 결림, 오한, 현기증 등의 치료에도 자주 이용된다.

30 천유(天牖)

「天」은 쇄골에서 윗부분을 나타내는 말이며, 「牖」는 창이라는 의미이다. 천유라는 경혈명은 하늘의 창이라는 의미가 된다.

따라서 천유는 머리 부분에서 목 부분에 걸쳐서 생기는 여러 가지 질환에 대해서 효과를 나타내는 경혈인 것이다.

[경혈 찾는 법] 귓불의 뒤쪽에 있는 유양돌기라는 뼈의 돌출에서 비스듬하게 아래에

있다. 유양돌기의 아래에는 흉쇄유돌근이라는 근육이 붙어있고, 목을 좌우 어느 쪽으로 기울여도 유양돌기 아래로 만지면 근육의 부착부를 알 수 있다. 이 부착부분의 뒤쪽 부분을 손가락으로 만지면서 찾으면 잘 찾을 수 있을 것이다.

[치료 효과] 두통, 머리의 무거움증, 얼굴의 부종이나 통증, 목이 뻐근해서 돌릴 수가 없는 증상, 치통, 눈이 아픈 증상 등 여러 가지 증상이 있을 때에는 효과를 발휘한다.

특히 돌발성 난청, 시력 감퇴, 꿈을 꿔서 피곤함, 자주 넘어짐, 안색이 나쁘거나 핼쑥해지거나 생기가 없는 증상에도 효과가 있다.

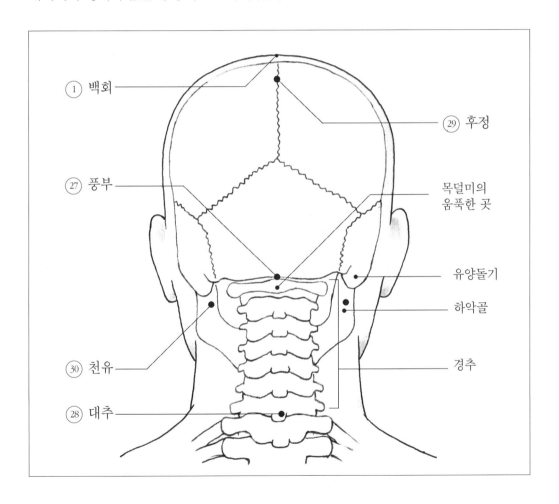

이 경혈은 귀의 유양돌기에 흉쇄유돌근이 부착되어 있는 부분 바로 뒤쪽에 있기 때문에 목의 통증에 특히 효과가 있고, 목이 한쪽으로 약간 기울어지거나 목 뒤쪽이 뻐근한 증상에도 매우 효과적이다.

👆 지압상식 오행설에서 생겨난 오장육부

동양의학에서는 음양오행의 자연관을 인간의 몸에 적용하고 있다. 이것에 의하면 음은 조용하고 정적인 것 즉 여성을 나타내며, 양은 움직이는 것 즉 동적인 것으로 남성을 말하는 것이다.

몸의 바깥 부분에 대해서도 손바닥이나 발바닥 등 안쪽의 정적인 부분을 음, 손등이나 발등 등 바깥쪽의 동적인 부분을 양이라고 한다. 몸속 부분에서는 생명을 이어가는 주체가 된 「臟」이라는 것에 木, 火, 土, 金, 水의 오행을 각각 적용하고 있다.

구체적으로 말하면 자연계의 木은 간장에 해당되고, 火는 심장에 해당되고, 土는 비장에 해당되고, 金은 폐에 해당되고, 마지막으로 水는 신장에 해당된다는 것이다. 그리고 이 肝, 心, 脾, 肺, 腎臟을 오장(五臟)이라고 부르는 것이다.

장부(臟腑)의 조합으로 생명을 유지

그러나 인간의 생명 활동은 오장뿐만 아니라 이것을 돕는 존재가 갖추어져야 비로소 순조롭게 진행된다. 그 돕는 존재가 되는 것이 「腑(내장)」라는 것이다. 다시 말하면 臟과 腑의 콤비가 조화를 이루는 것이 생명을 유지시킨다는 것이다.

예를 들면 간장에 대한 내장은 쓸개라는 것으로, 「간담상조(肝膽相照)」라는 속담은 이런 곳에서 나온 말들이다. 그 외에도 심장에 대한 내장은 소장, 비장에 대한 것은 위, 폐에 관한 것은 대장, 신장에 대한 내장은 방광이 되는 것이다.

현대의학의 장기명(臟器名)은 동양의학에서 유래

간의 장, 비의 장 등이라는 것은 바로 현대의학에서 말하는 간장, 비장 그 자체로 해석되기 쉽다. 그러나 동양의학에서 말하는 장부와 현대의학에서 말하는 내장은 명칭이 같은 문자를 사용한다고 해서 모두 같은 것은 아니다.

외국의 현대의학 책이 국내에 번역되면서 처음부터 그 용어는 동양의학에서 사용되던 것을 그대로 번역하였기 때문에 장부와 내장에는 같은 용어를 사용하게 된 것이다.

얼굴의 경혈

31 태양(太陽)

중국에서 개발된 새로운 경혈로서, 눈의 증상에 효과가 있고 태양과 같이 이름 그대로 눈을 맑게 해준다는 것에서 유래되었다.

[경혈 찾는 법] 눈썹 바깥쪽 끝과 눈꼬리 바깥쪽 사이의 한가운데 정도에 있는 경혈이다. 관자놀이에서 눈꼬리 방향으로 손가락을 눕혀서 미끄러지듯이 댈 때 약간 오목하게 들어간 부분을 목표로 하여 찾는 것이 좋다.

[치료 효과] 피로함에 의한 눈의 통증, 충혈 등 눈의 여러 가지 증상을 완화시켜 주는 효과가 있는 경혈이다. 그 중에서도 눈의 피로가 원인으로 눈 속이 아플 때, 물건이 침침하게 보일 때, 눈이 부시다는 느낌이 들 때, 눈이 촉촉해지는 등의 증상에 매우 효과가 있다.

이 경혈을 손가락 끝으로 작은 고리(원)를 그리듯이 주무르면서 누른다. 그러면 문자 그대로 태양이 비치듯이 눈이 맑아지고 기분도 상큼해진다. 지압의 요령은 처음에는 가볍게 누르고 천천히 힘을 가하지만 마지막에는 꾹 눌러주는 것이 좋다.

32 영향(迎香)

「迎」은 맞이하다·만나다는 것을 의미하고, 「香」은 냄새·향기·향기롭다는 의미를 지니고 있다. 이 글자에서 나타나듯이 영향이라는 경혈은 냄새를 맡는 코에 관한 증상에 효과가 있는 경혈로서 치료에 이용되고 있다는 것을 알 수 있다.

또 여기에서 말하는 「香」은 중국의 고전에 기초를 두어 위(胃)라는 의미가 있다. 따라서 영향은 동양의학에서 말하는 「위의 내장」 기능에 관계하는 위경(胃經)이라는 경락에 속한다는 것을 알 수 있다.

[경혈 찾는 법] 코의 양옆, 콧방울을 벌렸을 때 바로 그 옆에 해당되는 부분이 영향이라는 경혈이다.

엄지손가락과 집게손가락으로 아무 생각 없이 코를 잡았을 때에 닿는 작고 오목하게 들어간 부분을 기준으로 하여 찾는 것이 좋다.

[치료 효과] 코의 여러 가지 증상을 완화시키는 효과가 있다. 예를 들면 콧물, 코막힘, 코피에 좋은 효과가 있고 코막힘이 심해서 숨을 쉬기 곤란하거나 냄새를 맡기 힘들 경우에 치료하면 효과가 있다.

이 경우 좌우 경혈을 양 손가락으로 동시에 약간의 힘을 가해서 누르는 것이 요령이다. 이렇게 함으로써 코가 잘 통할 수 있게 되어 후각이 회복된다. 따라서 병명으로 말하면 만성비염, 급성비염, 축농증 등에 효과가 있다는 것이다.

그 외에도 안면의 신경에 관한 증상에도 효과가 있고, 콧방울 옆에 경련이 있을 때나 얼굴의 신경통으로 통증이 심할 경우 등의 치료에도 보다 자주 이용된다.

33 거료(巨髎)

「巨」는 거분(巨分)을 나타낸다. 거분이란 비순구(鼻唇溝, 코 양쪽에서 입의 모서리까지의 홈)를 말한다. 또「髎」는 뼈의 모서리·말의 등뼈·요철·솟아오르다·뛰어나가다는 의미로 여기에서는 거분의 모서리에 있는 홈 부분을 말한다.

2개의 한자 의미를 종합하면 거료라는 경혈명은 거분의 모서리에 있는 홈 부분의 중요한 곳이라는 의미가 된다.

[경혈 찾는 법] 코의 양옆에 있다. 콧구멍의 높이에서 수평선을 긋고 그 수평선과 눈동자에서 똑바로 아래로 내린 선이 교차하는 곳을 찾는다. 콧구멍에서는 대략 손가락으로 1마디만큼 바깥쪽에 위치하고 있다.

[치료 효과] 코막힘이나 콧물, 코피에 효과가 있다. 코의 염증, 눈의 질환, 치통, 잇몸 염증, 축농증, 삼차신경통, 안면마비나 경련 등의 치료에 자주 사용된다.

34 관료(觀髎)

「觀」은 광대뼈를 말하며, 「髎」는 모서리를 나타낸다. 즉, 관료란 광대뼈 융기의 모서리라는 의미가 되고 장소를 나타내는 경혈명이다.

[경혈 찾는 법] 광대뼈의 융기 바로 아래에 있다. 잘 알 수 없을 경우에는 눈꼬리 끝의 바깥쪽에서 아래로 똑바로 내린 선과 코 끝에서의 수평선이 교차하는 곳을 기준으로 찾는다.

또는 광대뼈의 아랫부분을 손가락으로 위로 올려보면 통증이 느껴지는 곳이 바로 관료 경혈이다.

[치료 효과] 윗니의 통증, 뺨의 부종, 눈의 황달, 안정피로(眼精疲勞, 정상적인 사람보다 빨리 눈의 피로를 느끼는 상태) 등에 효과가 있다. 이 경혈은 삼차신경의 제2지나 안면신경 협근지(頰筋枝) 등이 통하고 있기 때문에 안면신경마비, 안면경련, 삼차신경통, 급성 비염 등의 치료에도 사용된다.

또 관료는 미용에도 효과가 있는 경혈로 알려져 있다. 얼굴의 미용에 가장 신경이 쓰이는 것은 이마에 생기는 주름살, 눈 밑의 작은 주름 등이다. 몸속에서 얼굴 피부만이 근육 조직으로 뒤엉켜져 있고 일체화되어 있다. 그렇기 때문에 근육이 늘어지는 것은 바로 피부가 늘어지는 원인이 되어 주름살이 생기는 것이다.

따라서 날마다 이 경혈을 중심으로 손가락 끝으로 가볍게 마사지를 하면 탱탱한 피부를 유지할 수 있다.

35 정명(睛明)

정명의 「睛」은 눈동자를 말하며, 「明」은 밝음·비추다는 의미이다. 눈동자의 그림자를 말끔하게 지워 없애서 매우 확실하게 물건을 볼 수 있게 된다는 효과를 나타내는 경혈이다.

[경혈 찾는 법] 눈 앞쪽을 손가락으로 누르면 뼈 옆의 오목한 부분에 닿는다. 그 위치에서 손가락을 상하로 움직이면 콧속에 통증이 느껴진다. 그곳이 바로 정명이라는 경혈이다.

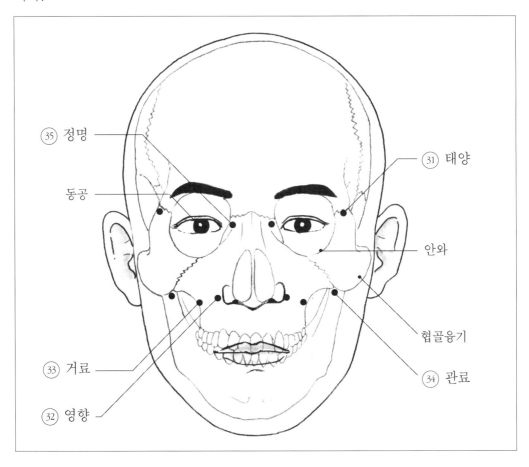

㉟ 정명
동공
㉛ 태양
안와
협골융기
㉝ 거료
㉞ 관료
㉜ 영향

[치료 효과] 눈에 나타나는 여러 가지 증상에 효과가 있다. 책을 오랫동안 보거나 하여 눈이 피로할 때에 집게손가락으로 정명을 주무르듯이 누르면 말끔하게 피로가 풀린다. 눈이 침침할 때나 충혈되었을 때도 이 경혈로 치료할 수 있다.

눈의 여러 가지 증상뿐만 아니라 안면경련에도 효과가 있다. 특히 눈 주변이나 눈썹이 따끔거리는 경련이 생길 경우에 지압을 하면 매우 효과가 좋다.

또 콧속이 나쁠 경우에도 콧날을 따라서 몇 개의 다른 경혈과 함께 치료에 이용되기도 한다.

그 외에도 어린이의 경련이나 짜증에도 효과가 있다. 대수롭지 않은 일로 칭얼거리거나 울음을 그치지 않을 경우에는 정명을 가볍게 눌러 주면 기분이 좋아진다. 단 이 경우에는 잘못해서 눈동자를 압박하지 않도록 주의해야 한다.

36 동자료(瞳子髎)

「瞳子」는 눈·눈동자를 나타내며, 「髎」는 구석·모서리를 나타내는 말이다. 따라서 동자료는 눈 옆의 뼈가 솟아오른 곳에 오목하게 들어가 있는 경혈이라는 의미이다. 또 눈동자의 모서리에 있는 경혈이라는 의미이기도 하다. 다른 이름으로는 전관(前關)이라고도 말한다.

[경혈 찾는 법] 눈꼬리 바깥쪽에서 손가락으로 1마디만큼 떨어진 곳으로 뼈 옆에 오목하게 들어간 부분이다. 누르고 상하로 움직이면 머리의 양쪽에서 윗눈꺼풀로 향하여 통증이 전해지는 곳이다.

[치료 효과] 두통 등 머리 부분의 질환과 눈의 피로, 눈의 가려움증, 충혈 등 눈의 질환에 매우 좋은 효과가 있다. 또 눈 밑의 주름살을 펴주는 데 효과적이며 미용에도 빠져서는 안 되는 경혈이다.

37 양백(陽白)

「陽」은 높고 밝아지는 의미이며, 양지·따뜻함·맑음을 나타낸다. 또「白」은 안륜근 건부(眼輪筋腱部)의 백색부분에 있다라는 것을 나타낸다. 즉, 양백이라는 경혈명은 눈을 밝게 한다는 의미를 나타내고 있다.

[경혈 찾는 법] 눈썹 중앙에서 위쪽으로 손가락 1마디만큼 올라간 곳에 있다. 손가락으로 만지면 뼈 위에 오목하게 들어간 부분이다. 여기를 세게 누르면 통증이 머리 속까지 전해진다.

[치료 효과] 주로 머리와 얼굴, 눈의 증상에 효과가 있다. 특히 눈 위의 통증, 얼굴의 통증, 삼차신경통의 심한 통증을 완화시키는 데 효과적이다.

그 외에도 눈이 부시거나 눈물이 끊임없이 나오는 증상, 각막 흐림, 트라코마 등의 증상에도 이 경혈로 치료한다. 또 야맹증, 현기증, 추위에 의한 떨림 등에도 효과가 있다.

38 승장(承漿)

「承」은 아래에서 위를 받치다는 의미로 뜨다·받다라는 것을 나타낸다. 또「漿」은 쌀 뜨물·국물·식초 등의 의미로, 여기에서는 입에서 나오는 액체 즉 타액을 말한다.

따라서 승장이라는 경혈명은 타액을 아래에서 받는 위치라는 것을 의미하며, 경혈이 있는 장소를 나타내는 것이다.

[경혈 찾는 법] 아랫입술과 아래턱 사이에 있는 홈의 중심에 있다. 지압을 할 때는 엄지손가락으로 세게 누르면 좋다.

[치료 효과] 입이나 눈이 비틀어져서 기울어져 있는 경우, 얼굴이 부어있는 경우, 입이나 이가 아파서 이야기를 할 수 없을 경우에 효과가 있다.

일반적으로는 안면부종, 삼차신경통, 안면의 신경마비·결림 등의 얼굴 질환이나 아랫니의 통증 등 이에 관한 증상, 언어불능의 중풍환자의 치료에 자주 이용된다.

39　사백(四白)

「四」는 사방·주변을 나타내며, 「白」은 하얗다·밝다는 의미가 있다. 白은 공백의 백에서 와전되어 움푹 패였다는 의미로도 쓰이며, 주위에서 보면 매우 오목하게 들어가 있고 그 부분을 누르면 압통(壓痛)이 있다는 의미도 된다.

또 다른 학설로는 사방이 밝아진다라는 의미로도 해석되기 때문에 눈병에 효과가 있다는 뜻의 경혈명으로도 알려져 있다.

[경혈 찾는 법] 눈 아래를 손가락으로 짚으면 눈동자가 들어간 뼈의 오목한 부분(眼窩)의 아랫부분에 닿는다. 이곳에서 손가락 1마디만큼 내려간 곳으로 눈동자의 맨 아래에 사백이 있다. 손가락으로 누르고 좌우로 움직이면 코 옆이 따끔거리는 통증이 전해진다.

[치료 효과] 안면의 신경이 마비되어 눈이 감기지 않고 뺨 주변에 통증이 있는 증상에 효과가 있다. 안면에 경련이 일어날 때에는 이 경혈을 지압하는 것만으로도 일시적인 경련을 멈추게 할 수 있다.

그 외에도 이 경혈은 두통이나 현기증에 효가가 있으며, 피로한 눈을 풀어주고 삼차신경통을 완화시켜 준다.

40　지창(地倉)

「地」는 천지의 地, 즉 土를 의미하고 여기에서는 대지의 혜택인 곡물을 나타낸다. 또 「倉」은 곳간·곡물을 재워두는 사각형의 건물을 의미한다. 한편 동양의학에서는 위

(胃)의 내장을 대창(大倉)이라고 말한다.

　따라서 지창은 원기의 근원이 되는 곡물(음식물)이 대창(위의 내장)으로 통하는 곳이라는 의미가 된다.

　[경혈 찾는 법] 입술을 연결할 때 그 양쪽 끝을 구각(口角)이라고 말한다. 지창은 이 구각에서 약간 바깥쪽으로 떨어진 부분에 있는 경혈이다.

　[치료 효과] 고혈압이나 중풍으로 인하여 언어장애 또는 안면 신경마비에 의해서 입이 비틀어진 경우, 삼차신경통, 특히 얼굴에 경련이 일어나는 증상 등의 치료에 사용되

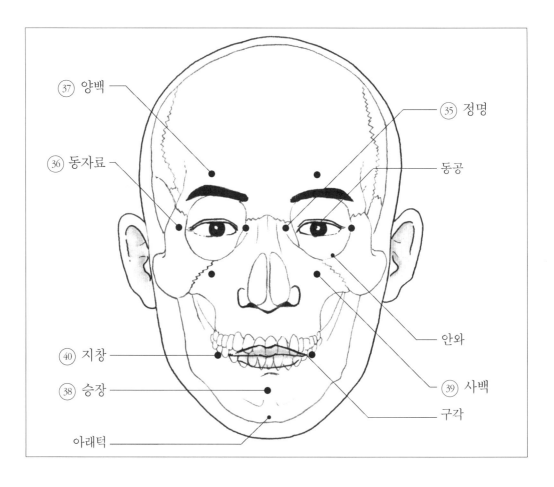

고 있다.

또 위의 상태가 좋지 않을 때에는 이곳에 부스럼이나 습진이 생기기 쉽고 구취가 심해진다.

지창은 위 건강의 척도라고도 말하는데, 위가 나쁘기 때문에 생기는 여러 가지 증상에 좋은 효과를 보인다. 그 중에서도 구내염이나 구각염의 증상을 완화시키는 데 매우 효과가 있다.

41 찬죽(攢竹)

「攢」에는 지팡이 · 모이다 · 모으다 · 초목이 무성하다는 의미가 있으며, 「竹」은 대나무 · 대나무 잎을 가리킨다.

다시 말해서 찬죽이라는 경혈명은 대나무 지팡이를 잡지 않으면 걸을 수 없을 정도로 눈이 보이지 않는 증상에 대해서 효과가 있다는 것을 의미한다. 이것은 치료의 효과가 경혈명의 유래가 된 예 중의 하나이다.

찬죽은 원재(員在), 시광(始光), 야광(夜光), 명광(明光), 시원(始元), 원주(元柱), 원주(員柱), 미본(眉本), 미충(眉沖), 소죽(小竹) 등 많은 별명이 있다.

[경혈 찾는 법] 좌우의 눈썹 안쪽 끝에 있다. 집게손가락을 대고 상하로 가볍게 움직이면 가느다란 줄기에 닿는데 그곳이 바로 찬죽이다.

[치료 효과] 눈물이 많고, 현기증, 눈의 피로, 결막염, 뺨의 통증에 효과적이다. 또 두통, 머리가 무거운 증상, 고혈압 등의 치료에도 응용된다. 눈이 부어서 푸석푸석할 경우에는 이 경혈을 엄지손가락으로 세게 누르면 붓기가 빠진다.

단, 이 경혈은 절대 뜸을 떠서는 안 되는 경혈이므로 항상 주의해야 한다.

42 사죽공(絲竹空)

「絲」라는 글자는 실·가는 실·실과 같이 세밀한 줄기라는 의미이며 여기에서는 눈썹을 가리킨다. 「竹」은 대나무이며 대나무 잎과 같은 눈썹의 형태를 의미하고, 「空」은 빈틈을 말하며 구멍 즉 경혈을 나타낸다.

따라서 이 세 글자의 한자 의미를 합쳐보면 눈썹이 실처럼 가늘어진 부분으로 오목하게 들어간 곳에 있는 경혈이라는 의미가 되며 경혈명이 장소를 나타낸다.

[경혈 찾는 법] 눈썹의 바깥쪽 끝을 손가락으로 누르고 상하로 움직이면 뼈의 작고 오목한 부분에 닿는데 그곳이 바로 사죽공이라는 경혈이다. 가볍게 누르는 것만으로도 눈 안쪽으로 통증이 전해지는 것을 느낄 수 있다.

[치료 효과] 눈이 부시기 때문에 일어나는 두통, 눈의 충혈, 눈썹이 눈을 찌르는 경우, 편두통에 좋은 효과가 있다. 이 경혈점에 마사지나 지압을 하면 눈의 피로나 얼굴의 부종이 풀리고 상쾌해진다. 눈 주변에 있는 다른 경혈도 자극하면 더욱 효과가 증진된다.

43 인당(印堂)

[경혈 찾는 법] 얼굴 정면, 좌우 미간의 한가운데에 있는 경혈이다. 부처님의 이마에서도 볼 수 있다.

[치료 효과] 축농증이나 만성비염 등에 나타나는 코막힘과 그에 동반되는 머리의 통증, 머리가 무거운 증상, 숨을 쉬기 곤란한 불쾌감 등을 완화시키는 효과가 있다.

인당은 만성적인 코막힘을 비롯하여 콧물, 코피, 콧속의 통증 등 코에 관한 병과 그 증상을 완화시키기 위해서 이용되는 경혈 중의 하나이다. 또 현기증이나 어린이의 경련 등의 치료에 이용되기도 한다.

446

44 화료(禾髎)

「禾」는 벼와 보리 등의 까끄라기·혜택을 나타내며 곡물(음식물)을 의미하는데, 이것이 와전되어 입을 가리킨다. 또 「髎」는 모서리를 나타내고 여기에서는 뼈가 부어오른 곳으로 콧구멍을 가리키는 말이다.

따라서 화료는 입의 모서리로 입과 코 사이의 골육(骨肉)이 솟아오른 곳에 있다는 의미가 된다.

[경혈 찾는 법] 코 아래 한가운데 홈(人中)의 양옆으로, 콧구멍의 출구와 윗입술의 사

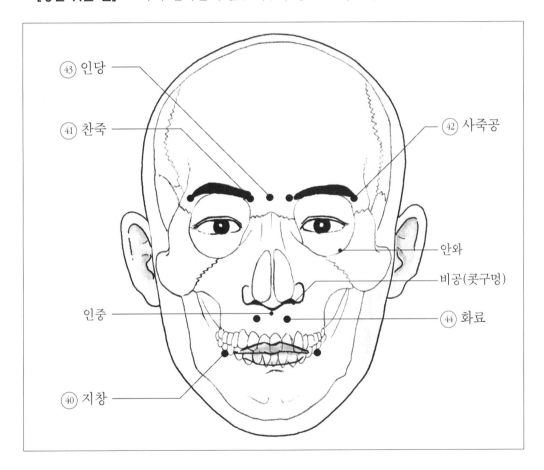

- ㉓ 인당
- ㊶ 찬죽
- ㊷ 사죽공
- 안와
- 비공(콧구멍)
- 인중
- ㊹ 화료
- ㊵ 지창

이인 중앙에 있다.

[치료 효과] 코의 질환 치료에 널리 사용되는 경혈이다. 예를 들면 콧물이나 코막힘, 코피, 급성비염, 만성비염, 축농증 등에 뛰어난 효과를 가져다준다. 코가 막혀서 냄새를 잘 맡지 못할 경우에도 유효하게 쓰이는 경혈이다.

그 외에도 삼차신경통, 안면 신경마비 등 얼굴 앞면 부분의 신경장애 치료에도 이용된다. 또 이 경혈은 상치조신경(上齒槽神經)이 지나가는 곳이므로 윗니의 통증이나 치조농루 등의 원인인 잇몸 통증에도 효과가 있다.

지압을 할 경우에는 집게손가락이나 가운뎃손가락으로 약간의 힘을 가해서 누르는 것이 요령이다.

45 대영(大迎)

「大」는 크게 된다·훌륭하다·한창이다라는 의미이며,「迎」은 맞이하다·만나다라는 것을 나타낸다. 대영은 아래턱 모서리 부분으로 하악지(下顎枝)와 하악체(下顎體)의 부분이 교차하는 장소를 나타낸다.

또 여기는 대장의 기능에 관계하는 경혈의 줄기와 위의 기능에 관계있는 경혈의 줄기가 교차하는 곳이므로 이 경혈명이 붙어진 것이다.

[경혈 찾는 법] 아래턱의 모서리에서 아래의 가장자리 앞쪽으로 가면 오목한 부분이 있다. 대영은 이 뼈의 오목한 부분 중앙에 있고 여기에 손가락을 넣으면 동맥에 닿는다. 이것을 누르면 아랫니 전체에 통증이 느껴진다.

[치료 효과] 차갑거나 화끈거리는 증상이 생겼을 경우나 삼차신경통으로 인한 입의 경련, 혀의 경련, 눈의 통증, 아랫니의 통증, 잇몸 통증 등에 효과가 있다.

46 객주인(客主人)

객주인은 다른 이름으로 상관(上關)이라고도 불린다. 예전에는 협골궁(頰骨弓)을 관골궁(顴骨弓), 또는 관골(關骨)이라고 했는데 이 뼈보다 위에 있는 경혈이기 때문에 상관이라는 이름이 붙여졌다.

「客」은 손님·방문자·넓게는 나의 상대라는 의미이며, 여기에서는 와전되어 여행하는 사람, 주로 상대하는(마주보는) 사람이라는 의미가 된다. 「主」는 주인·남편을 가리키며, 사물의 중심, 중심이 되는 사람을 나타내며, 「人」은 사람·인류·인간·성질을 나타낸다.

따라서 객주인이라는 이름은 광대뼈를 사이에 둔 하관과 상관이라는 2개의 경혈이 나란히 있고, 이것이 마치 손님(客)과 주인(主人)이 마주보고 있는 관계처럼 보이는 것에서 이 경혈명이 붙여졌다.

원래는 하관·상관의 양쪽을 통합하여 객주인이라고 부르던 것이 어느 사이에 상관만을 일컫는 말이 된 것이다.

[경혈 찾는 법] 얼굴을 바로 옆에서 보았을 때에 활모양의 협골(頰骨), 협골궁(頰骨弓)의 중앙, 위쪽이 객주인의 위치가 된다. 여기를 손가락으로 누르고 상하로 움직이면 머리 양쪽으로 통증이 전해진다. 이 경혈의 아랫부분에 하관이 있는데 이 하관과는 협골궁을 축으로 대칭되어 있다.

[치료 효과] 삼차신경의 통증과 경련에 효과가 있다. 안면마비, 어린이 경련, 귀울음이나 난청의 치료에도 사용된다. 윗니의 통증을 없애는 데도 뛰어난 효과가 있다.

47 협거(頰車)

「頰」은 뺨으로 경혈의 위치를 나타내고 있다. 「車」라는 것은 동양의학에서는 아차(牙

車)라고 하여 이가 차(車)와 같이 움직이는 곳 즉 아래턱 관절을 나타낸다.

다시 말해서 협거라는 경혈명은 아래턱 관절 부분에 있고 이 관절에 있는 병에 유효한 경혈이라는 것을 나타내는 것이다.

[경혈 찾는 법] 귓불 바로 아래에 아래턱의 뼈 뒤 가장자리에 있다. 이 가장자리를 세로로 더듬어서 내려가면 아래턱 뼈의 모서리가 있다. 그 모서리와 귓불 아래의 거의 한가운데 부분에 있는 경혈이다. 또는 입을 벌렸을 때 살이 오목하게 들어가는 부분을 기준으로 하여 찾는 것도 좋다.

[치료 효과] 치통, 얼굴의 신경통, 뺨의 부종, 턱의 부종이나 결림, 입이나 이, 잇몸의 통증에 따라서 깨물 수 없을 정도의 통증에 효과가 있다.

반신불수의 상태로 이를 악물고 있는 그대로의 상태로는 이야기할 수 없는 경우에도 협거의 지압 치료가 효과적이다.

귀 주변은 음식물을 씹기 때문에 근육이 움직인다. 이 근육이 가끔은 경련이 일어나는 경우가 있는데 이런 경우에도 협거를 지압하는 것만으로도 완화시킬 수 있다.

48 하관(下關)

「下」는 아래·근본을 말하며 上에 대한 반대말이다. 「關」은 기침·빗장·잠그다·조작 등의 의미가 있다.

객주인이라는 경혈의 다른 이름을 상관(上關)이라고 말하지만 하관은 그에 비해서 관골(關骨, 頰骨弓)의 아래에 있는 경혈이라는 의미가 된다.

[경혈 찾는 법] 협골궁의 한가운데 부분, 아래의 가장자리에 있다. 귀 앞에서 협골궁의 아래 가장자리를 더듬어 보면 가장 뼈가 오목한 부분이다. 손가락으로 누르면 위 또는 아래의 이에 통증이 전해진다.

[치료 효과] 치통, 귀울음, 삼차신경통의 치료에 자주 사용되는 경혈이다. 치통, 부종을 동반하는 경우에는 세게 지압을 하면 증상을 진정시킬 수 있다.

또 아래턱의 탈구가 습관적인 사람이나 삼차신경통, 아래턱 관절통으로 입을 충분하게 벌리지 못하는 경우에도 효과가 있다.

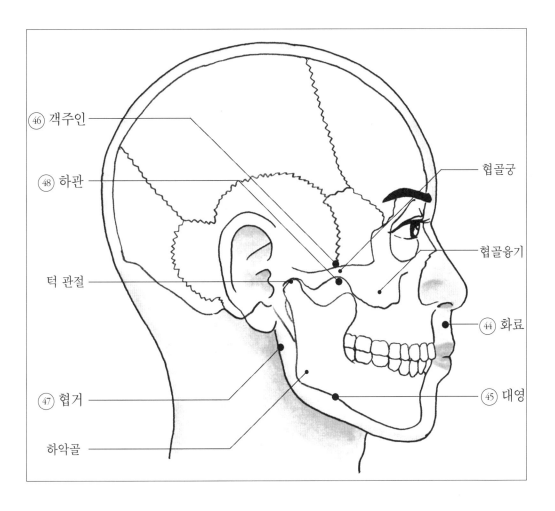

46 객주인

48 하관

턱 관절

47 협거

하악골

협골궁

협골융기

44 화료

45 대영

인간의 생명 유지에 있어서 매우 중요한 몸의 구조를 오행에서는 오장오부(五臟
五腑)라고 말한다. 그런데 실제로는 이 5가지의 장부(臟腑) 외에도 동양의학에서
는 하나 더 중요한 구조가 있다는 것이다.

오행에 해당되지 않는 또 하나의 장부

그것은 심포(心包)라는 장으로, 이에 대한 삼초(三焦)라는 내장과의 조합을 말
한다. 오장오부의 하나로 심장이 있지만 이것은 인간의 몸속에서 평생동안 일정
한 리듬으로 움직이는 것이 중요하기 때문에 이것을 확실하게 포장하여 유지하고
있는 자루가 있을 것이라는 생각에서 붙여진 것이 심포이다.

한편 삼초는 3개의 열원이라는 의미가 있다. 이것은 인간의 몸은 생명이 있는
한 외부가 아무리 춥거나 덥더라도 항상 일정한 따뜻함을 유지하기 때문에 열을
만드는 근원이 된다고 생각한 것에서 나온 것이다.

이것이 바로 오장오부에 하나 더 추가된 육장육부라는 것이다.

동양의학의 기본은 육장육부의 사고 방식

이 육장육부의 사고 방식은 현대의학과 서양의학의 체계와는 전혀 다른 것이다.
즉, 동양의학의 체계는 하나하나의 장기가 해부학적으로 존재한다는 것보다도
「자연계에 있어서의 인간이 생명 활동을 영위하기 위해서 필요한 복잡 또는 미묘
한 기능을 나타냄으로써 장부가 있다」라는 생각을 토대로 한 것이다.

그리고 인간의 몸은 모두 이 육장육부로 컨트롤되고, 장부의 어느 것 하나라도
제 기능을 발휘하지 못하면 몸의 상태가 나빠져서 여러 가지 증상이 일어난다고
생각하기 때문이다.

가슴·복부의 경혈

49 결분(缺盆)

쇄골의 윗부분은 근육이나 피부가 쟁반 모양처럼 오목하게 들어가 있다. 따라서 결분이라는 경혈명은 쟁반과 같이 골육(骨肉)이 오목하게 들어가 있는 부분이라는 경혈의 위치를 의미하는 것이다.

[경혈 찾는 법] 쇄골 위에 큰 뼈가 있는데 결분은 이 뼈에 오목하게 들어간 부분의 중앙에 있다. 좌우의 유두에서 위로 이어진 선상을 기준으로 하여 찾는다. 엄밀하게 위치를 결정하는 것보다 증상에 따라서 쇄골의 오목한 부분의 중앙을 위치로 하여 찾거나 누르면 통증이 느껴지는 곳을 찾는 것도 좋다.

예를 들면 경견완증후군(頸肩腕症候群, 목 부분에서 어깨나 팔까지 저리고 아프며 손가락에 가벼운 운동장애가 있는 일련의 증상)의 치료에는 쇄골의 바로 위, 내과계의 병 치료에는 오목하게 들어간 부분의 중앙을 경혈로 잡는다.

[치료 효과] 천식, 숨 쉬기 곤란한 증상, 가슴이 답답한 증상, 가슴 통증, 늑간신경통, 만성 열병에 효과가 있다. 가슴이나 팔로 통하는 신경의 통로에 있는 경혈이므로 이들 부위에 관계되는 증상의 치료에 이용해도 매우 효과가 좋다.

50 수부(兪府)

[경혈 찾는 법] 쇄골의 아래쪽을 어깨의 가장자리 방향으로 더듬어 가면 안쪽으로 뼈가 융기되어 있는 곳이 있다. 그 융기의 바로 아래에 수부가 있다. 쇄골 아래에 오목하게 들어간 부분으로 제1늑골이 쇄골 아래에 숨겨져 있는 곳이다.

이 부분의 뼈의 융기를 잘 알 수 있도록 하는 것은 상반신의 자세를 똑바로 하고 더듬어서 찾는 것이 요령이다. 그리고 가슴 중앙선에서는 좌우에 손가락으로 3마디만큼 떨어진 곳에 있다.

[치료 효과] 목 아래에서 거의 가까운 곳이므로 식도·기도에 관한 병의 치료에 이용된다. 또 늑간신경통 등의 가슴 통증, 기관지염의 가슴이 답답한 증상, 구토나 구역질 증상을 완화시키거나 심장병 등에도 효과가 있다.

51 욱중(彧中)

「彧」은 또는·어느 것·어느·묻다·방황하다·수상히 여기다 등의 의미가 있는데 여기에서는 마음·가슴을 가리킨다. 「中」은 속·해당한다·요점이라는 의미이다.

따라서 욱중이라는 경혈명은 가슴 부분의 경계선에 있고 동양의학에서 말하는 심장을 지키는 경혈점이다.

[경혈 찾는 법] 제1늑골과 제2늑골 사이에 몸의 중심선에서 좌우로 손가락 2마디만큼 떨어진 곳에 있다.

[치료 효과] 식도 질환, 늑간신경통, 기관지염, 구토, 심장병의 증상에 매우 효과가 있다. 기침이 멈추지 않는 경우, 천식의 발작, 식욕이 떨어지는 증상, 가슴에서 옆구리에 걸쳐서 통증이 느껴지는 증상, 침이 많이 나오는 등 여러 가지 증상에 대해서도 효과가 있다.

52 중부(中府)

중부의 「中」은 속·해당한다라는 의미이며, 「府」는 창고·조정의 문서나 재화를 모으는 장소가 와전되어 사람이나 사물이 모이는 곳을 가리킨다. 즉, 병의 원인이 되는 나쁜 기운이 중앙에 모이는 장소라는 의미가 된다.

[경혈 찾는 법] 흉골 윗부분에서 손가락 2마디만큼 내려간 곳에 작은 뼈의 융기가 있고 그 좌우가 제2늑골이다. 이 제2늑골 아래를 가슴쪽으로 향하면 팔에 부딪치는 근육의 오목하게 들어가는 부분이 있고, 손가락으로 누르고 상하로 움직이면 굵은 근육에

닿는 곳이 있다. 그곳이 바로 중부이다. 이 중부를 엄지손가락으로 세게 지압을 한다.

[치료 효과] 숨이 차거나 호흡이 곤란한 경우, 가슴의 통증, 늑간신경통, 만성기관지염, 천식에 매우 효과적이다. 또 가슴에서 어깨·팔 윗부분으로 이어지는 통증에도 효과가 좋다.

또 기침, 담, 콧물, 얼굴 부종, 목의 통증 등 감기의 모든 증상을 완화시키는 치료에도 사용된다. 그 외에도 여드름, 부스럼, 탈모, 원형탈모증, 소아 천식, 어깨나 유방이 당기는 증상에 효과가 있다.

53 전중(膻中)

「膻」은 동양의학에서 말하는 심장으로 들어가는 나쁜 기운(병의 원인이 되는 것)을 차단하고 심장을 지키기 위해서 감싸고 있는 격막(隔膜)을 나타내는 것이다. 「中」은 한가운데라는 의미이다.

따라서 전중은 가슴 한가운데에서 나쁜 기운의 출입을 막아서 심장을 지킨다는 의미가 된다. 또 전중에는 양의 냄새가 난다라는 의미가 있는데 이것은 전중의 위치가 좌우 유방 사이의 한가운데에 있어서 우유 냄새가 나는 것에서 유래된 것이라고 생각된다.

[경혈 찾는 법] 좌우 유두를 연결한 선과 흉골의 중심선이 교차하는 곳에 있다.

[치료 효과] 숨이 차서 숨 쉬기 곤란하거나 기침이 멈추지 않는 경우, 두근거리는 가슴, 가슴의 통증 등의 증상을 완화시키는 효과가 있다. 또 늑간신경통, 만성기관지염, 유방의 통증, 유즙 분비 불완전 등의 치료에 이용된다. 이 외에도 우울증, 초조함, 히스테리 등의 신경증 치료에 매우 효과가 있다.

전중에서 제4흉추극돌기(第4胸椎棘突起) 아래에 걸쳐서 통증이 있을 때나 왼쪽 팔의 새끼손가락쪽으로 빠지는 듯한 통증이 있을 때는 협심증의 발작 전초전일 경우가 있다. 이와 같은 증상이 나타날 때에는 전중을 지압하면 통증이 훨씬 가벼워진다.

54 유근(乳根)

유방의 아랫부분에 있기 때문에 경혈명도 유근이라고 불리고 있다.

[경혈 찾는 법] 제5늑간(제5늑골과 제6늑골 사이)을 몸의 중심선에서 좌우로 손가락 3~4마디만큼 바깥쪽으로 떨어진 부분에 있다. 유두 중앙에서는 손가락 2마디만큼 아래로 내려간 부분이 된다.

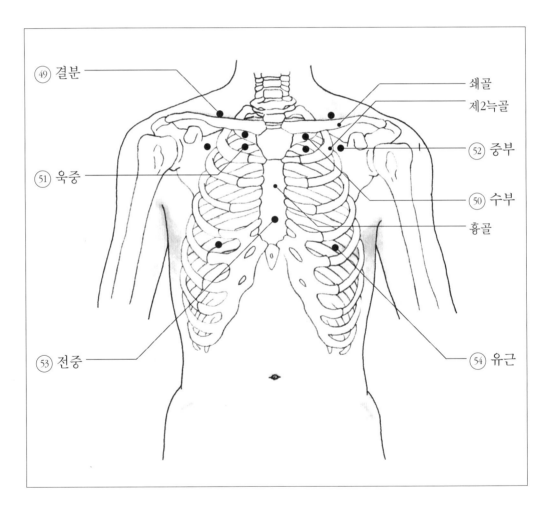

⑭ 결분   쇄골 / 제2늑골 / ⑤ 중부 / ㉞ 수부 / 흉골 / ㊺ 유근
⑤ 욱중
㉝ 전중

[치료 효과] 유선염, 모유가 나오지 않는 등 유방에 관한 증상에 효과가 있다. 그 외에도 가슴·배 부분이 당기고 아플 경우나 급성 열성병으로 종아리가 당기거나 경련이 일어나는 늑간신경통 등의 경우에도 이 경혈의 자극이 효과적이다. 심근경색이나 늑막염의 치료에도 이용되고 있다.

55 유중(乳中)

문자 그대로 유방의 중앙에 있는 경혈로서 이러한 경혈명이 붙여졌다.

[경혈 찾는 법] 유두의 중앙에 있으며 대략 제4늑간(제4늑골과 제5늑골의 사이)에 해당된다. 출산 경험이 있는 여성은 유두가 아래로 늘어져 있지만 이 경우에는 똑바로 누워서 더듬어 보면 쉽게 경혈을 찾을 수 있다.

[치료 효과] 이 경혈에는 침이나 뜸의 치료는 할 수 없기 때문에 마사지 치료를 주로 하게 된다. 모유가 나오는 것이 나쁠 경우에는 유중을 손가락으로 잡고 흔들듯이 마사지를 하면 효과가 있다. 이때 유방 밑을 함께 잡고 유중쪽으로 어루만지듯이 잡거나 유방 전체를 마사지하면 더욱 효과적이다. 또 치료하기 전에는 유방 전체를 따뜻하게 습포하면 더욱 좋다.

56 응창(膺窓)

「膺」은 가슴을 나타내고「窓」은 창문을 의미한다. 따라서 응창이란 경혈명은 가슴의 창문으로서 가슴 부분의 위화감을 분명하게 하는 경혈을 의미한다.

응창의 주변에는 대흉근(大胸筋), 소흉근(小胸筋), 내늑간근(內肋間筋), 외늑간근(外肋間筋) 등의 근육과 내흉동맥(內胸動脈), 늑간동맥(肋間動脈), 늑간정맥(肋間靜脈) 등의 혈관, 전흉신경(前胸神經) 등이 둘러싸여 있다.

[경혈 찾는 법] 제3늑골과 제4늑골 사이에 있다. 유두의 중심선상으로 유두에서 손가락 2마디만큼 위쪽에 있다.

[치료 효과] 모유가 나오는 부분이 나쁠 경우나 유선염 등의 증상에는 이 경혈이 효과적이다. 그리고 호흡기의 질환, 심장 질환, 가슴 통증, 늑간신경통 등의 치료에도 효과가 있다.

57 천계(天谿)

「天」은 天부분을 의미하며 동양의학에서는 인체를 天·人·地라는 3개의 부분으로 나누거나 天과 地라는 2개의 부분으로 나누기도 한다. 이렇게 2개의 부분으로 나눌 때는 배꼽보다 윗부분을 天부분, 그 아랫부분을 地부분으로 나누는데, 여기서는 이 방법의 天부분을 가리킨다.

「谿」는 계곡·골짜기에 흐르는 냇가를 말하며, 물이 계곡으로 떨어지는 곳 즉 육골(肉骨)의 오목하게 들어간 부분이라는 의미이다.

따라서 천계라는 경혈명은 天부분에 병이 생겼을 경우에 효과가 있으며, 늑골의 오목하게 들어간 부분의 가운데에 있는 중요한 경혈이라는 의미이다.

[경혈 찾는 법] 제4늑간(제4늑골과 제5늑골 사이)에 있는 경혈이다. 유두의 중앙에 있는 경혈을 유중이라고 말하지만 천계는 유중에서 손가락 2마디만큼 바깥쪽으로 떨어진 부분에 있다.

[치료 효과] 가슴 통증, 가슴이 답답한 증상을 치료하는 데 이용되며 특히 여성 유방의 부종에 매우 효과가 있다. 출산 후 유방이 붓거나 그에 따라서 고열이 생기는 경우에 천계를 지압하면 바로 유방의 부종이 가라앉고 열도 내려간다.

58 신봉(神封)

신봉의 「神」은 신 · 마음의 일을 나타내는 것이고, 「封」은 봉하다 · 차단하다 · 감싸다 등의 의미가 있다. 즉 심장병의 원인이 되는 나쁜 기운을 봉쇄한다. 또는 마음의 병을 차단한다는 의미를 나타내고 있다.

[경혈 찾는 법] 바로 누우면 좌우 유두를 연결한 선의 중심에 전중이라는 경혈이 있다. 신봉은 전중에서 좌우 바깥쪽으로 손가락 3마디만큼 떨어진 곳에 있다.

[치료 효과] 심장병에 중요한 경혈로 알려져 있다. 특히 협심증 등이 원인으로 일어나는 여러 가지 증상에 효과가 있다. 예를 들면 상기된다, 가슴이 답답하다, 숨을 쉬기 곤란하다, 기침이 나온다, 구역질을 한다, 구토한다, 가슴에서 옆구리에 걸쳐서 뻐근한 느낌이 있다, 가슴이 두근거린다 등의 모든 증상에 효과가 있다.

또한 늑간신경통, 유방이 당겨서 모유가 나오지 않을 경우 등에도 이 경혈을 치료하면 효과가 있다.

59 구미(鳩尾)

문자 그대로 비둘기의 꼬리라는 의미이다. 구미는 흉골검상돌기(胸骨劍狀突起)의 아래에 있는 경혈이며, 흉골검상돌기가 비둘기의 꼬리와 같은 형태를 하고 있다는 것에서 이 경혈명이 붙여졌다.

[경혈 찾는 법] 늑골이 합쳐져 있는 중심의 흉골 아래에 뾰족해진 작은 뼈가 달라붙어 있는데, 이것이 흉골검상돌기이다. 이 뼈에서 약간 아래로 내려간 곳에 구미라는 경혈이 있다.

잘 모를 경우에는 다르게 찾는 방법도 있다. 흉골 아래 끝에서 배꼽까지를 8등분하고 그 하나 분을 한치로서 찾는 방법이 있다. 좌우의 늑골 아랫부분을 손가락으로 대고 그 중심에 맞춰져 있는 곳이 흉골의 아래 끝부분이다. 이 흉골의 하단에서 맨 아래로 한치 정도 내려간 곳이 구미이다.

[치료 효과] 일반적으로 두통, 편두통, 인후 질환, 심장병 등의 치료에 이용되며 신경 쇠약, 간질 등의 정신적 질환에도 효과가 있다. 정신이나 정서가 불안정하게 되면 가슴이 두근거리거나 숨이 차고, 손발이 차가워지거나 화끈거리며, 위장의 상태가 나쁘고, 식욕이 없으며, 불면증, 노이로제 등의 증상이 생기지만 이런 증상의 치료에도 구미 경혈점이 사용된다.

그 외에도 어린이가 밤에 자지 않고 계속 울거나 딸꾹질 증상을 진정시키는 데 효과가 있다.

60 불용(不容)

여기에서의 「不」은 위대한 · 처음의 의미이며, 「容」은 물건을 받아들이는 일 · 형태를 표현하는 것으로 위(胃)를 가리키는 말이다.

불용이라는 경혈명은 처음에 물건이 들어가는 곳, 즉 음식물이 들어가는 장소를 의미하며 중요한 위의 입구라는 것을 나타낸다.

[경혈 찾는 법] 8번째의 늑골 안쪽 앞의 가장자리로 명치의 양쪽에 있다. 찾기 어려울 경우에는 바로 누워서 찾는 것도 좋다. 명치에서 늑골의 아랫부분으로 손을 대고 머리를 가볍게 올리면서 배꼽의 양쪽에 세로로 이어지는 복직근(腹直筋)을 찾는다. 이 복직근의 바깥쪽 부분은 제7늑골 하단과 교차하고 있다. 이 교차점에 있는 경혈이 불용의 위치가 된다.

[치료 효과] 위의 모든 증상을 진정시키는 데 가장 효과가 좋은 경혈이다. 명치에서 위에 걸쳐서 욱신거리는 통증, 찌르는 듯한 통증, 트림이 나오거나 명치 부분이 쓰리고 아픈 증상, 위가 답답한 증상, 위가 약한 증상, 만성위염, 위산과다, 위아토니, 위하수

등의 증상에 매우 효과가 있는 경혈이다.

그 외에도 복부가 당기거나, 구토감, 횡격막의 경련, 가슴에서 복부에 걸친 통증, 늑간신경통, 딸꾹질 등에도 매우 효과가 있다.

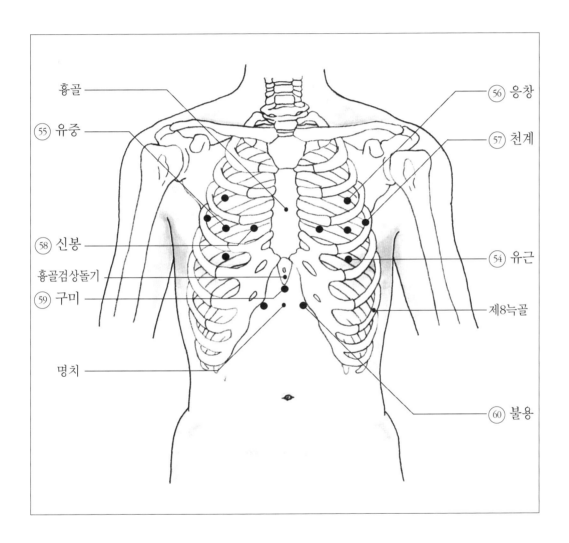

61 거궐(巨闕)

거궐에서 「巨」는 심장을 말하며, 「闕」은 궁성・궁문 등 존경하는 사람의 소재를 나타내는 것이다.

따라서 거궐이라는 경혈명은 심장이 있는 중요한 장소로 심장의 상태를 관찰하고 순환기계의 병을 담당하는 중요한 장소를 나타내는 것이다.

[경혈 찾는 법] 명치 중앙에 있는 경혈이다. 흉골의 끝부분에 구미라는 경혈점이 있지만, 거궐은 구미에서 손가락 1마디만큼 내려간 아랫부분에 있다. 흉골의 하단에서는 손가락 2마디만큼 아랫부분이다.

[치료 효과] 심장에 관한 병에 좋은 효과가 있다. 가슴이 두근거리거나 숨이 차는 경우, 심장의 통증, 심계항진증(心悸亢進症), 심장판막증, 협심증 등에 효과가 있다. 이 부분을 손가락으로 눌러 보아 왠지 모르게 딱딱하다면 자각증상은 없어도 심장에 부담이 가고 있다는 증거이므로 휴식을 취하는 것이 좋다.

또 위장병에도 좋은 효과가 있다. 위산과다, 위경련, 식도협착, 위가 쇠약하여 명치부분이 아픈 증상, 트림, 배가 당기거나 붓거나 배에서 소리가 나는 등의 증상에 효과가 있으며 구역질, 구토, 위하수, 위아토니 등 만성위염의 치료에도 효과가 있다. 그 외에도 천식 등 호흡기 질환의 치료에도 사용되는 경혈이다.

62 양문(梁門)

「梁」이라는 글자는 집의 지붕을 지탱하고 있는 중요한 받침이라는 의미이고, 「門」은 병의 원인이라고 불리는 나쁜 기운이 출입하는 곳을 말한다.

중완이라는 경혈이 복부 중앙에 있지만 양문은 그 옆에 있고, 경혈명의 의미는 위 옆의 중요한 출입구라는 것이 된다.

양문은 위 질환의 치료에 이용되는 중요한 경혈이다. 양문(梁門), 기문(期門), 장문(章門) 등 복부 경혈 중에서 이름에 門이 붙는 것은 매우 중요한 경혈이라는 뜻이다.

[경혈 찾는 법] 똑바로 누워서 흉골의 하단과 배꼽을 연결한 선의 중앙에서 좌우로 손가락 3~4마디만큼 떨어진 곳에 있다. 정확하게는 위의 위쪽 부분에 있는 경혈이다.

[치료 효과] 위에 관한 병에 매우 효과가 좋다. 병명으로 말하면 위염, 위하수, 위아토니, 위궤양, 소화불량, 위 부분 팽만감, 신경성 위염에 의한 위경련, 만성위염, 위확장증, 식욕부진 등의 여러 가지 증상에 효과가 있다.

위궤양의 경우에는 여기를 누르면 통증이 느껴지는 경우가 많다. 위암의 경우에는 이 경혈부분에 딱딱한 응어리가 잡히는 것이 있다. 또한 황달이나 담석증의 치료에도 효과가 있다.

63 중완(中脘)

「中」은 중심 · 중앙의 의미가 있으며 「脘」은 밥통을 나타낸다. 즉 중완이라는 경혈명은 위의 중심에 있는 중요한 경혈이라는 의미를 나타내는 것이다.

[경혈 찾는 법] 몸의 중심선상으로, 배꼽에서 손가락 4마디만큼 위로 올라간 곳에 있다. 정확하게 명치와 배꼽의 한가운데에 있어서 중완이라고 한다.

[치료 효과] 위의 질환 및 증상 전반에 매우 효과가 있고 위에 관한 모든 병에 특히 좋은 효과가 있다. 위의 통증, 위경련, 위궤양, 위염, 위산과다, 위아토니, 위하수, 위내정수, 구역질이나 구토를 동반하는 식욕부진, 만성위염에 의한 복부 팽창, 소화불량 등 위에 관한 증상에 널리 효과가 있다.

또 위에 관한 병뿐만 아니라 비장의 병이나 당뇨병 치료, 간장, 담낭 등의 증상에도 폭넓게 이용되며 뛰어난 효과를 볼 수 있다.

특히 변비나 설사, 두드러기, 현기증, 귀울음, 여드름, 심신증, 어린이 허약 체질, 불임증 등의 증상 개선에도 효과가 있고 매우 응용범위가 넓은 경혈이다.

중완은 복부의 내장기능을 조절하는 자율신경이 있는 곳에 위치하고 있다. 때문에 매우 넓은 범위의 증상에 효과가 있는 것이다.

64 장문(章門)

장문에서 「章」은 밝음 · 무늬 · 문서 · 나타나다 등의 의미이며, 「門」은 출입구라는 뜻이다. 동양의학에서는 인간의 건강은 체내의 에너지 순환에 의해서 지탱되고 있다고 한

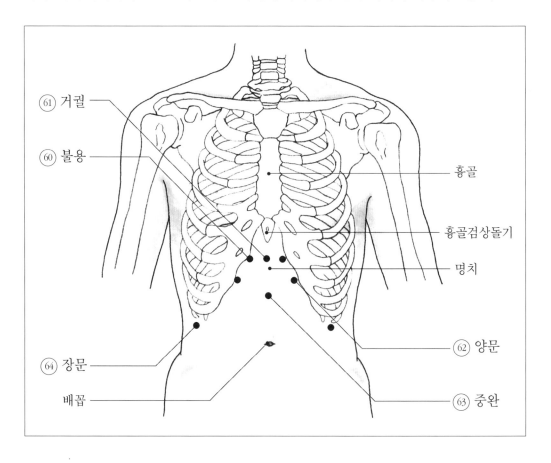

다. 이 에너지는 물론 복부에도 둘러싸여 있으며, 그 출입구로서의 경혈이 이 장문이라는 것이다.

[경혈 찾는 법] 제11늑골의 아래에 있다. 팔꿈치를 직각으로 구부려서 옆구리에 댈 때 팔꿈치에 닿는 곳을 찾으면 비교적 간단하게 찾을 수 있다.

[치료 효과] 소화불량, 구토, 등의 결림, 두 팔과 두 다리가 나른한 경우, 냉증, 어린이가 우유를 토하는 등의 증상에도 효과가 있다.

또 장문은 소화기계의 일반적인 질환을 담당하고 있기 때문에 위하수, 위통, 간장이나 담낭, 비장 등의 치료에도 이용된다. 특히 복수(腹水), 옆구리 통증, 늑간신경통에 매우 효과가 있다.

65 일월(日月)

「日」은 태양·햇빛·낮을 나타내며 「月」은 밤을 의미한다. 즉, 음양이 조화를 이루고 인체의 기능을 담당하여 건강을 유지하는 데 매우 중요한 경혈이라는 의미를 나타내고 있다. 다른 이름으로는 신광(神光)이라고도 한다.

[경혈 찾는 법] 기문 경혈점의 바로 아래에 있다. 명치에서 늑골의 가장자리를 비스듬하게 아래로 내려가면 제9늑골이 시작되는 부분이 있다. 그 안쪽에 기문이 있기 때문에 그곳을 기준으로 찾는 것도 좋을 것이다. 기문에서 늑골의 아래로 따라서 약간 내려가면 일월이 있다.

[치료 효과] 가슴이나 배에 열이 나고 숨을 쉬기 곤란하거나, 말을 똑바로 할 수 없을 경우, 또는 가슴에서 배에 걸쳐서 강한 통증, 호흡을 충분하게 할 수 없을 경우에 자주 사용되는 경혈이다.

담낭염이나 황달, 담석증 등의 치료에도 효과가 있고 특히 노이로제, 히스테리, 어디가 어떻게 아픈지 확실하지 않은데 야프다고 호소하거나 딸꾹질 등에도 효과를 발휘한다.

66 기문(期門)

「期」는 만나야 할 때를 가리키며, 「門」은 출입구를 나타낸다. 즉, 기문이라는 경혈명은 몸의 기능에 관계가 있는 경혈을 연결하는 통로 중의 몇 개가 그곳에서 교차한 후에 가슴으로 순환하는 출입구에 해당한다는 뜻이다.

[경혈 찾는 법] 좌우의 유두 맨 아래의 선상에서 제9늑골이 시작되는 곳의 안쪽에 있다.

[치료 효과] 월경불순, 자궁내막증 등 부인과계통의 질환을 비롯하여 열성 소화기병으로 설사가 심할 경우, 배가 단단해지면서 당길 경우, 옆구리가 뻐근한 통증 등의 증상에 효과가 있다.

또 간장병이나 담낭염 등의 경우에는 이 경혈을 누르면 아프기도 하지만 여기를 자극하면 증상을 완화시킬 수 있다.

그 외에도 당뇨병, 노이로제, 천식발작, 딸꾹질의 치료에도 이용되고 있다.

67 대맥(帶脈)

이 경혈명은 몸의 여러 가지 기능에 관계가 있는 경혈의 통로가 체내에서 몸의 허리띠와 같이 한 번 회전하여 다발이 되는 곳이라는 의미가 있다. 또 허리띠를 맬 때의 높이에 있는 경혈이라는 의미에서 이런 경혈명이 붙여진 것이다.

[경혈 찾는 법] 장문이라는 경혈점의 아래에 있다. 장문은 팔꿈치를 구부려서 옆구리에 댈 때 팔꿈치가 몸에 닿는 곳이다. 대맥은 대략 배꼽과 같은 높이에 있다.

[치료 효과] 허리나 등의 통증이 배로 이어져서 걸을 수도 없는 경우나 장이 울리고

설사를 하는 경우, 소변이 잘 나오지 않거나 소변보기가 힘든 증상에 효과가 있다.

또 이 경혈은 부인병의 특효 경혈로 월경불순, 난소·난관·자궁의 병, 여성의 하복부 통증에 뛰어난 효과를 발휘하는 경혈이다. 난소·난관·자궁에 병이 생겼을 경우는 대맥에 통증이 온다. 어린이의 만성 위장장애에도 효과가 있다.

68 거료(居髎)

「居」는 굴곡·구부리다는 의미이며, 「髎」는 뼈의 모서리를 나타낸다. 따라서 거료라

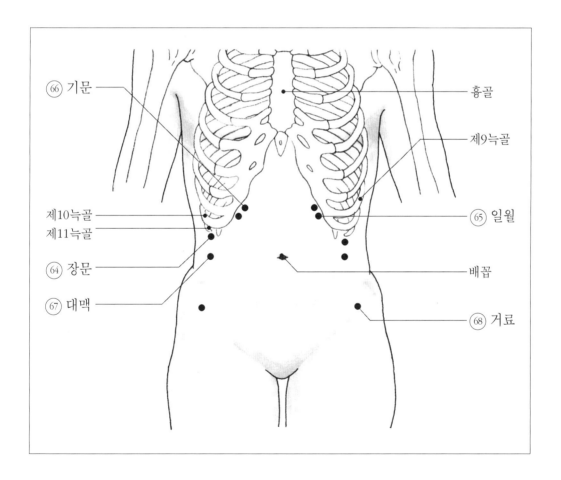

는 경혈명은 뼈가 돌출된 모서리로 발돋움하여 허리를 깊숙이 내리거나 뛰어넘을 때에 근육이 나타나는 곳에 있는 경혈이라는 의미가 된다.

[경혈 찾는 법] 골반의 상단을 허리에서 배로 향하여 더듬어 보면 골반의 가장 앞쪽으로, 이 경혈은 그 앞쪽에서 손가락 1마디만큼 내려간 곳에 있다.

[치료 효과] 피곤하여 무릎이 아픈 경우, 다리가 나른하여 무거운 경우, 발에 쥐가 나거나 저리는 경우, 다리가 뻐근한 경우 등의 증상에 효과가 있다. 따라서 좌골신경통 등의 치료에도 매우 효과가 좋은 경혈이다. 그 밖에 요통, 하복부 통증 치료에 자주 사용되는 경혈이기도 하다.

지압상식 육장육부에 대응하는 경락

동양의학에서는 육장육부의 기능이 정상적으로 유지되고, 각각의 조화를 이루는 것이 인간의 건강과 밀접한 관계가 있다고 생각한다. 반대로 육장육부의 기능과 조화가 어긋나면 병에 걸리기 쉽다는 것이다.

따라서 육장육부에는 항상 그 기능을 정확하게 지속하기 위해서 에너지가 순환하고 있다고 생각할 수 있다. 즉, 인간의 육장육부로 통하는 몸속의 모든 장소에 많은 에너지가 순환하고 있다고 생각하는 것이다.

그리고 이 에너지가 흐르는 통로를 「경락(經絡)」이라고 부른다. 이 경락의 「經」은 세로로 흐르는 경맥(經脈)을 의미하고, 「絡」은 가로로 흐르는 낙맥(絡脈)을 의미하기 때문에 문자 그대로 말하면 머리 꼭대기에서 발끝까지 온몸에 에너지의 흐름이 있는 것을 나타낸다.

특히 경락의 종류는 육장육부의 12내장 기능에 관련되어 각각에 대응하고 있고, 내장의 수와 같은 12경락이 있다고 정해져 있다. 다시 말해서 폐경(肺經), 대장경

(大腸經), 위경(胃經), 비경(脾經), 심경(心經), 소장경(小腸經), 방광경(膀胱經), 신경(腎經), 심포경(心包經), 삼초경(三焦經), 담경(膽經), 간경(肝經) 등의 「정경 12경(正經12經)」이라고 하는 것이 그것이다.

이들은 차례대로 각각의 내장을 지난 후에 마지막으로 간장을 순환한다. 폐에서 간을 순환하고 다시 폐로 되돌아온다. 이렇게 전체의 흐름이 하나로 통합되어 연결된다는 것이다. 또 육장의 경락을 음, 육부의 경락을 양으로 구분하고 있다.

동양의학에서 이용되는 몸의 경혈은 에너지의 통로에 있고 각각의 내장 기능에 대응하는 경락을 따라서 나열되어 있다. 다리의 경혈인데 배의 증상에 효과가 있거나, 손의 경혈인데 머리의 증상에 효과가 있다는 독특한 효과는 내장에 대응하여 온몸을 순환하는 경락과 깊은 관계가 있다는 것이다.

69 오추(五樞)

「五」는 동양에서 좋아하는 번호로 행운의 숫자 중의 하나이며, 「樞」는 요점 · 묶다 · 잠그다 · 조정하다라는 의미로 매우 중요한 장소를 나타내고 있다.

[경혈 찾는 법] 골반의 상단을 허리에서 배쪽으로 향하여 쓰다듬어 보면 골반의 가장 앞쪽으로 오추가 있다. 거료 경혈점에서는 손가락 1마디만큼 올라간 위에 있다.

[치료 효과] 한기가 있어서 아랫배가 당기는 증상에 매우 효과가 있다. 몸이 차가워지거나 심한 과로일 경우에 허리에서 하복부 · 옆구리가 아플 때가 있는데 이와 같은 경우에 오추를 이용하여 치료하면 매우 효과가 좋다.

또 좌골신경통이나 정소염(精巢炎), 정소상체염(精巢上體炎) 등 남성의 생식기 질환에도 효과가 있다. 부인과 계통의 질환도 이 경혈로 치료를 한다.

70 수분(水分)

동양의학에서 말하는 「水」를 나누는 장소에 해당하는 것이므로 이 경혈명이 붙여졌다. 복부의 진찰에 부종이 있는지 없는지를 조사하기 위해서는 매우 중요한 경혈이다. 설사를 할 경우에는 이 경혈점을 누르면 통증이 있다.

[경혈 찾는 법] 배꼽 위로 손가락 1마디만큼 올라간 곳에 있다. 여기를 손가락으로 누르고 상하로 움직이면 하복부에 둔한 통증이 전해진다.

[치료 효과] 배에서 소리가 나는 복통이 있거나, 가슴이 답답한 증상, 배가 북과 같이 딱딱하고 당기는 증상, 또는 식욕이 없거나, 위와 장이 차가운 증상에 효과가 있다. 그 외에도 차갑기 때문에 생기는 등이나 허리의 통증에도 매우 효과적이다.

수분은 이수(利水)를 컨트롤하는 경혈로서 위 내의 정수, 위하수증, 비뇨 곤란, 위장병, 묽은 설사, 부종, 야뇨증 등의 치료에 이용하면 효과가 있다.

71 천추(天樞)

인체를 상하로 구분할 경우 동양의학에서는 배꼽에서 윗부분을 天이라고 부르고, 배꼽 아랫부분을 地라고 부른다. 천추는 정확하게 이 2가지 부분의 기(氣)가 교차하는 위치에 있다. 이 기라는 것은 동양의학에서 말하는 생명력, 생체를 유지하는 에너지라는 의미이다.

「樞」는 요점·중요하다는 의미이다. 따라서 천추라는 경혈명은 천지의 기가 교차하는 중요한 경혈이라는 의미가 된다.

[경혈 찾는 법] 배꼽의 양쪽에서 손가락 2마디만큼 바깥쪽으로 떨어진 부분에 있다.

[치료 효과] 소화기계의 위·소장·대장·간장·담낭·비장의 질환 전반에 걸쳐서

넓은 효과가 있다.

특히 구역질이나 구토를 동반하는 만성위염, 허약한 위 때문에 생기는 명치 끝의 통증이나 트림, 만성적인 설사에 효과가 있다. 또한 생식기인 자궁·난소·정소의 병과 호흡기계나 심장·뇌 신경계의 질환에서 소화기계의 기능이 쇠약해진 경우에도 이용된다.

그 외에도 신장·방광의 질환, 몸이 나른하여 쉬 피곤하고, 끈기가 없는 등의 전신 증상에 효과가 있다.

72 황수(肓兪)

「肓」은 구멍 즉 경혈이라는 말이며 「兪」는 흘러들어간다라는 의미이다. 즉, 황수는 나쁜 기운이 흘러들어가는 경혈이라는 의미를 나타내는 것이다.

과로했을 경우에 이 경혈을 가볍게 누르는 것만으로도 강한 통증을 느끼기 때문에 체력의 저하를 진단할 때에 이용된다.

[경혈 찾는 법] 배꼽의 좌우 양쪽으로 손가락 1마디만큼 떨어진 곳에 있다. 여기를 집게손가락으로 누르면 하복부에 통증이 전해진다.

[치료 효과] 심장병에 의한 가슴 통증, 황달, 세균성 설사, 장에 의한 복통, 위가 허약한 증상에 의한 명치 끝의 통증이나 트림, 위·십이지장궤양 등에 매우 효과가 좋은 경혈이다.

특히 남성쪽의 이상에 의해서 아이가 생기지 않을 경우에도 치료에 이용하면 매우 효과적이다. 또 저혈압, 당뇨병, 귀의 통증, 몸이 나른하여 쉬 피곤할 때나 변비, 눈의 충혈 등의 치료에도 사용된다.

73 관원(關元)

「關」이라는 글자는 빗장·기침·잠그다·조정하다 등의 의미이고, 「元」은 근본·두목·머리·처음·원기 등의 의미가 있다. 따라서 관원이라는 경혈명은 건강의 근본이 되는 원기를 담당하는 중요한 곳을 나타낸다.

이 장소는 신경(腎經), 비경(脾經), 간경(肝經)과 임맥(任脈)이 체내에서 교차하는 곳에 있다는 것이다.

[경혈 찾는 법] 배꼽 아래에서 손가락 3마디만큼 내려간 곳에 있으며 반드시 몸의 중심선상에 위치하고 있다.

[치료 효과] 매우 응용범위가 넓은 경혈이다. 위장장애를 비롯하여 정력 감퇴, 너무 말랐거나 너무 살찐 경우, 고혈압, 불면증, 냉증 외에도 여드름, 두드러기 등의 피부 증상 치료에 이용된다.

이 경혈은 남녀 성기의 질환에도 매우 효과가 있다. 예를 들면 소변을 보고 싶어지는 마음이 너무 자주 생기는 증상, 하복부의 팽창감이 심한 증상을 비롯하여 여성의 경우에는 자궁근종, 월경통, 월경불순, 자궁내막염, 자궁경련 등의 증상을 완화시키는 효과를 발휘한다.

또한 위장병이나 부종, 탈모, 원형탈모증, 조울증, 야뇨증 등의 치료에도 이용된다.

74 중극(中極)

「中」은 가운데·속·해당한다·요점 등의 의미가 있으며, 「極」은 깊이 연구하다·가슴·속·도달하다·만들다·반드시·끝 등의 의미가 있다. 이 두 글자의 의미를 종합해 보면 몸의 기능과 관계가 있는 경혈의 통로 중의 몇 개가 체내에서 교차하는 중요한 장소라는 것이다.

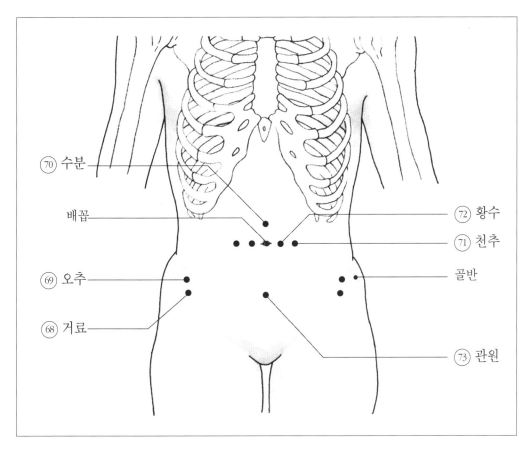

[경혈 찾는 법] 몸의 중심선상으로, 배꼽 아래로 손가락 4마디만큼 내려간 곳에 있다.

　[치료 효과] 생식기계나 비뇨기계의 병에 효과가 있다. 방광염, 방광마비, 요도염, 신장병에 의한 상기나 부종, 임포텐츠, 야뇨증 등의 치료에 효과가 있다.

　또 부인과 계통의 병에도 자주 이용된다. 자궁내막염, 대하, 월경불순, 월경정지, 월경통, 자궁근종, 하복부의 냉증 · 팽창감 등의 치료에 자주 이용되며 효과적이다.

　그 외에도 좌골신경통, 두 다리의 류머티즘, 머리가 무거운 증상, 복막염 등에 효과가 있다.

75 기해(氣海)

이 경혈명은 동양의학에서 심신의 에너지를 나타내는 기의 바다(海)를 나타내고, 기의 변동이 집중하는 경혈인 것을 의미한다.

기가 충실하다는 것은 모든 병의 회복을 진행시키고, 기가 부족하다는 것은 증상의 회복이 지연된다는 것이다. 따라서 기해를 조절하는 것은 병의 치료 상태를 빠르게 회복시킨다는 것이다.

[경혈 찾는 법] 배꼽 아래에 있는 경혈점이다. 몸의 중심선상으로, 배꼽에서 손가락 1마디보다 적은 반폭만큼 내려간 곳에 있는 것이 기해이다.

[치료 효과] 이 경혈은 기를 모으는 곳이므로 기에 관한 모든 병에 효과가 좋다. 뇌 신경계에서 오는 신경과민성, 심신증, 히스테리, 조울증, 우울증에도 효과가 있다.

또 부인병이나 비뇨기 질환에도 효과가 있으며 방광염, 신장병, 불임증, 자궁근종, 임포텐츠, 임질 특히 월경곤란증, 월경통, 월경불순에 의한 배의 당김과 부종에도 매우 효과적이다.

그 외에도 신경성 위염, 위 질환 등 소화기 질환의 치료에 효과가 있다.

76 복결(腹結)

「腹」은 배를 나타내며 「結」은 묶다·매다·동여매다·옭아매다·매듭이라는 의미가 있지만 여기에서는 결적(結積, 응어리·통증·변비 등)의 의미가 된다. 즉 복결이라는 경혈명은 복부의 결적에 효과가 있다는 것을 나타내는 경혈이다.

[경혈 찾는 법] 배꼽의 양 바깥쪽으로 손가락 4마디만큼 떨어진 곳에서 다시 손가락 1마디만큼 약간 아래로 내려간 곳에 있다. 여기를 손가락으로 누르면 가로선상의 줄기가 느껴진다.

[치료 효과] 일반적으로 설사나 복통의 증상을 경감시키는 것 외에 변비, 옆구리 통증, 하복부의 신경통, 황달 등에 매우 효과적이다.

특히 명치가 아프거나 설사를 하는 증상, 배 속에 응어리가 생긴 증상, 배꼽을 중심으로 하여 짜는 듯한 통증이 있을 때에도 효과가 있다.

77 대거(大巨)

「大」는 크다·훌륭하다·중요하다라는 의미이며 「巨」도 같은 의미를 나타낸다. 따라서 아랫배에 중요한 경혈인 것을 나타내는 경혈명이다.

[경혈 찾는 법] 배꼽의 양쪽에서 손가락 2마디만큼 바깥쪽으로 떨어진 곳에 천추라는 경혈이 있다. 그곳에서 손가락 1마디만큼 내려간 곳에 있는 것이 대거이다.

[치료 효과] 상기되거나 냉증, 저혈압, 당뇨병, 만성위염에 의한 복부의 당김·부종, 배에서 소리가 나는 증상, 과민성위증후군, 만성적인 설사나 변비, 불면증, 반신불수, 만성복막염, 월경곤란증 등에 효과가 있다.

특히 신염이나 신장결핵, 신우염 등의 신장병과 자궁내막염, 대하, 불임증, 월경불순 등의 부인과 계통의 병, 방광염 등 하복부 질환에 매우 효과가 있다.

대거는 남녀 어느 쪽이든 불임 치료에 효과가 있고, 특히 류머티즘이나 좌골신경통 등 하지의 병 치료에는 빠지지 않는 경혈이다.

옛날부터 좌측의 대거는 나쁜 피를 모이게 하여 부인병의 원인이 된다는 어혈(瘀血)의 유무를 조사하거나 제거하는 데 사용되었다. 따라서 상기되는 증상이나 요통, 하복부의 당김, 발의 냉증 등 어혈이 원인이 된다고 생각되는 증상에는 매우 효과적이다.

78　대혁(大赫)

「大」는 중요하다는 의미이며,「赫」은 붉은 적(赤)자가 두 개나 나열되어 불이 붉은 형태에서 와전되어 빛나다 · 반짝이다라는 의미를 나타낸다. 따라서 남성의 중요한 음경(陰莖)이 빨갛게 되고 커지는 경혈이라는 의미가 된다.

[경혈 찾는 법] 배꼽에서 손가락 4마디만큼 내려간 곳으로 몸의 중심선상에서 양쪽으로 약간 벗어난 곳에 이 경혈점이 있다.

[치료 효과] 남성의 임포텐츠나 조루, 여성의 불감증에 효과가 있는 경혈이다. 임포텐츠나 조루, 불감증 등은 정신적인 원인이 되는 경우도 있지만, 대혁과 함께 허리의 신수, 복부의 황수, 관원, 다리의 삼음교 등을 같이 치료하면 더욱 효과적이다.

이들 경혈점은 마사지, 지압, 뜸 중에서 어느 것으로 치료를 하든 매우 효과가 좋다.

79　곡골(曲骨)

「曲」은 구부러지다 · 굽다라는 의미이며「骨」은 뼈를 나타낸다. 따라서 곡골이란 구부러진 뼈, 다시 말해서 치골궁(恥骨弓)이라는 것을 나타낸다.

다른 이름으로는 회골(回骨), 굴골(屈骨), 굴골단(屈骨端), 요포(尿胞)라고도 불린다.

[경혈 찾는 법] 치골의 중심 위쪽으로, 배꼽에서 손가락 5마디만큼 내려간 곳에 있다.

[치료 효과] 하복부의 당김, 산후 대하, 월경불순, 냉증에 의해서 일어나는 장기의 기능 저하, 신허(腎虛) 등의 증상을 완화시키는 데 효과가 있다.

또 요도염, 방광염, 방광마비, 전립선비대증, 야뇨증, 만성위염, 허약한 내장 등에도 효과가 있다. 일반적으로 배꼽의 아래에서 치골의 위쪽으로 걸쳐 있는 경혈은 모두 생식기의 병에 효과가 있다고 하며 특별히 부인과 계통의 병에 매우 효과적이다.

그 중에서도 하복부의 뼈 옆에 있는 경혈은 특히 부인과 계통의 질환에 뛰어난 효과가 있다고 알려져 있다.

80 수도(水道)

문자 그대로 물이 통하는 길이라는 의미이고, 물에 관한 비뇨기, 생식기, 복수나 대변 등의 병에 치료 효과가 있는 경혈이다.

[경혈 찾는 법] 배꼽의 좌우 양쪽으로 손가락 2마디만큼 떨어진 곳에 천추라는 경혈이

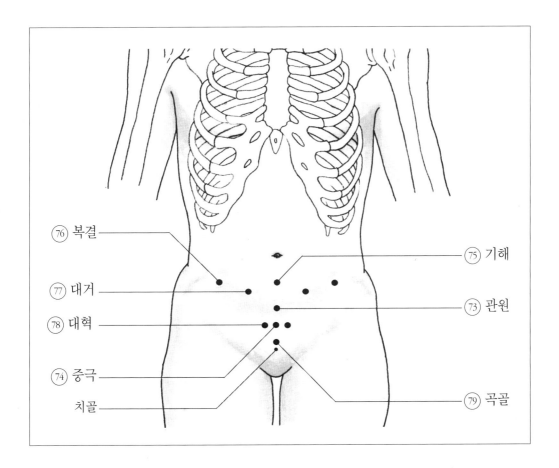

㉗ 복결

㉗ 대거

㉗ 대혁

㉗ 중극

치골

㉗ 기해

㉗ 관원

㉗ 곡골

있다. 수도는 이 천추에서 손가락 4마디만큼 아래로 내려간 곳에 있다.

[치료 효과] 하복부의 여러 가지 병, 예를 들면 변이 잘 나오지 않고 하복부가 당기는 장의 질환, 소변이 잘 나오지 않고 배뇨 시에 통증을 느끼거나 소변량·배뇨 횟수에 이상이 생긴 요도염, 방광염, 전립선비대증 등에 매우 효과적이다. 또 당뇨병이나 신장병의 증상을 완화시키고 부종을 가라앉히는 데도 효과가 있다.

그 외에도 부인과 계통의 질환에 효과적이며 자궁의 여러 가지 병이나 월경·갱년기 장애 등에 동반되는 요통, 복통, 하복부의 당김, 어깨에서 등과 허리에 걸쳐서 뻐근한 증상을 모두 완화시킬 수 있다.

81 음교(陰交)

음교는 3가지의 음맥(陰脈)이 체내에서 교차한다는 의미가 있다. 음맥이란 몸의 기능에 관계가 있는 경혈의 통로 중에 음양의 음으로 분류되는 것이다.

다른 이름으로는 주전(舟田), 횡호(橫戶), 소관(少關)이라고도 한다.

[경혈 찾는 법] 몸의 중심선상에 있고, 배꼽에서 손가락 1마디만큼 내려간 곳에 있다.

[치료 효과] 하복부가 차서 아플 경우나 산후의 여성 대하가 멈추지 않은 경우, 자궁 부정출혈, 헤르니아(탈장) 등의 증상에 효과가 있다. 또한 신장병, 복막염, 만성적인 설사, 월경불순, 좌골신경통 등에도 효과가 있다.

82 기충(氣衝)

「氣」는 기혈(氣血)의 기를 의미하며, 「衝」은 맥박이 느껴지는 곳을 가리킨다. 피부 위에서 느끼는 맥박의 경혈에는 衝이라는 글자가 경혈명에 붙여진다. 즉 기혈의 박동을 느낄 수 있는 곳으로 충맥(衝脈)이 일어나는 곳을 의미한다.

[경혈 찾는 법] 서혜부로, 서혜구의 거의 중앙 부분, 대퇴동맥의 박동을 느낄 수 있는 곳으로 충문(衝門)이라는 경혈이 있다. 기충은 이 충문과 성기(남성의 경우는 음경의 뿌리 부분)의 한가운데에 있다.

[치료 효과] 일반적으로 기충은 남녀의 생식기에 관련된 병에 효과가 있다. 자궁내막증, 난소염, 난관염, 정소상체염, 월경불순, 월경통 등의 치료에 자주 사용된다.

또 냉증, 요도염, 방광염, 신우염 등의 비뇨기 질환과 복막염, 복수, 레이노병, 서혜부의 신경통 등에도 효과가 있다. 특히 배가 당기거나 복부에 열이 있어서 생기는 통증, 음낭의 부종, 음낭이 차가워서 아픈 증상 등에 효과가 있다. 난산일 경우에도 이 경혈을 치료에 이용하면 효과가 좋다.

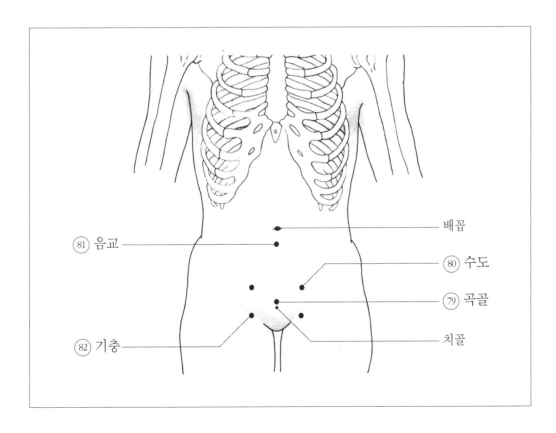

⑧① 음교   배꼽
⑧⓪ 수도
⑦⑨ 곡골
치골
⑧② 기충

🖐 지압상식 정경12경과 기경팔맥

육장육부에는 각각의 기능에 대응한 12가지의 에너지 통로가 있다. 이것을 「경락(經絡)」이라고 하며 동양의학의 지압요법에서는 매우 중요한 것으로 취급되고 있다.

온몸의 경락을 에너지가 차례대로 순환하고 있다면 인간의 몸은 건강을 유지하게 된다. 그러나 그 에너지에 과부족이 있다면 건강은 유지하기 어렵게 된다고 생각하는 것이다.

그래서 등장한 것이 에너지의 과부족을 보충하는 역할을 하는 하나의 통로라는 것이다. 이것은 임맥(任脈), 독맥(督脈), 양교맥(陽蹻脈), 음교맥(陰蹻脈), 양유맥(陽維脈), 음유맥(陰維脈), 대맥(帶脈), 충맥(衝脈) 등 8개로 「정경12경(正經十二經)」에 대한 「기경팔맥(奇經八脈)」이라는 것이다.

이들 중에서 임맥은 몸의 앞면 중앙, 턱에서 복부에 걸쳐서 중심선을 세로로 잇는 것이다. 또 독맥은 몸의 뒷면 중앙, 등뼈의 위를 잇는 것이다. 이 임맥과 독맥은 에너지의 흐름이 과부족하지 않도록 순환기계의 기능을 조절하고 있는 것으로서 특히 중요시되고 있다.

따라서 「정경12경(正經十二經)」에는 「기경팔맥(奇經八脈)」 중에서 이 임맥과 독맥이 추가하여 14경(經)으로서 더욱 중요하게 생각되고 있다.

그리고 이들 경락을 따라서 동양의학의 치료에 이용되는 「경혈」이 온몸의 여기저기에 흩어져 있다는 것이다. 더구나 그 수는 1년 즉 12개월의 일수와 비교되어 전부 361개로 되어 있다.

등·허리의 경혈

83 풍문(風門)

문자 그대로 바람의 문이라는 의미이며 여기에서의 바람은 감기를 나타낸다. 동양의학에서는 몇 개의 나쁜 기운 중의 하나인 바람의 기운 즉, 감기가 이 경혈에서 체내로 들어가기 때문에 감기가 걸린다고 생각한다.

풍문은 나쁜 바람의 기운이 들어가는 문이라는 것이므로 감기 예방이나 치료를 하는 경혈을 나타내는 것이다.

[경혈 찾는 법] 제2흉추의 좌우 양쪽에 손가락 2마디만큼 떨어진 곳에 있다.

[치료 효과] 급성 열, 상기, 호흡 곤란, 숨 쉬기 답답함, 가슴이나 등이 빠져나가는 듯한 통증, 머리 뒤쪽의 뻐근함, 구토, 현기증, 심한 두통 등의 증상에 효과가 있다.

감기는 나쁜 기운이 풍문으로 들어가서 풍지(風池)에 모여서 증상을 악화시킨다고 한다. 따라서 풍문은 감기의 초기 치료에 빠져서는 안 되는 경혈이며 감기 증상 전반에 매우 효과가 있다. 평소에도 이곳을 자주 지압해 두면 감기 예방에 도움이 된다. 그 외에도 급성 호흡기병, 소화기병, 폐렴 치료에도 자주 이용된다.

풍문에는 뜸을 뜨는 치료가 가장 효과적이며, 보다 효과적인 치료를 하고 싶은 경우에는 침을 놓고 난 뒤에 뜸을 뜨면 뛰어난 효과를 기대할 수 있다.

84 폐수(肺兪)

동양의학에서 말하는 폐에 나쁜 기운이 들어가는 곳이 이 경혈이다. 따라서 폐수는 폐의 상태를 진단하는데 있어서 매우 중요한 곳이다.

[경혈 찾는 법] 제3흉추에서 좌우 양쪽으로 손가락 2마디만큼 떨어진 곳에 있다.

[치료 효과] 호흡기의 질환 전반에 보다 효과가 좋은 경혈이다. 특히 기관지 천식, 감

기 증상 전반, 만성기관지염에 의한 기침이나 토혈, 결핵성의 열, 어깨·등·가슴의 통증, 폐결핵에 효과가 있다.

그 외에도 허리에서 어깨나 등에 강한 결림, 몸이 차갑거나 열이 나기 때문에 일어나는 호흡곤란이나 여드름, 종기, 당뇨병, 피로에서 오는 몸의 나른함, 황달, 심신증 등의 치료에도 효과가 좋다.

이 경혈은 뜸을 뜨는 것도 효과가 좋지만 그보다는 세게 자극을 하면 할수록 효과가 증대된다.

85 심수(心兪)

동양의학에서 말하는 심장에 나쁜 기운이 들어가는 장소이기 때문에 이러한 경혈명이 붙었다. 동양의학에서 말하는 심장은 정신을 담당하는 곳으로, 정신적인 쇼크가 심장 발작으로 이어지기 쉽다는 것을 나타내는 것이다.

협심증 등의 심장 발작이 일어날 경우에는 심수의 주변이 아플 뿐만 아니라 좌우 손바닥쪽과 새끼손가락쪽의 부분에 걸쳐서 통증이 전해진다. 이런 발작이 일어날 때에는 직접적인 효과가 있는 심수와 거궐(巨闕)이나 전중(膻中), 음극(陰郄) 등을 치료에 사용하면 좋다.

[경혈 찾는 법] 제5흉추의 좌우 양쪽으로 손가락 2마디만큼 떨어진 곳에 있다.

[치료 효과] 가슴이 두근거리거나 머리가 무거운 증상, 상반신이 상기되고 하반신이 차가운 증상, 초조해하거나 등에서 가슴에 걸친 통증 등의 증상에 매우 효과가 있다. 심신증, 히스테리 등의 마음의 병을 비롯해 구토, 조울증, 위장병, 늑간신경통, 만성기관지염, 어린이의 허약 체질, 야뇨증 등의 치료에도 사용되는 경혈이다.

심수 경혈의 치료에는 뜸이 효과적이다. 뜸을 뜰 경우에는 여러 번에 걸쳐서 많이 뜨는 것이 더욱 효과가 좋다.

86 대저(大杼)

「大」는 존칭, 「杼」는 물을 퍼낸다·배제한다라는 의미이다. 따라서 대저라는 경혈명은 골수에 모여 있는 나쁜 기운을 배제하는 경혈이라는 것을 나타낸다. 또 대저는 골수를 배양하는 경혈로서도 잘 알려져 있다.

[경혈 찾는 법] 정좌를 하고 목 뒤쪽을 아래로 향하여 더듬어 가면 처음으로 융기된 제7경추에 닿는다. 더욱 아래로 내려가면 제1흉추가 있고, 그 아래에 오목하게 들어간 부분에서 좌우 바깥쪽으로 향하여 손가락 2마디만큼 떨어진 곳이 대저이다. 이 대저를 손가락으로 누르면 가벼운 통증을 느낄 수 있다.

[치료 효과] 발열을 해도 땀이 나지 않기 때문에 열이 내려가기 힘든 경우, 어깨나 등의 근육에 경련이 일어나는 경우, 어린이 경련 등의 증상에 매우 효과가 있다.

특히 어깨나 등의 통증, 두통, 머리가 무거운 증상, 오한, 목이 비스듬하게 구부러지는 증상, 피로, 기침이나 담, 발열, 현기증, 복통, 가슴이 답답한 증상, 머리 부분에 관한 병 등 많은 증상에 효과가 있는 경혈로 잘 알려져 있다.

87 신주(身柱)

「身」은 몸, 「柱」는 기둥 즉 집을 지탱하는 중요한 대들보와 같다는 의미를 지니고 있다. 몸의 대들보 역할을 하고 있는 것이 바로 신주라는 것이다. 다른 이름으로는 산기(散氣)라고도 한다.

[경혈 찾는 법] 좌우 견갑극(肩甲棘)의 안쪽을 연결한 선의 높이에 제3흉추극돌기(第3胸椎棘突起)가 있는데, 신주는 바로 그 아래에 있다.

[치료 효과] 머리·목덜미·목·어깨에서 등에 걸친 통증이나 결림, 간질, 경련, 헛소

리, 어린이의 짜증(신경과민증)에 효과가 있는 경혈이다.

산기(散氣)라고 불리듯이 모여 있던 나쁜 기운을 제거해버리는 경혈로서 잘 알려져 있고, 어린이의 체력을 보강하고 몸을 튼튼하게 만드는 곳이다. 따라서 허약한 체질을 개선하는 데도 자주 이용되고 있다.

어린이에게 나타나는 여러 가지 증상 치료에 중요한 경혈로 알려져 있는 신주이지만, 어른들의 신경성 질환을 치료하는 데도 매우 효과가 좋은 경혈이다.

또 신경증, 히스테리, 얼굴의 신경통이나 기관지염, 천식, 감기, 코피, 탈모, 원형탈

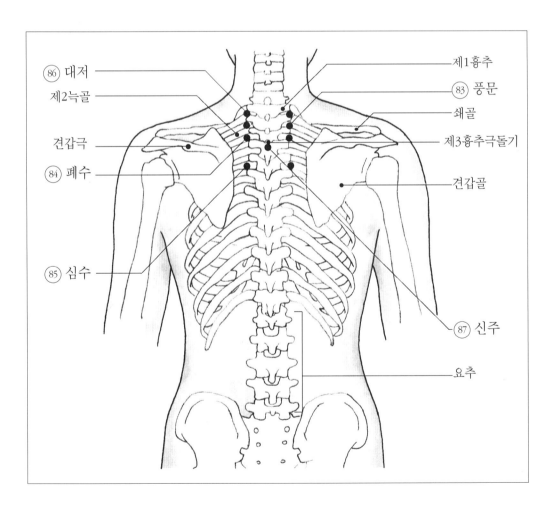

모증 등의 치료에도 효과가 있고 그 외에도 응용범위가 매우 넓은 경혈이다.

88 부분(附分)

「附」는 붙다 · 부착하다는 의미이지만 여기에서는 상지(上肢, 양쪽 팔)를 가리킨다. 또 「分」은 나누다 · 갈라지다는 의미이다.

이 경혈은 몸의 기능에 관계가 있는 경혈의 통로 중 몇 개가 체내에서 갈라지는 장소이기 때문에 이러한 이름이 붙여진 것이다.

[경혈 찾는 법] 제2흉추에서 좌우 양쪽으로 손가락 3~4마디만큼 떨어진 제2늑간(제2늑골과 제3늑골)에 있다. 이 경혈은 견갑골의 안쪽으로 덮여져 있는 경우가 많기 때문에 견갑골을 벌어지게 하고 찾는 것이 좋다.

[치료 효과] 어깨에서 등에 걸친 결림 · 통증, 목이 아파서 돌릴 수 없는 증상, 감기에 의한 몸의 피로, 팔 앞쪽에서 팔꿈치에 걸친 마비에 효과가 있는 경혈이다.

특히 척추가 굳어지는 강직성 척추염의 치료에 매우 효과가 좋다. 이 병은 나이가 들어감에 따라서 척추와 척추 사이의 수분이 빠져나가서 굳어지는 것이 원인으로 일어나는 병이다. 따라서 척추를 뒤로 젖힐 수도 없게 되거나 몸을 옆으로 돌리는 것도 매우 고통스럽게 된다. 가슴을 세게 압박하기 때문에 가슴이 답답하거나 기침, 숨이 차거나 가슴이 두근거리는 것이 심해지는 증상 등을 일으킨다. 부분은 이러한 증상에 매우 효과가 좋다. 또 상완(上腕) 신경통의 치료에도 이용되는 경혈이다.

89 백호(魄戶)

「魄」은 폐에 머물고 있는 정기, 「戶」는 출입하는 곳이라는 의미이다. 이 두 글자를 합쳐 보면 동양의학에서 말하는 폐의 나쁜 기운이 출입하는 곳이라는 의미가 된다.

폐의 병에서 일어나는 정서적인 불안정·신경과민이 나타날 때는 이 경혈을 치료한다. 백호는 폐수 옆에 있고 폐에 관한 병에 매우 좋은 효과가 있다.

[경혈 찾는 법] 견갑골의 위쪽으로 견갑극이라는 뼈의 돌출부분 안쪽 끝을 연결한 선의 높이에 있는 것이 제3흉추극돌기이다. 백호는 이 제3흉추극돌기에서 좌우로 손가락 3~4마디만큼 떨어진 제3늑간(제3늑골과 제4늑골 사이)에 있다.

[치료 효과] 기침이 나오고, 목이 알싸하며, 얼굴이 화끈거리며 발이 차갑고, 팔꿈치의 통증, 과로에서 오는 심신의 쇠약, 목덜미의 뼈근함 등의 증상에 효과가 있다.

폐결핵, 폐기종, 천식, 기관지염 등 폐에 관한 질환 및 증상 전반이나 목·어깨의 결림, 오십견 등에 좋은 효과가 있다.

90 궐음수(厥陰兪)

「厥」은 혈액순환이 나쁜 것을 나타내며, 「陰」은 동양의학에서 말하는 음증(陰症)이다. 음증이란 생체 기능이 쇠약해지면서 순환기계 등에 장애를 일으키는 것을 말한다.

따라서 궐음수는 순환기계 등의 장애로 병이 안에서 가득 차서 차가워질 때에 사용되는 경혈을 나타낸다.

[경혈 찾는 법] 제4흉추에서 양쪽으로 손가락 2마디만큼 떨어진 곳에 있다.

[치료 효과] 늑간신경통이나 심장병, 호흡기 질환 등에 효과가 있다. 기침이 심하거나, 상기되거나, 차가워지는 증상과 구토, 가슴이 답답함, 가슴이 아픈 증상, 정신적인 고통, 치통 등의 증상에 자주 사용된다.

특히 혈액순환이 나빠서 냉한 체질인 사람은 가슴이 답답하거나 두근거리는 탓으로 끈기 있게 지속할 수 없는 경우가 많은데 그런 증상이 나타날 경우에는 이 경혈을 정성껏 마사지하면 증상을 진정시키고 편안해질 수 있다.

또 궐음수는 심신증, 과민성장증후군 등 정신적인 영향으로 볼 수 있는 증상의 치료에도 이용되고 있는 경혈이다.

91 고황(膏肓)

고약(膏藥)이란 외용약이지만, 원래는 난치병에 효과가 좋은 약이라는 의미였다. 여기에서의 「膏」는 불치의 난치병을 가리키며, 「肓」은 혈·경혈을 의미하기 때문에 고황이라는 경혈명은 치료하기 어려운 증상이나 병을 치료하는 경혈이라는 의미가 있다.

순환기 질환이나 호흡기 질환이 있으면 여기에 단단한 응어리가 생길 정도로 반응이 민감한 경혈이다.

[경혈 찾는 법] 제4흉추에서 좌우 양쪽으로 손가락 4마디만큼 떨어진 제4늑간(제4늑골과 제5늑골의 사이)에 있다.

[치료 효과] 팔이나 어깨에서 등으로 이어지는 통증, 두근거림이나 숨이 차는 증상, 기침, 담, 가슴의 통증을 진정시키는 데 효과가 있다. 특히 어깨 결림이나 오십견에 효과가 좋다.

혈액순환 장애는 심장에 장애가 있기 때문에 일어난다. 혈액순환이 나쁘고 손발이 항상 차가운 듯한 경우에는 이 경혈을 치료하면 매우 효과가 좋다. 그리고 만성적인 냉증은 심장의 기능이 좋아지게 됨으로써 함께 회복된다.

92 신당(神堂)

「神」은 신·마음을 의미하며 「堂」은 집·궁전을 가리킨다. 동양의학에서는 심장에 신이 머문다고 생각하며 신이 머무는 곳이 있다고 하였다. 따라서 문자 그대로 신당은 신이 머무는 궁전이라는 의미를 지닌 것으로 심인성 질환 등에 관련이 있다는 것을 알 수 있다.

[경혈 찾는 법] 견갑골의 안쪽 부분에 있는 경혈이다. 제5늑골과 제6늑골 사이로, 제6흉추에서는 늑골을 따라서 좌우 양쪽으로 손가락 3~4마디만큼 떨어진 곳에 있다.

[치료 효과] 가슴 옆이나 등에 심한 통증이 있고, 오한이 있거나 발열을 반복하는 증상, 가슴에서 배에 걸친 통증, 숨이 차거나 호흡이 곤란한 증상에 효과가 있다.

또한 기관지염, 천식, 늑간신경통, 오십견, 심장병 등의 모든 증상에 효과가 있다.

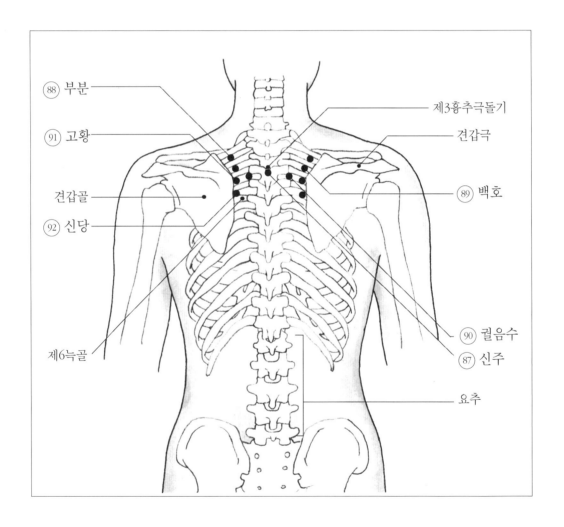

93 격수(隔兪)

「隔」은 횡격막의 격으로 사이를 두다라는 의미이며, 횡격막 근처에 있고 가슴과 배를 사이에 둔 매우 중요한 경혈이다.

[경혈 찾는 법] 제7흉추의 양쪽에서 손가락 2마디만큼 떨어진 곳에 있다.

[치료 효과] 늑골에서 옆구리에 걸친 통증, 열이 올랐다가 내렸다가 하는 증상, 배가 당기고 아픈 증상, 위가 아프거나 횡격막의 경련, 몸이 차가운 증상, 목이 따끔거리는 증상에 효과가 있다.

또 심장부를 찌르는 듯한 통증, 위·십이지장궤양, 위염, 위경련의 통증, 음식물을 먹으면 구토하는 위장병, 폐결핵에 의한 전신의 나른함, 기침이 멈추지 않고 구토를 동반하는 등의 증상에도 효과가 있다.

특히 격수는 혈액 질환의 특효 경혈이고 각혈, 토혈, 심장 질환에도 이용되고 있다. 가슴과 복부 기능의 컨트롤이 무너져서 일어나는 불면증에도 매우 효과가 있다. 만성 소화기 질환에는 침으로 치료하는 것이 더욱 효과적이다.

94 격관(隔關)

「隔」은 사이를 두다라는 의미가 있다. 횡격막의 근처에 있는 것에도 관계가 있다.

[경혈 찾는 법] 견갑골의 안쪽 부분에 있는 경혈이다. 제7흉추의 좌우 양쪽으로 손가락 4마디만큼 떨어진 곳에 있다.

[치료 효과] 불면증이나 구역질, 딸꾹질, 음식물이 메이는 증상을 완화시킬 때에 이용된다.

95 간수(肝兪)

이 경혈은 동양의학에서 말하는 간장의 병이 원인이 되는 나쁜 기운이 흘러들어 가는 곳이다. 간장이 약하면 명치에서 늑골 특히 오른쪽 옆구리에 압박감이 있고 간수의 위치에 강한 걸림이 나타나는 듯하다.

간장의 이와 같은 기능 쇠약을 치료하는 것이 간수이고, 그것이 그대로 경혈명이 된 것이다.

동양의학에서는 간수와 기문(氣門)을 사용하여 간장의 상태를 진단하는데 이 두 가지 경혈은 현대의학에서 말하는 간장의 위치와 일치한다.

[경혈 찾는 법] 제9흉추에서 좌우 양쪽으로 손가락 2마디만큼 떨어진 곳에 있다.

[치료 효과] 간염, 간기능장애, 간장비대, 담석증, 담낭염 등의 치료에 사용된다. 또한 흉막염, 늑간신경통, 요통, 신경쇠약, 불면증, 간질, 중풍, 반신불수, 허약 체질, 당뇨병, 구내염 등 매우 여러 가지 병에 효과가 있다.

증상에 따라서는 양쪽 옆구리의 경련, 자다가 몸을 뒤척거릴 수가 없으며, 가슴이나 등의 통증·경련, 황달, 병 때문에 시야가 좁아지는 증상, 혈담, 근육의 경련, 수영을 할 때 종아리에 생기는 경련, 숙취나 멀미에 의한 구역질·구토, 식욕부진, 현기증이나 앉았다가 일어설 때 생기는 어지러운 증상 등 많은 병에 효과가 있으며 매우 응용범위가 넓은 경혈이다.

또 간장에는 외부에서 체내로 들어간 독을 정화하는 기능이 있기 때문에 간장의 위치에 있는 간수는 해독의 특효 경혈로서도 알려져 있다.

96 지양(至陽)

동양의학에서는 인체의 제7흉추부터 위쪽을 양이라고 하고, 그곳에서 아래를 음으로 나눈다. 지양은 그 경계선에 있는 경혈로 여기에서 양에 이른다는 의미를 나타내고 있다.

[경혈 찾는 법] 좌우 견갑골의 아래 끝을 연결한 높이에서 약간 앞뒤에 제7흉추극돌기가 있다. 지양은 바로 그 아래에 있는 경혈이다.

[치료 효과] 위염, 위아토니, 소화불량, 식욕부진, 위산과다증 등의 소화기계의 질환에 효과가 있다. 또 머리가 무거운 증상 · 히스테리 등의 신경증상이나 불면증, 허리나

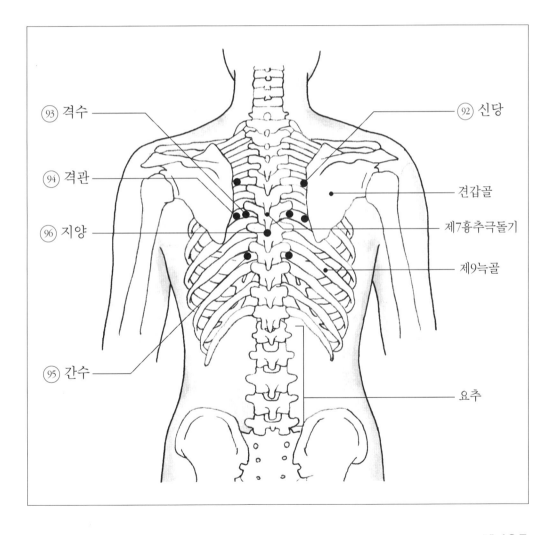

등 · 허리의 경혈 ■ 495

등의 통증, 가슴 통증, 흉막염, 늑간신경통, 사지 마비, 기관지염, 천식, 황달 등의 치료에 자주 사용되고 있다.

특히 지양은 신장의 기능 저하에 의해서 일어나는 열의 증상 치료에 중요한 경혈이기도 하다. 신장의 기능에 이상이 있으면 신열(腎熱)이라고 해서 온몸에 열이 나지만 이때 지양을 자극하면 열이 내려간다.

97 담수(膽兪)

이 경혈은 동양의학에서 말하는 담에 나쁜 기운이 흘러 들어가는 곳으로 담의 병을 제거하는 경혈이므로 이러한 이름이 붙여졌다. 현대의학에서 말하는 담낭에 병이 생겼을 경우에도 여기에 통증이 나타난다. 또 담수에 대해서 복부에 있는 일월(日月)은 치료에 함께 사용되는 중요한 경혈이다.

[경혈 찾는 법] 담수는 제10흉추에서 좌우 양쪽으로 손가락 2마디만큼 떨어진 곳에 있다.

[치료 효과] 심장의 주변에서 배 주변이 당기거나, 입 속이 아프거나, 혀가 마르고, 가슴과 옆구리에 통증이 생기는 증상, 두통, 오한, 겨드랑이 아래에 부종, 목의 통증, 결핵으로 인한 발열, 소화불량, 위가 약해서 생기는 명치 끝의 통증, 트림 등의 증상에 효과가 있다.

특히 만성 담낭염, 담석증 치료에서는 이 경혈에 침이나 뜸을 뜨는 것이 매우 효과가 있다.

동양의학에서는 「간담상조(肝膽相照)」라고 해서 간장과 담낭은 항상 겉과 속처럼 상부상조하고 서로 보충해가면서 기능을 유지하고 있는 것이라고 하였다. 따라서 간수 경혈이 효과가 있는 병에는 담수도 효과적이다.

👆 지압상식 몸의 에너지 순환을 유지하는 기혈

동양의학에서는 인간의 몸의 기본이 되는 육장육부에는 그 기능이 정상적으로 유지되기 위해서 에너지 순환이 끊임없이 일어난다고 한다.

이 에너지가 통하는 통로가 「경락(經絡)」이라고 불리는 것이며, 그곳에는 많은 경혈이 존재하고 있다. 반대로 말하면 인간의 몸에 있는 경혈의 통로는 몸에 흐르는 에너지의 통로인 것이다.

그러면 이 에너지란 구체적으로는 어떤 것일까?

기(氣)와 혈(血)의 흐름은 생명유지에 필수 불가결

무릇 동양의학에서는 인간의 몸에는 경락을 통해서 기(氣)와 혈(血)이 흐르고 있다고 생각하였다. 이 혈(血)은 혈액과 거의 같다고 생각해도 좋다. 한편 기(氣) 쪽은 지금까지 에너지, 활력이라는 의미로 이해된 것이다. 이것을 합쳐서 「기혈(氣血)」이라고 하는데 이 기혈이 경락을 흐르는 심신의 에너지라고 말할 수 있는 것이다.

또 이 에너지는 경락을 강에 비교하면 물과 같이 끊임없이 흐르고 있기 때문에 「경수(經水)」라고도 불린다.

이런 기혈 또는 경수라고 불리는 에너지의 흐름은 현대의학의 순환계나 신경계와는 전혀 다른 것이다. 그러나 동양의학의 견지에서 보면 그것은 인간이 생명을 유지하기 위해서 필요 불가결한 것이다. 그리고 어떻게 하면 이 에너지의 흐름을 막힘 없이 순조롭게 할 수 있는 것인가라고 생각되는 치료법의 하나가 현재까지도 전해지는 지압요법이라는 것이다.

98 비수(脾兪)

비수란 동양의학에서 말하는 비장에 나쁜 기운이 흘러 들어가는 곳을 의미하며 그것이 그대로 경혈명이 된 것이다.

동양의학에서 말하는 비장은 현대의학에서 말하는 비장뿐만 아니라 췌장도 가리킨다. 췌장은 인슐린이라는 물질을 분비하고 있고 이 분비가 저하되면 당뇨병이 생기는데, 담수를 자극하면 췌장의 기능 조절에 연결되어 당뇨병의 증상을 완화시키는 효과가 있다. 또 「脾」에는 의지가 머물고 있다고 하기 때문에 기분의 안정을 유지하는 데 좋은 경혈이다.

[경혈 찾는 법] 제11흉추에서 양쪽으로 손가락 2마디만큼 떨어진 곳에 있다. 양쪽 팔을 몸에 딱 붙이고 펼쳐서 좌우의 팔꿈치를 연결한 선의 높이를 기준으로 하여 찾는 것도 좋다.

[치료 효과] 배 · 가슴 · 등에 걸친 통증, 황달, 상지 · 하지의 통증과 마비, 복부의 응어리, 오한과 차가운 증상, 몸이 나른함, 목이 마름, 식욕부진, 구역질 등에 효과가 있다.

특히 「비위」라고 하듯이 동양의학에서 말하는 비장과 위는 서로 도와주는 관계에 있기 때문에 비장의 상태가 나쁘면 위도 상태가 나빠진다. 위에 대한 병, 식욕부진, 소화불량 등은 비장의 상태가 나쁜 증상에서 일어나는 경우가 많기 때문에 비수는 그들의 치료에도 이용된다.

99 위수(胃兪)

「兪」란 나쁜 기운이 흘러 들어가는 곳이라는 의미이다. 자연계에 있어서 모든 나쁜 기운은 수혈(兪穴)로 분류되는 경혈에서 체내로 들어가고 내장에 침입하여 병을 일으키게 된다.

위수는 위 내장의 수혈이며 동양의학에서 말하는 위에 나쁜 기운이 흘러 들어가는 곳으로 이것이 그대로 경혈명이 된 것이다.

위의 내장 상태를 판단하는 데는 이 위수와 중완(中脘)을 사용한다.

[경혈 찾는 법] 제12흉추에서 좌우 양쪽으로 손가락 2마디만큼 떨어진 곳에 있다.

[치료 효과] 소화기계의 질환에 효과가 있다. 예를 들면 만성위염, 급성위염, 위하수, 위아토니 등의 경우에는 이 경혈이 세게 반응한다.

그 외에도 배가 당기고 식욕이 없다, 위 주변이 차갑다, 구역질·구토, 장에서 소리가 난다, 배가 아프다, 유아기에 우유를 토해내는 증상 등에 효과가 있다. 위장의 상태가 나쁘면 입 속이나 혀가 나빠져서 구내염, 구각염이 생기기 쉽지만 위수는 그것들을 치료하는 데에 이용되며 효과도 매우 좋다.

특히 당뇨병, 초조한 증상이나 히스테리의 치료에도 이용되며 효과적이다. 위수는 담수와 함께 「위(胃)의 6뜸」이라고 불리며 뜸을 자주 뜨는 것이 위장의 상태를 매우 좋게 한다. 또 치질의 치료에도 유효한 경혈이다.

⑩⓪ 삼초수(三焦兪)

동양의학에서는 기본적으로 육장육부라는 사고 방식이 있다. 이 사고 방식에 포함되어 있는 삼초에 병의 원인이 되는 나쁜 기운이 흘러 들어가는 곳을 삼초수라고 말한다.

동양의학에서는 인체를 위에서 아래까지 天·人·地라는 부분으로 나눠서 생각하고 있다. 삼초수는 이 세 가지를 순환하는 혈액의 흐름, 열원을 조절하는 매우 중요한 경혈이다.

인간을 비롯한 항온동물의 체온은 항상 37도 정도로 유지하고 있다. 이것은 항온동물이 외부 환경의 기온에 따라서 혈액순환을 조절하고 있기 때문이다. 이 혈액순환을 컨트롤하는 것이 삼초의 내장인 것이다.

[경혈 찾는 법] 허리의 좌우에 있는 큰 장골(腸骨)의 가장 윗부분을 연결한 선(야코비선)의 중앙은 제4요추에 해당한다. 삼초수는 그곳에서 3개 위에 있는 제1요추의 양쪽으로 손가락 2마디만큼 떨어진 곳에 있다.

[치료 효과] 심신이 쉬 피곤하며 몸이 나른하고, 겨드랑이 아래에 땀을 많이 흘리고, 장에서 소리가 나며, 소화불량, 복통을 동반하는 설사, 두통, 허리에서 등으로 이어지는 뻐근함, 여성의 하복부의 뻐근함, 너무 마르는 증상 등에 효과가 있다.

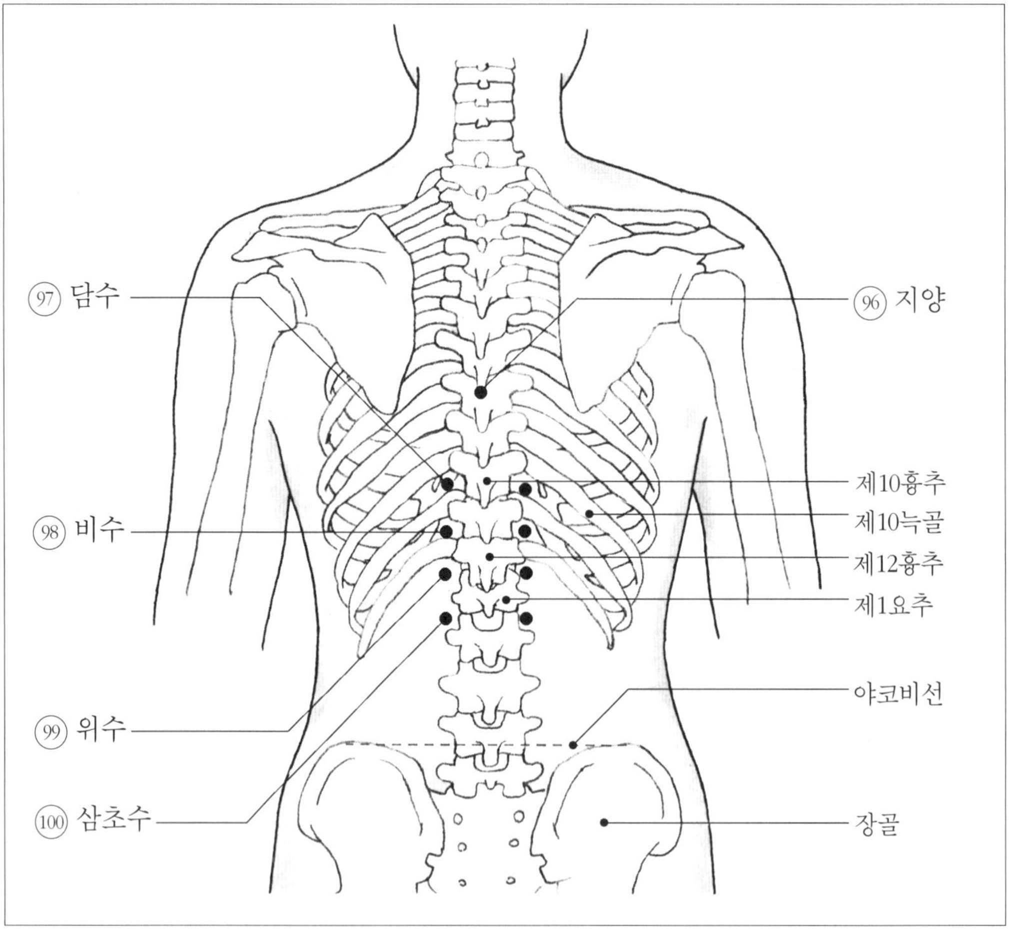

(97) 담수
(96) 지양
제10흉추
제10늑골
(98) 비수
제12흉추
제1요추
야코비선
(99) 위수
(100) 삼초수
장골

소화기계의 병 증상 개선에 폭넓게 사용되는 것 외에 구내염이나 습진, 여드름, 종기 등의 치료에도 효과가 있다.

101 신수(腎兪)

동양의학에서 말하는 신장으로 나쁜 기운이 흘러 들어가는 곳이라고 하여 그것이 그 대로 경혈명이 된 것이다.

[경혈 찾는 법] 옆구리의 가장 아래에 있는 늑골의 끝부분과 같은 높이에 있는 척추가 제2요추이다. 이 제2요추의 양쪽으로 손가락 2마디만큼 떨어진 곳이 바로 신수라는 경혈이다.

[치료 효과] 신수의 응용범위는 매우 광범위하다. 생식기 질환, 비뇨기 질환, 호흡기 질환, 순환기 질환, 신경계 질환, 부인과계 질환, 대사 이상 등 여러 가지 증상에 효과가 있다.

현기증, 앉았다가 일어날 때 생기는 어지럼증, 고혈압, 당뇨병, 너무 말랐거나 너무 살찐 증상, 불면증, 눈의 피로, 귓병, 중이염, 오십견, 좌골신경통이나 갑자기 허리를 삐 끗하여 움직일 수 없는 증상 등 허리의 통증, 또 기미, 주근깨, 배에서 소리가 나는 증상 등 모든 병과 증상에 사용되는 경혈이다.

특히 비뇨기계의 신장병이나 방광염, 요도염, 부인과계의 월경곤란증, 월경통, 월경 불순, 불임증, 발이 차가운 증상에도 뛰어난 효과를 발휘한다.

그 외에도 치질, 탈항(脫肛), 직장탈(直腸脫), 임포텐츠, 어린이의 허약 체질이나 야 뇨증에도 효과가 있다.

예를 들면 가벼운 피로일 경우에 이 경혈을 마사지하면 전신에 생명력이나 기력을 불 어넣고, 몸의 상태를 매우 좋게 만들어준다.

102 지실(志室)

「志」는 마음 · 뜻의 의미이지만 신장에 대한 정기라는 의미도 있다. 「室」은 방 · 집을 나타낸다. 옛날부터 「腎에는 志가 머문다」라고 하였고, 타고난 체력의 강약을 이 경혈에서 알 수 있다.

신장에 병이 생겼다면 쉬 피곤하여 정기가 약해지고 몸에 원기가 없어지게 된다. 이 상태를 신허(腎虛)라고 말하는데, 지실은 이와 같은 경우의 상태 개선에 빠져서는 안 되는 경혈이다.

[경혈 찾는 법] 좌우 늑골의 가장 아래 끝을 연결한 선과 척추와 교차하는 곳이 제2요추이다. 지실은 이 제2요추에서 좌우로 손가락 4마디만큼 바깥쪽에 있다. 신수에서는 손가락 2마디만큼 바깥쪽에 있다.

[치료 효과] 전신의 피로감이나 나른함에 자주 이용된다. 등에서 허리에 걸친 강한 통증, 배 속이 매우 딱딱하게 긴장하고 있거나, 배뇨가 잘 되지 않는 증상에도 효과가 있다. 또 고환(睾丸)의 부종, 음부분의 종기, 음부분의 통증, 음식물이 소화되지 않는 증상, 음식물을 먹으면 토해내는 증상, 급성 위막염, 좌골신경통 등에도 효과가 있다.

이뿐만 아니라 신장병, 임포텐츠에도 효과가 있는데, 이 경혈은 세게 누르면 안 되며 옆으로 밀 듯이 누른다.

103 명문(命門)

문자 그대로 이 경혈은 생명의 문이라는 의미이다. 인간의 생명력의 중심인 것에서 이 경혈명이 붙여진 것이다. 다른 이름으로는 신간(腎間)의 기(氣), 선천(先天)의 원기(元氣)라고도 말한다. 신간의 기, 선천의 원기가 이 경혈로 출입하여 건강을 유지한다는 것이다.

[경혈 찾는 법] 제2요추의 중심에 있으며, 좌우 신수의 한가운데에 있다.

[치료 효과] 요통, 정력 감퇴에서 일어나는 귀울음, 두통, 결핵성의 열, 여성의 질병이나 월경이상, 대하 등에 효과가 있다.

또 머리가 깨질 듯한 통증, 몸의 발열, 어린이의 짜증이나 경련 등의 증상에도 사용된다. 특히 자궁출혈, 장출혈, 치질출혈, 코피 등의 출혈을 멈추게 하는 효과가 있으며, 피가 멈추게 하기 위해서는 뜸을 뜨는 것도 매우 효과적이라고 알려져 있다.

이 경혈은 선천의 원기가 머무는 곳으로 되어 있고 인간이 선천적으로 갖고 있는 몸의 상태나 체력을 건강하게 하는 기능이 있다. 따라서 허약한 체질이나 정력 감퇴, 요통치료에 사용하여 효과가 있는 것이다.

이 경혈과 함께 선천의 원기인 신수, 후천의 원기인 삼초수, 원기에 관한 경혈이라고 말하는 관원(關元)을 사용하면 스태미나를 증진하는 데 매우 효과적이다. 그리고 병으로 체력을 소모해 버렸을 때는 이들 경혈을 자극하면 체력의 회복을 도모하는 데 매우 효과가 있다.

104 대장수(大腸兪)

동양의학에서 말하는 대장에 나쁜 기운이 흘러 들어가는 곳이 이 경혈이다. 대장에서 생기는 여러 가지 증상은 대장수와 천추(天樞)를 함께 치료하면 효과가 있다.

천추도 복부의 병 전반에 매우 좋은 효과가 있지만 대장수와 서로 조화를 이루어야 경혈 자극에 더욱 효과를 볼 수 있다.

[경혈 찾는 법] 제4요추에서 바깥쪽으로 손가락 2마디만큼 떨어진 곳에 있다. 허리의 좌우에 있는 큰 장골(腸骨)의 가장 윗부분을 연결한 야코비선을 기준으로 하여 제4요추를 찾으면 비교적 쉽게 찾을 수 있다.

[치료 효과] 등의 결림, 허리와 다리에 걸친 통증, 갑자기 허리를 삐끗해서 생기는 통

증, 배의 당김·부종, 배에서 이상한 소리가 나는 경우, 배꼽 주변이 끊어질 듯이 아픈 경우, 만성적인 설사·변비, 만성적인 위염, 하복부가 쥐어짜듯이 아픈 통증, 대변이나 소변이 잘 나오지 않는 등의 증상에 효과가 있다.

위장의 상태가 나쁜 경우 대장에 원인이 있을 때는 배에서 소리가 나거나, 하복부가 아프거나, 설사나 변비, 등의 결림, 요통 등의 증상이 생긴다. 이와 같은 증상이 있을 경우에는 대장수를 치료하면 효과적이다.

105 소장수(小腸兪)

동양의학에서는 소장에 나쁜 기운이 들어가는 곳이 이 경혈이라고 한다. 관원(關元)과 병행하여 치료하면 소화기, 비뇨기의 병에 효과가 있다.

동양의학에서는 소장은 위장과 비장에 연결되어 음식이 배를 순환하는 사이에 물과 찌꺼기로 나누어지게 하는 역할을 한다고 본다.

배꼽을 중심으로 한 복통일 경우 소장에 병의 원인이 있어서 생기면 설사를 하고, 대장의 병이 원인으로 생기면 배가 무지근하게 된다.

소장수, 방광수(膀胱兪), 중려수(中膂兪), 상료(上髎), 하료(下髎)는 모두 엉덩이 부분에 있고, 남녀의 생식기병에 깊은 관계가 있다.

[경혈 찾는 법] 선골(엉덩이 부분의 편평한 뼈) 위에 있다. 선골에는 좌우 각각 4개의 오목하게 들어간 부분(後仙骨孔)이 있는데, 그 중에서 가장 위쪽으로 오목하게 들어간 부분의 바깥쪽으로 손가락 1마디만큼 떨어진 곳에 소장수가 있다.

무릎을 감싸면서 몸을 웅크리고 허리에서 아래를 더듬으면 선골 모양을 잘 찾을 수가 있다.

[치료 효과] 소변 색이 이상하고, 소변의 양이 적고, 하복부가 쑤시는 듯한 통증, 다리의 부종, 숨이 차거나 식욕부진, 대변에 고름이나 피가 섞여 나오거나, 치질 통증, 여성

대하 등의 증상에 효과가 있다.

또 배꼽을 중심으로 한 복통으로 설사가 심할 경우는 물론 변비에 걸렸을 경우에도 효과가 있다. 설사나 변비, 여성의 질병 등 하복부의 병에서 오는 허리의 통증에는 이 경혈의 주변을 따뜻한 습포로 한 뒤에 마사지나 지압 등의 치료를 실시하면 효과가 증가된다.

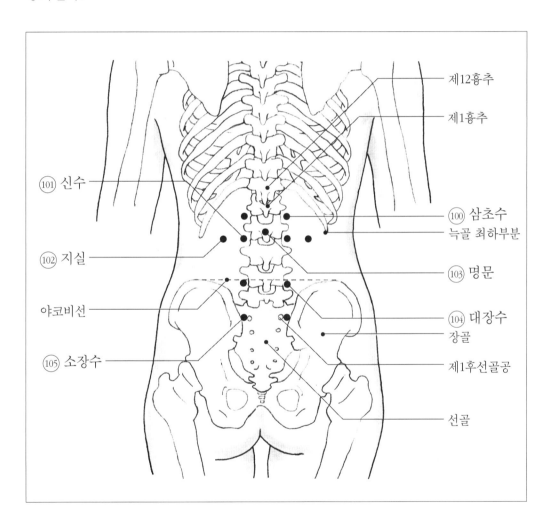

106 관원수(關元俞)

[경혈 찾는 법] 허리에 있는 경혈이다. 제5요추에서 좌우 양쪽으로 손가락 2마디만큼 떨어진 곳에 있다. 다른 경혈을 기준으로 하면 대장수의 아랫부분으로 엉덩이의 편평한 뼈(仙骨) 위쪽을 기준으로 찾으면 좋을 것이다.

[치료 효과] 허리 증상에 효과가 있는 경혈이다. 허리의 통증이나 나른함, 저림 등을 완화시킬 수 있으며, 갑자기 허리를 삐끗해서 생기는 요통 등의 치료에도 자주 이용된다. 그 외에도 급성 및 만성 설사, 냉증이나 월경통 등의 산부인과계의 질환 개선에 좋은 효과가 있다.

107 상료(上髎)

엉덩이 부분의 편평한 뼈인 선골(仙骨)에는 좌우 각각 4개의 오목하게 들어간 부분이 있고, 그 오목하게 들어간 부분에 「髎」라는 글자가 붙는 경혈들이 모여 있다. 상료는 그 중에서도 가장 위에 있는 것이기 때문에 상료라는 경혈명이 붙여진 것이다.

[경혈 찾는 법] 선골 위쪽의 돌출에서 좌우로 비스듬하게 내려가서 손가락 1마디만큼 내려간 곳에 있다. 손가락으로 누르면 뼈의 오목한 부분이 짚인다.

선골의 오목한 부분은 위에서부터 제1후선골공부(第1後仙骨孔部), 제2후선골공부, 제3후선골공부, 제4후선골공부라고 한다. 상료는 제1후선골공부의 오목한 부분에 있다. 제2에서 제4까지의 후선골공부에는 각각 차료(次髎), 중료(中髎), 하료(下髎)라는 경혈이 나란히 있다.

이들 上·次·中·下에 「髎」의 글자가 붙는 경혈은 좌우 2개씩 있고 총 8개가 되기 때문에 팔료혈(八髎穴)이라고 불린다.

[치료 효과] 요통, 하복부의 당김, 어린이의 야뇨증이나 요실금, 경련, 간질, 갑자기

허리를 삐끗해서 생기는 요통 등의 증상에 효과가 있다.

또한 대변이나 소변이 잘 나오지 않고, 위가 메슥거려서 배에서 밀어 올리는 듯한 느낌이 있거나, 무릎이 차서 아프거나, 코피가 나는 증상에도 효과가 있다. 이뿐만 아니라 체력 향상을 위해서 이용해도 효과적이다.

특히 「부인병」이라고 하는 부인과계의 병에 생기는 증상에 대해서는 매우 효과가 있다. 부인과계의 질환에서 일어나는 증상은 주로 하복부의 당김 · 통증, 발의 부종, 대하가 많고 머리가 무거운 증상, 변비 등이지만 상료는 이들 치료에 빠져서는 안 되는 경혈이다.

자궁 내막염, 자궁후굴에서 오는 백대하(白帶下)가 심하거나 월경통, 월경불순, 월경곤란증에도 효과가 있다.

108 차료(次髎)

상료 다음에 있는 경혈이므로 차료라고 불린다. 허리에 있는 「髎」가 붙여진 경혈 중에서도 가장 중요한 기능을 하는 경혈이다.

[경혈 찾는 법] 선골에 있는 오목한 부분, 후선골공 중에서 위에서 두번째에 있는 제2 후선골공부에 있는 경혈이다.

허리의 양쪽에 있는 돌출된 큰 뼈를 장골이라고 하는데 이 장골의 하단을 따라서 허리 안쪽을 아래 방향으로 더듬어 가면 장골극(腸骨棘)의 융기와 닿는다. 이 융기의 안쪽 아래 방향에서 찾으면 된다.

[치료 효과] 대변이나 소변이 잘 나오지 않으며 변통(便痛)에 이상이 있는 경우, 허리의 통증 때문에 움직일 수 없고, 갑자기 허리를 삐끗해서 생기는 요통, 혈뇨가 나오고 배뇨 시에 통증이 동반되는 경우, 다리가 차가움, 배에서 소리가 나고 설사를 하거나 대하가 있는 증상에도 효과가 있다.

일반적으로 상료와 함께 골반 내의 장기 병이나 비뇨기의 질환에 유효한 경혈이다. 특히 여성의 월경 시 부조화에 의해서 생기는 초조함, 다리가 차가움, 하복부의 경련과 같은 통증 등의 증상은 골반 내의 장기 기능이상에서 오는 것이므로 차료를 자극하여 월경을 순조롭게 하는 것이 매우 중요하다.

차료에 더하여 방광수, 포황(胞肓), 복부의 중극(中極)이라는 경혈을 마사지하거나 지압 또는 뜸으로 치료하면 매우 편안해진다.

109 중료(中髎)

상료, 차료에 이어 하료와의 사이에 있기 때문에 중료라고 불린다.

[경혈 찾는 법] 선골에 있는 4개의 오목한 부분, 후선골공 중에서 위에서 3번째의 제3 후선골공부에 있다. 차료에서 손가락 1마디나 반마디만큼 아래로 내려간 곳에 있다.

[치료 효과] 성기의 병, 간장의 병, 방광의 병, 좌골 신경통, 부인병 등에 효과가 있는 경혈이다. 상료나 하료의 치료 효과와 대체로 같은 효과를 기대할 수 있지만 치질이나 방광염 등은 중료를 치료하는 것이 더욱 효과가 있다고 알려져 있다.

上·中·下의 좌우 합쳐서 6개의 「髎」글자가 붙여진 경혈은 특히 「下의 6개 뜸」이라고 불리며 성기의 기능을 활발하게 한다. 다시 말해서 이 6개의 뜸은 임포텐츠의 치료에도 뛰어난 효과를 나타낸다는 것이다.

또 중료는 습진, 피부염의 치료에도 사용된다. 이럴 때는 좌우의 상료, 차료, 중료, 하료라는 8개의 「髎」자가 붙여진 경혈에, 복부의 거궐, 중완, 기문, 황수, 천추, 대거, 관원과 어깨의 견정, 등의 폐수, 허리의 삼초수 중에서 반응이 있는 경혈을 선택하여 치료를 한다.

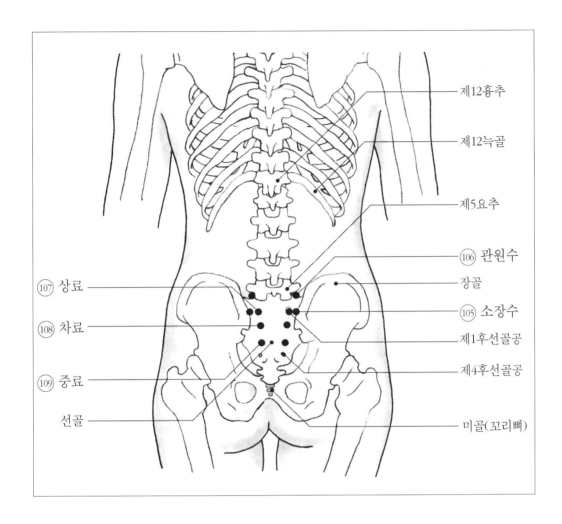

제12흉추

제12늑골

제5요추

⑩⑥ 관원수

장골

⑩⑤ 소장수

제1후선골공

제4후선골공

미골(꼬리뼈)

⑩⑦ 상료

⑩⑧ 차료

⑩⑨ 중료

선골

110 하료(下髎)

팔료혈(八髎穴) 중에서 가장 아래에 있기 때문에 하료라는 경혈명이 붙여졌다.

[경혈 찾는 법] 선골에 있는 오목하게 들어간 부분, 즉 후선골공 중에서 가장 아래의 제4후선골공부에 있다.

[치료 효과] 생식기, 비뇨기, 직장, 항문, 다리와 허리의 질환에 효과가 있는 경혈이다. 복통, 좌우 복부의 응어리와 짜는 듯한 심한 통증, 심한 요통, 혈변, 배가 당기는 증상, 변비, 허리에서부터 아래쪽 부분이 마비되는 증상, 임포텐츠, 불임 등의 증상에 매우 효과적이다.

또 이 경혈에는 소화기계의 기능을 높이고 체력을 증강시키는 효과가 있기 때문에 결핵성 병, 예를 들면 폐결핵 등의 치료에도 사용된다.

특히 하료는 피부병에도 효과가 있다. 습진, 피부염, 아토피성 피부염, 접촉피부염, 피부 가려움증, 주부습진이라고 불리는 진행성 지장각피증 등에도 매우 효과적이다.

111 양관(陽關)

「陽」은 태양·양기의 양을 말하며 「關」은 빗장·관문의 의미이다. 양문은 이 경혈의 장소에서부터 아래로 건강을 의미하는 양기를 전달하는 관문을 나타내며 경혈명도 이런 뜻에서 붙여진 것이다.

[경혈 찾는 법] 엎드렸을 때 허리뼈의 가장 높은 곳을 좌우로 연결한 선을 야코비선이라고 말한다.

양문은 야코비선과 척추(요추)의 중심선이 교차하는 부분에 가까운 제4요추극돌기(第4腰椎棘突起)의 아래에 오목하게 들어가 있다.

[치료 효과] 허리에 생기는 여러 가지 증상에 매우 효과가 있는 경혈이다. 허리나 배에 생긴 응어리 때문에 허리가 아프거나, 허리를 구부렸다가 폈다가 할 수 없거나, 몸이 저리는 듯하여 움직일 수 없는 증상에 효과가 있다.

요통을 비롯하여 좌골신경통, 류머티즘, 관절염, 무릎 통증, 하지 마비, 척추간반 헤르니아, 반신불수 등의 치료에도 이용되는 경혈이다.

특히 허리나 하복부가 차가운 느낌, 유뇨증(遺尿症), 자주 소변을 보는 증상(頻尿),

방광염, 전립선염, 월경불순, 임포텐츠의 치료에도 사용되고 있다.

112 방광수(膀胱兪)

동양의학에서는 방광에 나쁜 기운이 들어가는 곳이 이 경혈이라고 한다. 배꼽에서 손가락 4마디만큼 아래에 있는 중극(中極)과 상승 효과가 있는 경혈이다.

[경혈 찾는 법] 엉덩이의 중앙에 있는 거의 편평한 뼈(仙骨)와 장골(腸骨)의 옆에 있는 경혈이다. 선골에는 4개의 오목하게 들어간 부분(後仙骨孔)이 있다. 그 중 위에서 두 번째로 오목하게 들어간 제2후선골공부의 주변에서 손가락 1마디만큼 바깥쪽으로 벗어난 곳에 있는 것이 방광수이다.

[치료 효과] 감기로 기침이나 식은땀이 나고, 허리나 등이 아프고, 여성의 하복부의 응어리, 또 수영할 때 종아리에서 일어나는 경련, 부종, 신장병, 당뇨병, 방광염, 요도염, 전립선비대증 등의 증상에 효과가 있다.

이 경혈은 방광의 내장에 나쁜 기운이 흘러 들어간 것이므로 특히 방광에 생긴 병의 치료에 매우 효과적이다. 그 중에서도 어린이의 야뇨증에 매우 효과가 있다고 하여 옛날부터 치료에 사용되어 왔다. 여성의 경우는 방광염이 되기 쉽고, 하반신의 냉증이 원인으로 발병하는 것이 많지만 방광수를 치료하면 차가운 증상이 고쳐지고 병도 좋아지게 된다.

하복부에서 허리와 선골부에 걸쳐서 위치하고 있는 경혈은 따뜻하게 하는 치료법이 효과적이다. 몸의 이 부분은 구조상 혈액순환이 좋지 않고 울혈(鬱血)이 일어나기 쉽기 때문이다. 그러므로 이 부분을 따뜻하게 하면 혈액순환이 좋아지고 차가운 증상이 풀리게 되어 차가운 것이 원인이 되어 생기는 야뇨증이나 방광염, 배뇨 시의 통증이 치료되는 것이다.

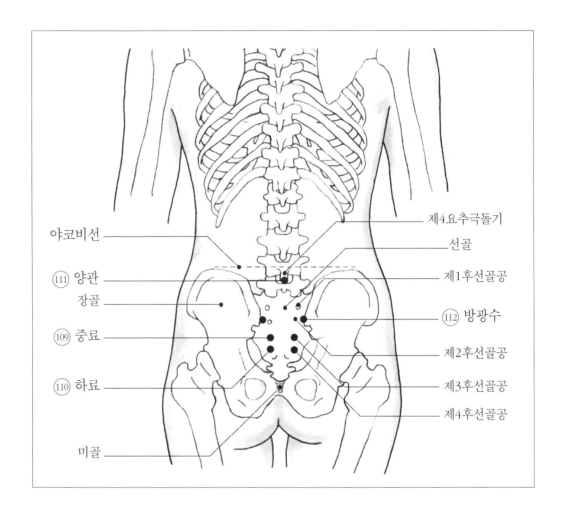

야코비선

⑪ 양관

장골

⑩ 중료

⑩ 하료

미골

제4요추극돌기

선골

제1후선골공

⑫ 방광수

제2후선골공

제3후선골공

제4후선골공

113 포황(胞肓)

「胞」는 아기 주머니 즉 자궁을 의미하며, 「肓」은 혈(穴) 즉 경혈을 가리킨다. 이 경혈
은 자궁의 질환에 매우 좋은 효과가 있고 경혈명도 자궁 질환의 특효인 것을 나타내고
있다.

[경혈 찾는 법] 제2후선골공부의 바깥쪽으로 손가락 3마디만큼 벗어난 곳에 있다. 방광수에서는 손가락 2마디만큼 가까운 바깥쪽에 있다.

여기를 손가락으로 눌러서 좌우로 진동시키면 엉덩이 전체에 통증이 느껴질 것이다.

[치료 효과] 성기의 병, 특히 자궁 등 부인과계의 병에 효과가 있다. 부인과계 병의 주된 증상에는 머리가 무거운 증상이나 어깨 결림, 허리의 나른함, 하복부의 당김, 다리의 차가운 증상 등이 있지만, 이와 같은 증상이 보일 경우에는 포황을 치료하면 편안해진다.

허리에서부터 아래를 따뜻한 탕 속에 담그고 하반신을 따뜻하게 하는 요탕(腰湯)이라는 치료법이 있다. 포황 등의 부인과 질환에 효과가 좋은 경혈이 허리에서 선골부에 걸쳐서 있는 것으로 생각하면 이 부분에 따뜻한 요탕을 하는 것이 뛰어난 치료법이라고 말할 수 있다.

마사지나 지압을 할 경우에도 치료하기 전에 습포 등으로 따뜻하게 하고 나서 치료하는 것이 효과적이다. 그 외에도 전립선비대증이나 요도염, 방광염, 요로 결석 등 때문에 생기는 배뇨 시의 통증과 배뇨 곤란에도 매우 효과적이다. 또 급성 복통이나 소화불량, 허리에서 등에 걸친 통증에도 효과적이다. 장에서 소리가 나는 증상을 진정시키는 효과도 있다.

114 중려수(中膂兪)

「膂」는 몸의 중앙에 일부 돌출된 부분을 가리키며, 「中」은 몸의 중심을 의미한다. 이 것에서도 알 수 있듯이 「中膂」라는 것은 몸의 중심에 돌출된 곳 즉 남성의 생식기인 음경을 의미하는 것이다.

또 「兪」는 나쁜 기운이 흘러 들어가는 경혈인 것을 나타낸다. 즉 남성의 요도, 음경에 나쁜 기운이 들어가는 곳이라는 것을 알 수 있다.

다른 이름으로는 중려내수(中膂內兪)라고 말한다.

[경혈 찾는 법] 제3후선골공(第3後仙骨孔)의 바깥쪽으로 손가락 2마디만큼 가까운 곳에 있다.

[치료 효과] 남성의 요도나 음경에 증상이 있는 경우 예를 들면 전립선염이나 요도염, 전립선비대증 등의 치료에 이용되고, 요도의 통증이나 소변이 잘 나오지 않는 증상 또 오줌이 새거나, 잔뇨감 등의 증상을 완화시킬 수 있다.

또 임포텐스의 치료에서는 대혁(大赫)과 함께 치료하면 효과가 증대될 것이다. 허리 통증, 다리에 경련이 일어나서 생기는 통증, 하복부가 아픈 증상에도 효과가 있다.

그 밖에 신허(腎虛), 당뇨병, 산통(疝痛), 배의 당김, 방광염, 장의 출혈, 직장탈, 좌골신경통 등에도 응용되고 있다.

115 회양(會陽)

몸의 기능에 관계가 있는 경혈이 연결된 통로 중에서 음양의 양으로 분류되는 것이 체내에서 서로 주고 받는 것을 나타내는 경혈명이다.

[경혈 찾는 법] 꼬리뼈의 좌우 양쪽으로 약간 떨어진 곳에 있다.

[치료 효과] 대변에 피가 섞여서 나오거나, 만성적인 치질, 몸의 차가움증, 설사, 음부의 병 등에 효과가 있다.

특히 회양은 치질의 특효 경혈로서 널리 알려져 있다. 꼬리뼈의 끝에 있는 장강(長强)과 함께 치료하면 매우 효과가 있다. 회양이나 장강을 자극하면 항문 주변의 혈액순환이 좋아지고 치질의 통증을 완화시킬 수 있다.

회양의 치료는 뜸이 더욱 효과적이다. 그후에 엉덩이 부분을 가볍게 마사지해 주는 것이 좋다. 그러나 치질의 치료일 경우에 뜸이 효과적이지만 치핵(痔核), 탈항(脱肛), 항문열상, 치루(痔漏)에는 효과를 기대할 수 없다.

116 장강(長强)

「長」은 길다 · 사납다 · 지팡이 · 언제까지나라는 뜻이며, 「强」은 강하다는 의미이다. 따라서 장강은 몸을 건강하게 하고 오래 살 수 있도록 하는 경혈이라는 의미가 된다.

[경혈 찾는 법] 꼬리뼈의 끝에 있는 경혈이다. 엎드려서 꼬리뼈의 끝부분을 손가락으로 꾹 누르면 찡한 느낌이 있다.

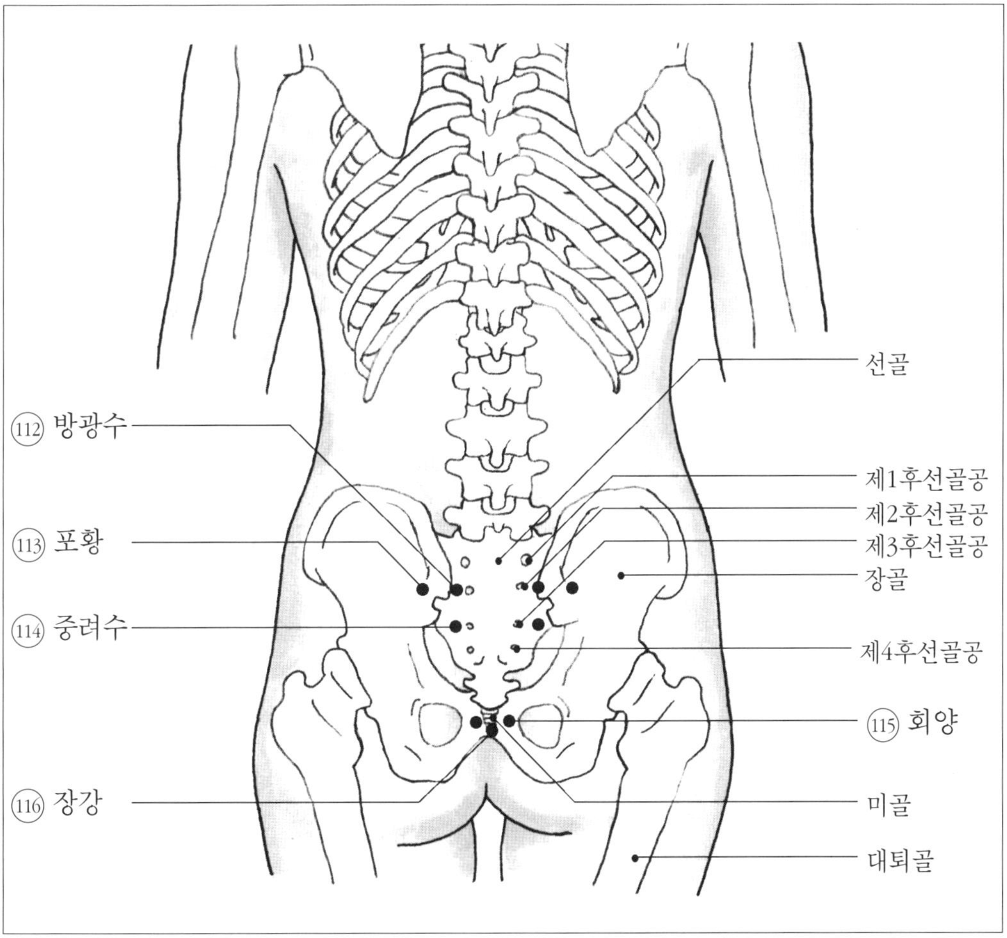

선골
(112) 방광수
제1후선골공
제2후선골공
(113) 포황
제3후선골공
장골
(114) 중려수
제4후선골공
(115) 회양
(116) 장강
미골
대퇴골

[치료 효과] 장강은 치질 치료에 특효 경혈이다. 치질은 항문의 주변에 있는 모든 정맥이 확대되어 출혈을 일으키고 더욱 진전되면 정맥이 파괴되어 출혈한다.

장강을 자극하면 항문의 괄약근(括約筋)이 긴장되어 특히 혈관이 확장되기 때문에 혈액순환이 좋아지고 더 이상 정맥이 확대되어 출혈을 일으키는 울혈(鬱血) 증상이 없어진다. 보통 뜸은 1회에 3~5장 뜨지만 이 경우에는 최저한도로 10~15장 정도 뜨지 않으면 효과가 나오지 않는다. 머리의 백회와 함께 치료하면 한층 효과가 증대된다. 치핵(痔核), 탈항(脫肛), 항문 열상 등의 치료에도 효과가 좋다.

그 외에도 등에서 허리에 걸친 통증과 결림, 변비, 어린이의 짜증, 경련, 정신적인 증상에 효과가 있다.

지압상식 인간이 지니고 있는 선천적 · 후천적 2가지의 기력

동양의학에서 인간의 몸속에는 「기혈(氣血)」 또는 「경수(經水)」라고 불리는 에너지의 흐름이 끊임없이 생명을 유지시키고 있다고 생각된다. 이 에너지의 흐름이 약간 막히면 인간의 몸은 건강을 유지할 수 없게 되어 병에 걸리고, 흐름이 멈추면 죽음에 이르게 된다는 것이다.

따라서 이 「기혈」 또는 「경수」라고 불리는 에너지는 인간의 생명력의 근원이라고 말할 수 있다. 그 순조로운 흐름이 육장육부의 기능을 컨트롤하여 인간의 몸을 건강하게 유지하고 있는 것이다.

선천적인 기력을 보충한 후천적인 기력

특히 고대 동양의학에서는 기혈의 「氣」에 대해서 다음과 같이 설명을 하고 있다. 즉 「氣」에는 인간이 태어나면서 지닌 「선천적인 기력」과 태어난 후에 받아들이는 「후천적인 기력」이 있다는 것이다. 기력은 「근본적인 기」라고 말한다.

원래 선천적인 기력은 부모로부터 물려받은 것이므로 태어나면서부터 갖게 되는 것이다. 그리고 그것은 살아가면서 체내에서 받아들이게 되는 자연계의 에너지에 따라서 보강되고 있다. 이 자연계의 에너지에서 체내로 받아들여진 에너지가 후천적인 기력이라고 말할 수 있다.

　이렇게 선천적인 기력은 후천적인 기력에 의해서 보강되어 강해지고 전신을 막힘 없이 흐르게 하는 에너지로서 인간의 몸의 건강을 유지하고 있다고 생각되는 것이다.

　현대에서도 기력으로 힘내자, 기운을 내자, 기력을 불어넣는다 등과 같은 말이 있지만, 여기에서의 「氣」는 원래 선천적·후천적인 양면의 기력을 통하는 것이라고 말할 수 있다.

손·어깨의 경혈

117 운문(雲門)

동양의학에서는 인간의 몸을 天·人·地 이 3가지로 분류한다. 쇄골을 경계로 위쪽을 天, 쇄골에서 배꼽까지를 人, 배꼽에서 아래를 地라고 부르는 것이다. 또는 상반신을 天, 하반신을 地로 구분하는 경우도 있다.

인간은 자연계에서 기를 받아들이고 그 중에서 天의 기와 地의 기가 잘 섞여서 몸을 순환하고 에너지의 순환계를 만든다고 생각한다. 그 天의 기를 체내로 받아들이는 곳이 운문이라고 한다.

쇄골 아래 오목하게 들어간 부분의 중앙에 위치하는 운문의 경혈명은 그곳이 天의 생기를 받아들이는 「雲」에 우뚝 솟는 「門」이라고 나타내고 있다.

[경혈 찾는 법] 팔을 가슴에서 약간 벌리고 쇄골의 바깥쪽과 어깨의 큰 관절부가 솟아오른 것과의 사이에서 생기는 오목하게 들어간 부분을 손가락으로 찾는다. 압박을 하면 팔 위쪽으로 전해져서 느낄 수 있는 곳을 발견할 수 있는데 그곳이 바로 운문 경혈이다.

[치료 효과] 운문은 폐의 기능에 관계가 있는 경혈이며, 天의 기를 받아들이는 곳이므로 호흡기계의 증상에 널리 활용되어 효과를 발휘한다. 가슴이 답답한 증상, 천식과 비슷하게 숨을 쉬기 곤란한 증상 등에 효과가 있다.

또 오십견, 목의 부종에서 오는 통증, 담, 가슴이 두근거리고 가슴 부분에서 옆구리·등 쪽에 통증이 있는 경우, 발열하여 팔이나 다리에 통증이 있는 듯한 경우에도 효과가 있다.

118 견정(肩井)

「井」은 우물을 의미하므로, 이 경혈명은 어깨를 둘러싸고 있는 몸속의 에너지가 용솟음치는 우물이다는 것을 나타내고 있다.

[경혈 찾는 법] 유두를 맨 아래에서 더듬은 선상에서, 목뒤 부분과 어깨 끝부분과의 한가운데에 있다. 이곳을 압박하면 통증이 느껴진다.

[치료 효과] 목의 림프절이 붓고 목을 돌릴 수 없을 때나 과로, 피가 머리로 모이거나, 손발이 차가운 증상 등에 뛰어난 효과를 발휘한다. 고혈압, 목·어깨 결림이나 통증, 오십견, 잠을 잘못 자서 목이 뻐근한 증상, 피로한 눈, 안정피로, 등의 나른함 등에는 특히 효과가 있다.

또 마음이 흥분되거나 노이로제, 신경증, 초조함, 히스테리 등으로 인한 증상이나 습진, 두드러기 등에도 효과를 거둘 수 있다.

동양의학에서는 이 경혈을 중심으로 목덜미에서 어깨 끝에 걸쳐서 조치하는 기법을 「견정의 방법」이라고 불린다. 가정에서 지압을 할 때에는 엄지손가락으로 이 경혈을 누르는 것만으로도 증상을 완화시키는 효과가 있다. 뜸을 뜨는 것도 매우 효과적이다.

119 견우(肩髃)

「髃」는 뼈의 구석·끝을 의미한다. 따라서 이 경혈명은 어깨 끝의 구석에 위치하는 경혈을 나타내는 것이다.

[경혈 찾는 법] 팔을 옆으로 올린다. 그 상태에서 어깨 끝, 팔 끝부분의 주변을 더듬어 보면 오목하게 들어간 부분이 있다. 그 오목하게 들어간 부분이 견우이다.

[치료 효과] 만성관절 류머티즘의 증상에 매우 효과가 있는 경혈이다. 오십견이나 어깨 결림을 비롯하여 목에서 어깨에 걸쳐서 나타나는 증상과 요통 등의 치료에도 이용하면 효과가 좋다.

또 만성 열성병이나 열병이 원인인 팔 앞부분의 통증과 마비 증상에서 오는 통증, 뇌혈관 장애에 의한 반신불수, 치통 등의 치료에도 이용된다.

이러한 증상이 있을 경우에는 병이 발생하여 1주일 정도가 지나지 않는 사이에 이 경혈과 견료(肩髎) 등의 경혈에 뜸을 뜨면 효과가 있게 된다. 예를 들어 오른쪽의 반신불수 증상은 왼쪽에, 왼쪽의 반신불수 증상에는 오른쪽에 뜸을 뜨는데, 그것이 여러 차례 거듭되면 어깨의 근육도 빠지지 않고 어깨의 노화도 예방할 수 있으며, 치료의 효과도 증대된다고 옛날부터 알려져 왔다.

여러 차례라고 하는 것은 뜸을 수없이 뜬다고 하는 의미이다. 뜸은 한 곳에 대고 1회분 3~5장 정도를 뜨는 것이 적당하므로 몇 번이나 끈기 있게 지속적으로 치료한다는 의미가 된다.

두드러기나 음부에 생기는 홍색 습진 등에 대해서도 치료 효과를 올리는 경우가 있다.

120 곡원(曲垣)

「曲」은 구부러지다는 뜻이며, 「垣」은 울타리라는 의미이다. 곡원은 어깨뼈의 상부에 위치하고 있지만, 마치 이 부분의 뼈 형태가 등의 울타리의 구부러진 모서리와 같이 보이기 때문에 이와 같은 경혈명이 붙여졌다.

[경혈 찾는 법] 등의 어깨뼈 위쪽에서 그 안쪽 모서리에 위치한다. 어깨뼈의 안쪽 모서리에서 그 주변을 따라서 손가락으로 위쪽을 더듬어 보면 뼈에 이르고 그 이상 더 갈 수 없는 부분이 있는데 그곳이 바로 곡원이다. 이 부분을 압박하면 손까지 둔한 느낌의 통증이 전해진다.

[치료 효과] 오십견, 경견완증후군(頸肩腕症候群) 등 목이나 어깨, 팔이 결리거나 통증이 있을 때에 뛰어난 효과를 발휘하는 경혈이다.

곡원과 뒷목 위쪽에 있는 천주, 풍지 사이에는 견갑골과 머리 부분을 이어주는 근육이 있다. 천주, 풍지와 어깨의 견정과의 라인에도 근육이 지나고 있어서 이 2가지 근육의 응어리가 어깨 결림 등의 증상이 되어 나타난다.

그 때문에 이들 경혈을 연결한 선에 따라서 각각의 경혈에 자극을 주는 것으로 증상을 진정시킬 수 있다. 구체적으로는 지압이나 마사지를 하거나 또는 가정에서는 따뜻한 습포를 한 후에 드라이기와 같은 것으로 온풍을 보내어 따뜻하게 하는 등의 방법도 효과적이다.

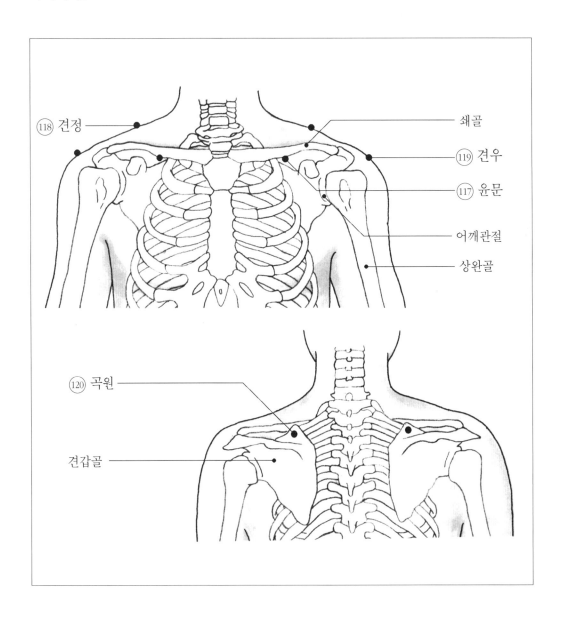

121 견중수(肩中俞)

「肩中」은 견외수보다도 안쪽에 있는 경혈을 나타낸다.

[경혈 찾는 법] 우선 머리를 낮게 내린다. 그 상태에서 목 뒤쪽의 중앙에서 아래로 향하여 더듬어 가면 가장 돌출된 척추뼈(제7경추)에 이르게 된다. 그 아랫부분에 오목하게 들어간 부분에서 옆으로 손가락 2~3개 정도 어깨쪽으로 더듬어가 보면 이 경혈을 찾을 수 있을 것이다.

[치료 효과] 어쩐지 최근에 시력이 떨어졌다는 자각증상이 있을 때에는 매우 효과가 있다. 침침한 눈이나 피로한 눈일 경우에는 더욱 효과적이다. 또 천식이나 담, 어깨 결림에도 효과가 있다.

122 견외수(肩外俞)

「肩」은 견갑골을, 「外」는 척추를 사이에 둔 바깥쪽이라는 의미이다. 「俞」는 동양의학에서 말하는 병의 원인이 되는 나쁜 기운이 흘러 들어가는 곳이라는 의미이다.

[경혈 찾는 법] 우선 머리를 낮게 내린다. 그 상태에서 목 뒤쪽의 중앙에서 아래 방향으로 손가락으로 더듬어 가면 가장 돌출된 척추뼈(제7경추)에 이르게 된다. 그 바로 밑에 제 1흉추를 찾을 수 있는데 이곳에서 바로 아래의 오목하게 들어간 부분에서 옆으로 손가락 4마디만큼 어깨쪽으로 가면 견외수를 찾을 수 있다.

[치료 효과] 등이나 어깨가 저리거나 통증이 있을 때에 이 경혈을 자극하면 뛰어난 효과가 있다. 또 감기에 걸려서 몸이 아프거나 나른한 경우, 경련을 일으킬 때 등 급한 증상이 생겼을 때에도 활용된다.

123 견료(肩髎)

「髎」는 뼈의 구석을 나타낸다. 따라서 이 경혈명은 어깨뼈의 구석에 위치하고 있는 경혈이라는 것을 나타내는 것이다.

[경혈 찾는 법] 어깨의 큰 관절 뒤쪽 부분에 있는 오목한 부분이 이 경혈이다. 손등을 등에 대고 그대로 위쪽으로 올라간다. 그때 어깨 끝의 뒤쪽을 더듬어 보면 오목하게 들어간 부분이 있는데 이곳이 바로 견료이다.

[치료 효과] 무거운 짐을 지거나 무리한 운동을 할 때 어깨를 올릴 수 없고 통증이 느껴지거나 팔이 나른해지는 증상이 일어나는데, 이것은 어깨에 있는 삼각근(三角筋)이라는 근육이 가벼운 염증을 일으켰기 때문에 생긴다. 삼각근이란 우리가 팔을 옆으로 올리는데 필요한 매우 중요한 근육이다. 이 근육의 기능을 조절하는 역할을 하는 것이 견료라는 것이다.

또 이 경혈은 상완삼두근(上腕三頭筋)의 상태를 조절하는 경혈이기도 하다. 무거운 것을 오랫동안 계속해서 들 경우에는 팔꿈치가 펴지지 않는 증상이 생기는데 이것은 상완삼두근을 너무 펼쳐서 혈액순환이 나빠졌기 때문에 일어나는 증상이다.

어깨에 중압감이 있어서 팔이 올라가지 않고, 팔꿈치가 아프거나 하는 증상이 있을 경우에 견료를 자극하면 뛰어난 효과가 있다. 치료를 할 때에는 이 경혈에 견우(肩髃), 비노(臂臑)를 함께 자극하면 한층 더 효과를 발휘할 수 있다. 또 뇌졸중에서 오는 반신불수 등의 치료에도 이용된다.

124 천종(天宗)

「天」은 天부분(상반신)을 나타내며 「宗」은 근원을 의미한다. 다시 말해서 이 경혈명은 상반신 부분의 등쪽에 중요한 에너지원이 있다라는 것을 의미한다. 특히 상반신에 질환이 생길 경우에는 효과가 매우 높은 경혈이다.

[경혈 찾는 법] 등쪽에 있는 경혈이다. 견갑골의 거의 중앙에 있고 누르면 팔 위쪽 새끼손가락쪽에 통증이 전해지는 곳이 천종이다.

[치료 효과] 팔을 올릴 수 없을 정도의 어깨와 팔꿈치 통증에는 뛰어난 치료 효과를 거둘 수 있는 경혈이다. 따라서 오십견, 견갑골의 통증, 상완신경통 등에 효과가 있다. 단 아무런 이상도 없는데 이 경혈에 강한 자극을 주면 팔이 올라가지 않게 되기 때문에 주의해야 할 필요가 있다.

또 이 경혈 부근의 근육이 뻐근해도 팔이 올라가지 않는 경우가 있다. 이 경우에는 가볍게 운동을 하여 근육을 풀어주면 좋다.

이 경혈은 여성의 유방과 관계가 깊어 모유의 양이 적거나 유선염 등의 치료에도 효과가 있다. 가슴의 통증에도 뛰어난 효과를 발휘한다. 그 외에도 흉막염, 늑간신경통, 안면 부종 등에 효과적이다.

이 경혈은 좌우가 그 효용이 약간씩 차이가 있는 경우도 있다. 오른쪽 경혈은 간 장애에 효과가 있고, 왼쪽 경혈은 심장병에 효과를 기대할 수 있다.

125 천료(天髎)

「天」은 天부분 여기에서는 배꼽에서 위쪽 부분을 나타내며, 「髎」는 모서리·구석이라는 의미이다. 즉 이 경혈명은 어깨 구석에 있는 경혈을 의미한다.

[경혈 찾는 법] 등의 견갑골 위쪽에 있는 경혈이다. 목 뒤쪽과 어깨 끝부분을 연결한 선의 한가운데에서 손가락 1~2마디만큼 뒤로 내려간 부분에 오목하게 들어간 부분이 있는데 이곳이 바로 천료이다.

[치료 효과] 어깨·팔꿈치의 통증, 목이나 목덜미의 갑작스러운 통증, 어깨 결림 등에

효과가 있다. 오십견의 치료에도 자주 이용되고 있다.

또 쇄골의 오목하게 들어간 부분이 아프고 땀이 나지 않는 경우나 두통, 고혈압 등의 치료에도 활용되고 있다.

불안이나 걱정거리 등 가슴속에 고민거리가 있는 경우에도 이 경혈을 이용하여 초조함이나 불안감을 진정시키고 기분을 안정시킬 수 있다.

126 극천(極泉)

「極」은 마룻대로 쓰는 목재·높다라는 의미가 있는데 여기에서는 최상이다·최종이다라는 의미가 된다. 「泉」은 샘물·물이 샘솟는 원천이라는 의미이다.

극천이라는 경혈명은 높은 곳에 있어서 몸을 순환하는 에너지가 용솟음치는 샘이라는 것을 나타내고 있다.

[경혈 찾는 법] 겨드랑이 밑에 있는 경혈이다. 팔을 아래로 내리고 바로 선 자세에서 겨드랑이 아래를 더듬어 보면 동맥의 박동을 느낄 수 있는 곳을 발견할 수 있는데 바로 이곳이 극천이다.

[치료 효과] 겨드랑이 아래 중앙부는 어깨에서 팔로 향하는 신경의 경계선에 이른다. 따라서 팔에서 옆구리에 걸쳐서 통증을 느끼거나 팔꿈치가 차가운 증상 등에 효과가 있다. 특히 경견완증후군(頸肩腕症候群) 등의 치료에 효과가 있다.

또 심장병, 불안·걱정에서 오는 가슴이 두근거리는 증상이나 헛기침 등에도 효과가 있다. 옛날에는 암내에 이 경혈이 효과적이라고 하여 사혈치료(瀉血治療, 환자로부터 일정량의 피를 뽑아내는 치료)가 널리 실시되었다. 이 경혈은 강한 자극을 주는 것이 효과가 있다.

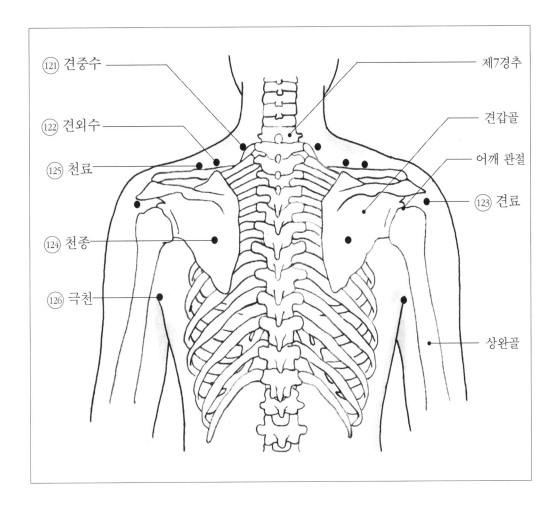

㉑ 견중수　　　　　　　　　　　　　　제7경추

⑫ 견외수　　　　　　　　　　　　　　견갑골

⑫ 천료　　　　　　　　　　　　　　　어깨 관절

⑫ 천종　　　　　　　　　　　　　　　⑫ 견료

⑫ 극천　　　　　　　　　　　　　　　상완골

127 협백(俠白)

「俠」은 사이에 둔다라는 의미를 나타내며 「白」은 폐를 가리킨다. 동양의학에서는 폐
나 심장 등의 장기에 색과 음양오행설을 대응시킨 것에서 유래되어, 폐에 해당되는 색
으로는 白, 오행에서는 金을 대응시키고 있다. 다시 말해서 이 경혈명은 白 즉 폐를 사
이에 둔 위치를 나타내는 것이다.

그 밖의 대응으로서는 간장에는 靑·木을, 심장에는 赤·火를, 비장에는 黃·土를, 또 신장에는 黑·水를 배치한다.

[경혈 찾는 법] 팔을 구부려서 가슴에 댈 경우 유두는 팔 위쪽의 안쪽에 있는데 그곳에서 이 경혈이 잡힌다. 옛날에는 유두의 끝에 먹을 바르고 팔을 구부려서 가슴에 대면 그 먹물이 붙는 부분과 같은 높이에 이 경혈이 있다고 알려졌다.

따라서 이 경혈은 겨드랑이 아래에서 손가락 3마디만큼 내려간 부분에 있는 알통의 한가운데에 있다.

[치료 효과] 협백은 폐를 좌우 사이에 둔 위치에 있으므로, 호흡기계의 증상에 뛰어난 효과를 발휘한다.

명치에서 가슴에 걸친 통증이나 답답한 증상, 기침, 담, 두근거리는 증상, 숨이 차는 증상 등에 효과가 있다. 또 팔의 신경통, 팔의 저림이나 마비, 테니스 엘보우 등의 통증, 늑간신경통 등에도 효과가 있다.

128 소해(少海)

「少」는 적다·좁다를 의미하며, 「海」는 물이 대량으로 모여있는 장소를 나타낸다. 동양의학에서는 몸의 여러 경혈에 심신의 활력이 되는 에너지가 순환하고 있다고 한다. 경혈은 여러 가지 몸의 기능이 관계하여 그 역할이 결정되어 있다. 그 중에서도 몸의 요소 요소에는 이 에너지가 용솟음치는 장소라는 역할을 지닌 경혈이 있다고 한다.

따라서 에너지는 물에 비유되어 용솟음치는 샘물에 비유되고 있다. 특히 샘물에서 힘차게 용솟음친 물이 점점 모여 그 양이 늘어나서 강이 되고 결국에는 바다로 흘러 들러 간다고 비유하고 있다.

이 경혈명은 처음에는 소량이었던 에너지가 그 양이 늘어나서 결국에는 바다로 흘러 들어간다는 것을 의미하고 있다. 만성적인 질환 치료에 효과가 있는 경혈이다.

[경혈 찾는 법] 팔꿈치를 직각으로 구부리면 팔꿈치 안쪽(손바닥쪽)으로 옆주름이 생긴다. 소해는 이 주름의 새끼손가락쪽의 끝에 있는 경혈이다. 주름이 2개 생길 경우에는 손목에 가까운 곳을 짚으면 된다.

팔꿈치 옆주름의 새끼손가락쪽을 짚으면 팔 위쪽 뼈의 돌출된 부분을 찾을 수 있는데, 그곳을 기준으로 해서 약간 엄지손가락쪽으로 떨어진 곳을 찾아도 좋다.

[치료 효과] 이 경혈은 팔꿈치에서 팔 안쪽에 걸친 통증이나 겨드랑이 밑의 통증에 뛰어난 효과가 있다. 따라서 팔의 신경통, 오십견, 뒷목의 결림, 교통사고로 인한 후유증, 팔꿈치의 저림 등에 활용되고 있다. 또 귀울음, 뇌빈혈, 현기증, 구토, 치통, 심장 질환에서 오는 여러 가지 증상에도 효과가 있다.

129 곡택(曲澤)

「曲」은 구부리다를, 「澤」은 풀과 물이 만나서 움푹 패인다는 뜻을 의미한다. 이 경혈명은 구부러진 곳, 즉 팔꿈치의 안쪽에 오목하게 들어간 위치를 나타내고 있다.

[경혈 찾는 법] 손바닥을 위로 하여 팔꿈치를 가볍게 구부리면 팔꿈치 안쪽의 관절부 한가운데에 딱딱한 줄기가 있는 것을 알 수 있다. 곡택은 이 줄기의 새끼손가락쪽 측면에 있는 경혈로, 관절부에 생기는 팔꿈치의 옆주름 위에 있다. 이 부분을 압박하면 팔꿈치로 진동이 전해지는 것을 느낄 수 있다.

[치료 효과] 팔꿈치에서 손목 부근까지의 통증, 신경통에 좋은 효과가 있는 경혈로서 널리 치료에 사용되고 있다.

따라서 만성관절 류머티즘, 손의 저림과 결림, 테니스 엘보우에 의해서 일어나는 통증 등에도 효과를 발휘한다. 또 발열, 복통, 특히 명치 통증, 상기되는 증상 등에도 활용되고 있는 경혈이다.

일반적으로 관절이라는 곳은 통증이나 부종 등의 증상이 생기기 쉬운 곳이다. 따라서 중요한 경혈도 많기 때문에 그와 같은 경혈의 위치를 생각해 두면 만일의 경우에 도움이 될 것이다.

130 척택(尺澤)

「尺」은 거리를 나타내는 척도로, 동양의학에서는 손목에서 팔꿈치까지의 길이를 한 척이라고 한다. 이것은 척관법(尺貫法)의 척과는 다른 것이다. 「澤」은 강가로 수초가 무성하고 움푹 패인 곳을 의미한다.

이 경혈명은 손목에서 팔꿈치까지의 길이를 나타내는 것을 토대로 팔꿈치의 구부러진 곳에 오목하게 들어간 부분을 수초가 무성하고 움푹 패인 곳으로 보고 판단한 것에서 유래된 것이다.

[경혈 찾는 법] 손바닥을 위로 하여 팔꿈치를 가볍게 구부리면 팔꿈치의 안쪽 관절부분의 한가운데에 딱딱한 줄기가 드러난다. 척택은 이 줄기의 엄지손가락쪽 측면에 오목하게 들

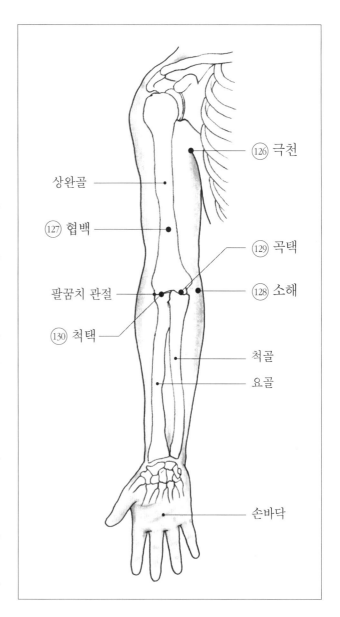

126 극천

상완골

127 협백

129 곡택

128 소해

팔꿈치 관절

130 척택

척골

요골

손바닥

어간 부분 중앙에 있다. 팔꿈치의 옆주름 위에 해당되며 맥이 뛰고 있다는 것을 알 수 있는 부분이다. 여기를 압박하면 손끝까지 진동이 전해지는 것을 느낄 수 있다.

[치료 효과] 이 경혈명은 다른 이름으로 귀당(鬼堂) 또는 귀수(鬼受)라고 불린다. 鬼자가 붙는 경혈명은 매우 중요한 것으로 신경의 흥분을 가라앉히는 효과가 있다. 또 이 경혈에서 사혈치료(瀉血治療)를 하면 코나 눈의 질환, 두통에 효과가 있다는 것은 옛날부터 전해져 내려오는 이야기이다.

손이 화끈거리거나 통증이 있을 때 또는 결리는 증상 등을 완화시킬 수 있는 효과가 있기 때문에 만성관절 류머티즘, 오십견 등의 치료에 이용되고 있다. 팔꿈치의 통증, 특히 팔 위에서 팔 안쪽에 걸친 부종, 저림, 통증에도 효과가 있다.

또 토혈, 편도선 통증, 천식, 유뇨증, 가슴이 두근거리고, 입과 목이 마르거나 통증이 생기는 증상에도 매우 효과적이다.

131 노회(臑會)

「臑」는 팔꿈치·팔 윗부분을 의미하고,「會」는 만난다·집합한다라는 뜻이 있다. 따라서 노회는 여러 가지 몸의 기능과 관계가 있는 에너지의 줄기 중에서 몇 개가 체내에서 만나서 서로 교차하는 곳의 표면에 위치하고 있기 때문에 이와 같은 경혈명이 붙여진 것이다.

[경혈 찾는 법] 어깨 끝 뒤쪽에 생기는 오목하게 들어간 곳에서 팔꿈치쪽으로 손가락 3마디만큼 내려간 곳에 있다. 삼각근 윗근육의 홈을 손가락으로 만지거나 누르면 통증을 느끼는 장소에 이 경혈이 있다.

[치료 효과] 지압, 마사지 외에 침이나 뜸을 뜨는 치료에도 활용되고 있다. 이 경혈은 삼각근의 가장자리에서 가까운 위치에 있어 팔 윗부분의 신경통이나 삼각근의 통증 등의 증상, 어깨 관절통, 오십견 등의 경견완증후근(頸肩腕症候群)에 뛰어난 효과가 있다.

또 어깨의 부종이나 목의 혹이라는 림프절에 부종이 생기는 경우에도 효과가 있다. 목의 부종에서 오는 열과 욱신거리는 통증, 한쪽 마비에도 효과가 있다.

132 비노(臂臑)

「臂」는 팔 앞쪽을, 「臑」는 팔꿈치·팔 윗부분을 나타낸다. 이 경혈명은 팔 앞과 팔 위의 통증이나 저림 등에 매우 효과가 있는 경혈이라는 의미이다.

[경혈 찾는 법] 팔을 옆으로 내리면 어깨에서 팔꿈치에 걸쳐서 삼각근이 부각되게 된다. 이 삼각근은 팔의 한가운데에서 끝난다. 그 부분을 누르면 팔의 뼈가 피부 아래에 닿는 곳이 있다. 비노는 그 오목하게 들어간 부분의 중앙에 있고 압박하면 팔꿈치에 걸쳐서 통증이 전해진다.

또는 팔꿈치의 주름에서 어깨쪽에 걸쳐서 손가락 7마디만큼 위로 올라간 부분을 기준으로 찾는다.

[치료 효과] 이 경혈 근처에는 엄지손가락이나 집게손가락을 움직이는 신경이 지나가고 있다. 이는 팔의 기능을 유지하기 위해서는 매우 중요한 경혈이 된다. 따라서 오십견, 팔이나 손의 통증·저림, 신경통 등에 뛰어난 효과가 있다.

또 뇌졸중 등으로 팔이 아파서 올라가지 않거나, 목을 움직일 수 없는 경우, 또는 교통사고로 인한 후유증, 손의 부종이나 종기 등에도 효과가 있다.

133 천정(天井)

「天」은 天부분 여기에서는 배꼽에서 윗부분을 나타내고, 「井」은 샘물이 샘솟는 장소를 나타내고 있다. 따라서 天부분에 연결되어 있는 몸의 에너지가 용솟음치는 장소인 것을 이 경혈명에서 알 수 있다.

[경혈 찾는 법] 팔꿈치를 구부리고 팔꿈치에서 어깨쪽으로 향하여 손가락 1마디만큼 위로 더듬어 올라가면, 작고 오목하게 들어간 부분이 있는데 이곳에 바로 천정이라는 경혈이 있다.

[치료 효과] 이 경혈은 목에서 팔 위까지의 증상을 치료하는데 매우 효과를 발휘한다. 특히 오십견이나 경견완증후군 등에 효과가 있다.

따라서 팔꿈치에서 어깨까지의 팔의 통증, 팔꿈치 관절염, 목의 뻐근함 등에도 활용되고 있다. 또 목의 통증, 두통, 코막힘, 가슴이 답답한 증상, 기침, 숨 쉬기 곤란한 증상, 가슴 통증, 요통, 눈꼬리의 통증 등에도 매우 효과적이다.

그 외에도 상기되거나 놀랐을 때, 두근거리는 증상이나 경련, 언어장애, 류머티즘, 난청, 식욕부진 등에 효과가 있다.

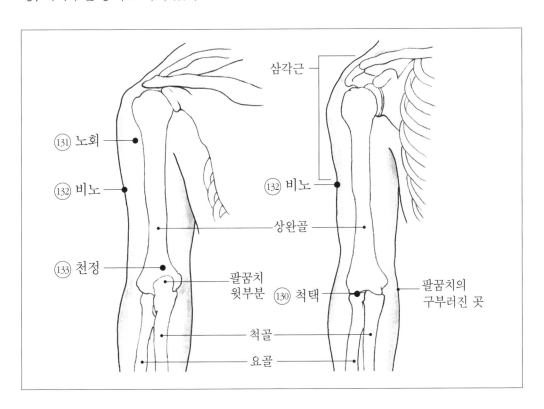

삼각근

⑬⑴ 노회
⑬⑵ 비노
⑬⑵ 비노
상완골
⑬⑶ 천정
팔꿈치
윗부분
⑬⓪ 척택
팔꿈치의
구부러진 곳
척골
요골

동양의학에서 생각하는 건강의 개념은 경락(經絡)에 에너지가 막힘 없이 흐르고, 육장육부가 올바른 기능을 하는 것이라고 한다. 반대로 이 에너지의 흐름이나 육장육부의 기능에 다른 이상이 생기면 건강 상태는 유지할 수 없고 병에 걸린다는 것이다.

자연계의 현상이 항상 온화하고 맑은 날만 있는 것이 아닌 것처럼 인간의 몸이나 마음에도 비가 오는 날이나 바람이 부는 날 등이 있고 컨디션이 나쁜 경우도 있는 것이다.

병의 원인은 7개의 나쁜 기운(邪氣)

그런데 병의 원인이 되는 것을 동양의학에서는 사기(邪氣)라고 부르고 있다. 여기서 사(邪)는 사악(邪惡)의 사를 의미하고 기(氣)는 기혈(氣血)의 기를 의미한다. 즉, 이 사악한 기가 몸속으로 들어감으로써 병이 생기게 된다고 생각하는 것이다.

사기의 종류는 자연계의 현상에 비교해서 보면 7가지가 있다. 寒의 사기, 暑의 사기, 風의 사기, 溫의 사기, 熱의 사기, 燥의 사기, 火의 사기가 그것이다.

예를 들면 풍사(風邪)라고 불리는 風의 사기는 풍문(風門)이라는 경혈을 통해서 몸속으로 들어가서 인간에게 「감기」라는 것을 걸리게 한다. 그리고 이것이 점점 풍지(風池)라는 경혈의 池(연못)에 모이고 풍부(風府)라는 후두부의 경혈에 모여서 감기를 악화시킨다고 한다.

이와 같이 몸속으로 들어간 사기는 기의 흐름, 에너지의 흐름에 혼돈을 일으켜서 모르는 사이에 인간의 몸속을 순환하고 있는 것이다. 그리고 그 흐름이 막히거나 점점 고이게 되어 병이나 증상을 일으킨다는 것이다.

이들 흐름의 줄기인 경락에는 곳곳에 사기가 모이기 쉬운 곳이 있으며 그것이 경혈(經穴)이라는 것이다. 따라서 지압요법이란 이런 경혈에 모여있는 사기를 제거하거나 눌러서 흘려 보내거나 하는 것으로 병이나 증상의 회복 · 개선을 도모하고자 하는 치료법이라고 말할 수 있다.

134 곡지(曲池)

「曲」은 구부러지다, 「池」는 연못 · 고이다라는 의미가 있다. 따라서 팔꿈치의 구부러진 곳에 위치하는 경혈로, 연못과 같이 나쁜 기운이 모이기 쉬운 장소라는 것을 나타내고 있다.

[경혈 찾는 법] 팔꿈치를 구부리면 팔꿈치 안쪽의 관절 부분에 옆주름이 생기며 엄지손가락쪽의 끝에 있다. 즉, 팔 위쪽 뼈와 팔 앞쪽의 엄지손가락쪽의 뼈 사이에 팔꿈치를 구부렸을 때 측면에서 보면 오목하게 들어간 부분이 생기는 곳에서 이 경혈을 찾을 수 있다. 이 경혈을 압박하면 통증을 느낄 수 있다.

[치료 효과] 곡지는 대장의 기능을 판단하는데 매우 중요한 경혈이다. 원래 나쁜 기운이 모이기 쉬운 장소이기 때문에 그곳의 흐름을 좋게 해 주는 것에 의해서 대장의 나쁜 기운을 제거할 수 있는 것이다. 따라서 설사나 변비에 효과를 발휘할 수 있다.

또 응용범위가 넓고 테니스 엘보우, 어깨에서 팔에 걸친 통증이나 무겁게 느껴지는 느낌, 교통사고 후유증, 뇌혈관 장애에서 오는 팔의 마비, 반신불수, 뇌졸중, 숨이 차는 증상, 가슴 주변의 통증, 두통, 머리가 무거운 증상, 위하수, 위아토니 등에도 효과가 있다. 이 경혈은 피부병, 당뇨병 등에도 활용되는 것 외에 냉한 체질 여성의 생리불순 등에도 효과가 있다.

135 수삼리(手三里)

「三」은 숫자 3을 나타내며 동양의학에서 말하는 「天의 숫자」로 행운의 숫자를 의미한다. 「里」라는 한자는 분해하면 田과 土가 되고 벼라는 의미도 포함되어 있다. 벼는 식량이라는 뜻으로 와전하여 위장의 병에 매우 효과가 있는 경혈인 것을 나타낸다.

수삼리라는 경혈명은 온류(溫溜)라는 경혈에서 삼리(손가락 3개 정도)의 장소에 있는 것을 나타내며 위장에 매우 관계가 깊은 곳을 나타낸다.

[경혈 찾는 법] 팔 앞쪽 부분의 엄지손가락쪽의 측면에 있는 경혈이다. 손바닥을 위로 하여 팔꿈치 안쪽의 구부러진 곳에서 엄지손가락으로 나온 뼈까지를 선으로 연결한다. 다음에 그 선을 5등분하고, 팔꿈치에서 5분의 1 정도 가보면 수삼리라는 경혈이 있다.

여기를 누르면 가운뎃손가락쪽에 통증이 전해지는 것을 느낄 수 있다.

[치료 효과] 위장의 증상 치료에 이용되는 것 외에 옛날부터 종기에 매우 효과가 있다고 알려졌으며, 만성 종양에도 효과를 나타내고 있다. 얼굴에 여드름이나 부스럼, 습진이 생겼을 때에 특히 매우 많이 이용되는 경혈이다.

또 잇몸이나 치통, 테니스 엘보우, 팔의 신경통, 안면마비, 위장이 약해서 오는 트림, 위경련, 명치 통증, 목의 부종·통증, 편도선염, 설사, 당뇨병 등에도 효과가 있다.

이 경혈은 다른 이름으로 귀사(鬼邪)라고 불리는데 이와 같이 이름에 鬼자가 붙는 경혈은 옛날부터 신경을 가라앉히는 효과가 있다고 한다. 따라서 이 경혈은 정신적인 안정에도 활용되고 있다.

136 공최(孔最)

「孔」이라는 글자는 穴 즉 경혈이라는 것을 의미하며 「最」는 가장(최고)이라는 의미이다.

폐경(肺經)의 증상이 있을 때에는 나쁜 기운이 여기에 가장 많이 모인다는 것이다. 따라서 호흡기계의 증상에 현저하게 효과를 발휘할 수 있다.

[경혈 찾는 법] 손바닥을 위로 하여 팔꿈치를 가볍게 구부리면 팔꿈치의 안쪽 중앙에 깊지 않고 둥글며 오목하게 들어간 부분이 생긴다. 그 오목하게 들어간 부분의 안쪽을 따라서 손목 방향으로 향하여 손가락 3마디만큼 내려간 곳에 공최가 있다.

또는 손목의 주름에서 팔꿈치의 주름까지 10등분 하여 손목에서 7등분째 정도에 있는 것을 기준으로 찾는 것도 좋다. 여기를 누르면 통증이 느껴지는 사람이 많을 것이다.

[치료 효과] 호흡기가 조화롭지 못할 때에 느껴지는 결림이나 통증 등에 자주 반응하고 호흡기의 증상에 뛰어난 효과를 발휘한다. 만성기관지염, 흉막염, 천식, 폐기종 등 호흡기계 병의 기침을 가라앉히고 갑자기 심한 기침이 나오는 듯한 경우에는 이 경혈을 누르는 것만으로도 충분히 편안해질 수 있다.

또 각혈, 담, 목의 부종·통증, 코막힘, 팔 앞쪽이 차가움, 팔꿈치 관절 부분의 통증, 치통의 치료에도 효과가 있다. 발열하고 있는데도 땀이 나오지 않는 경우에 자주 활용된다. 치질, 탈항, 탈장, 탈모, 원형탈모증의 치료에도 응용되고 있다.

137 극문(郄門)

「郄」은 틈을 말하며 「門」은 출입구를 의미한다. 즉, 뼈와 살의 틈에 위치하고 동양의학에서 말하는 병의 원인이 되는 나쁜 기운이 출입하는 곳을 의미한다.

[경혈 찾는 법] 손바닥을 위로 할 때 팔 앞쪽 부분의 한가운데에 있는 경혈이다. 손목을 구부리면 중앙에 딱딱한 줄기가 나온다. 이곳에서 손목의 중앙까지 이어진 선의 한가운데가 극문이라는 경혈이다. 손목이 구부러진 곳에서 정확하게 손가락 5마디만큼 떨어진 곳이다.

[치료 효과] 손의 저림이나 통증, 신경통 등 팔꿈치나 팔의 통증에 효과가 있고 교통 사고로 인한 후유증의 치료에도 이용되고 있다.

또 극문을 자극하는 것으로 자율신경계의 흥분을 가라앉히는 효과가 있다. 따라서 자율신경에 따라서 컨트롤되고 있는 심장이나 혈관의 증상에 효과가 있다. 코피나 토혈, 놀랐거나 공포를 느꼈을 때에 정신을 안정시키는 데도 활용할 수 있다.

특히 심장에 관한 증상에 매우 효과를 발휘하는 경혈로 알려져 있고, 가슴이 두근거리거나 숨이 차거나, 숨 쉬기 곤란한 증상, 가슴의 통증 등의 치료에도 효과가 있다.

심장이 좋지 않다고 느껴졌을 때에 이 경혈을 3~5초 압박하고는 1~2초 쉬는 동작을 여러 차례 반복하는 것만으로도 충분히 편안해진다.

그 외에도 위장의 병이나 저혈압 등의 치료에 효과적이다.

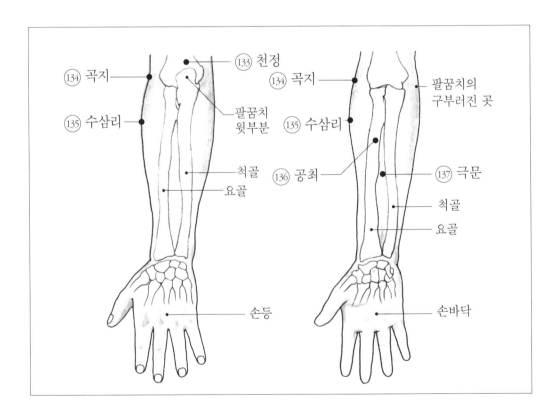

138 내관(內關)

「內」는 속을 나타내며 「關」은 기침을 의미한다. 따라서 이 경혈명은 손의 안쪽에 있고 몸의 기능과 관계가 있는 경혈의 길을 순환하고 있는 에너지를 막는 장소인 것을 나타낸다. 또 손등쪽에 있는 외관과도 관계가 있는 경혈이기도 하다.

[경혈 찾는 법] 손바닥을 위로 하고 손목을 구부려서 손가락으로 팔 앞쪽을 더듬으면 중앙에 2개의 근육을 발견할 수 있을 것이다. 이 경혈은 그 2개의 근육 사이로 손목의 구부러진 곳에서 손가락 2마디만큼 팔꿈치쪽 방향에 있고 누르면 통증을 느낄 수 있다.

[치료 효과] 심장 발작 등의 경우에 효과가 있다. 또 만성위염이나 불면증, 초조함, 히스테리, 딸꾹질 등의 증상이나 눈의 충혈, 명치의 통증, 팔이나 손의 통증·저림, 신경통 등에도 효과를 발휘한다. 담석증이나 치통, 당뇨병이나 저혈압에서 오는 나른함 등에 이용되는 경우도 있다.

최근에는 호흡기계 및 순환기계의 질환이 있을 때 전문의의 손에 의해서 이 경혈에 침을 놓고, 그곳에 저주파의 전기를 흘려보내는 치료를 하는 케이스가 많다.

139 열결(列缺)

「列」은 군대에서 병사가 열을 지어서 나가게 하는 모양을 나타내고, 「缺」은 빠지다·지금까지 있었던 것의 일부가 빠져서 부족하다는 의미를 나타내고 있다.

열결이라는 경혈명은 폐의 기능에 관계하는 길을 흘러가고 있던 에너지가 여기를 경계로 하여 일부분이 체내의 다른 길로 흘러 들어가는 것을 나타낸다.

[경혈 찾는 법] 손바닥을 위로 하여 손목 옆주름의 엄지손가락쪽을 팔꿈치 방향으로 손가락 2마디만큼 간 곳에 있는 경혈이다. 손가락으로 누르면 동맥의 박동을 느낄 수 있다.

[치료 효과] 기침, 담, 만성기관지염, 두통, 코의 질환, 등이나 가슴이 차가워서 숨 쉬기 답답함을 느낀 경우에 효과가 있다. 얼굴과 팔의 마비나 통증, 반신불수, 손바닥이 화끈거리는 증상 등에도 효과를 발휘한다. 또 이 경혈은 사혈치료(瀉血治療)를 하면 매우 효과가 있다고 한다.

140 음극(陰郄)

「陰」은 음양의 음을 말하고 손바닥쪽을 의미하며, 「郄」은 틈을 나타낸다. 「郄」이라는 장소는 뼈와 살의 틈까지 많은 신경이 줄기 사이에 나타나는 곳으로 자극을 주는 데 적당한 곳이다.

[경혈 찾는 법] 손바닥을 위로 하여 손목을 더듬으면 새끼손가락쪽으로 콩과 같은 뼈를 발견할 수 있다. 그곳에서 팔꿈치 방향으로 손가락 반마디만큼 올라간 곳에 있다.

[치료 효과] 「郄」이라는 장소는 심장을 순환하는 경수(經水)라고 불리는 몸의 에너지 흐름이 막히거나 고이기 쉬운 장소를 나타낸다. 따라서 이 경혈에 자극을 주어 경수의 흐름을 부드럽게 하면 순환기계 특히 심장 증상에 효과가 있다.

침이나 뜸을 치료에 사용하지만 지압의 자극만으로도 효과가 있다. 특히 급성 증상에 효과를 발휘할 수 있으며, 협심증의 발작 시에는 이 음극을 압박하면 통증을 완화시킬 수 있다.

가슴이 두근거리거나 숨이 차는 증상에는 매우 효과적이다. 또 명치의 통증, 코막힘, 피로한 눈, 아이들의 경련, 팔의 새끼손가락쪽 측면 통증, 혈액의 순환불량에서 오는 상기되는 증상 등의 치료에도 효과를 볼 수 있다.

이뿐만 아니라 코피나 위에서 출혈이 있을 때에 지혈하는 데도 효과를 발휘한다.

141 온류(溫溜)

「溫」은 따뜻하다·부드럽다를 의미하며, 「溜」는 고이다를 나타내는 것이다. 이 경혈명은 고여버린 경수(에너지의 흐름)를 부드럽게 할 수 있다는 의미를 나타내는 것이다. 열병이 있을 때에는 이 경혈에 나쁜 기운이 고인 것이라고 말할 수 있다.

이 경혈은 다른 이름으로 사두(蛇頭)라고 불린다. 이것은 손바닥을 힘껏 잡았을 때 팔꿈치에서 이 경혈 주변까지 솟아오르는 근육의 모양이 마치 뱀의 머리 부분과 같이 보인다는 것에서 유래되고 있다.

[경혈 찾는 법] 손등을 위로 향하여 비틀었을 때 팔 앞쪽의 팔꿈치와 손목 한가운데에 위치하는 경혈이며, 이곳을 압박하면 통증이 느껴진다. 또는 팔 앞쪽 부분의 엄지손가락쪽 측면에 있고 수삼리에서 손가락 3마디만큼 손목쪽으로 내려간 곳에서 이 경혈을 찾을 수 있다.

[치료 효과] 이 경혈은 손과 발의 근육통, 신경통, 어깨에서 팔꿈치나 등에 걸친 결림과 통증, 반신마비, 목의 부종, 치통, 치질, 구내염, 코피, 안면마비 등의 치료에 효과가 있으며 자주 활용되고 있다.

특히 급성 탈장에서 발열·설사를 하는 경우에 효과를 발휘한다. 그 외에는 조울병 등에도 매우 효과적이다.

142 외관(外關)

「外」는 밖을 나타내고, 「關」은 기침을 뜻하며 갑자기 기침을 하는 것을 의미한다. 따라서 이 경혈명은 몸의 기능에 관계가 있는 길(經絡)을 흐르고 있는 에너지가 기침을 멈추게 할 수 있는 장소이며 손등쪽에 있다는 의미를 나타낸다. 또 손바닥쪽에 있는 내관과 표리일체의 관계가 있는 것도 의미한다.

[경혈 찾는 법] 손등을 위로 하여 손목의 중앙에서 팔꿈치쪽으로 손가락 2마디만큼 올라간 곳에 있다.

[치료 효과] 난청, 귓불에 생긴 증상에 매우 효과적이다. 또 뇌졸중에서 손발의 마비 · 통증, 반신불수 등에도 뛰어난 효과를 발휘한다. 손가락의 통증으로 물건을 잡을 수 없는 경우나 팔 앞쪽의 통증, 두통, 피부의 증상 등에도 활용된다.

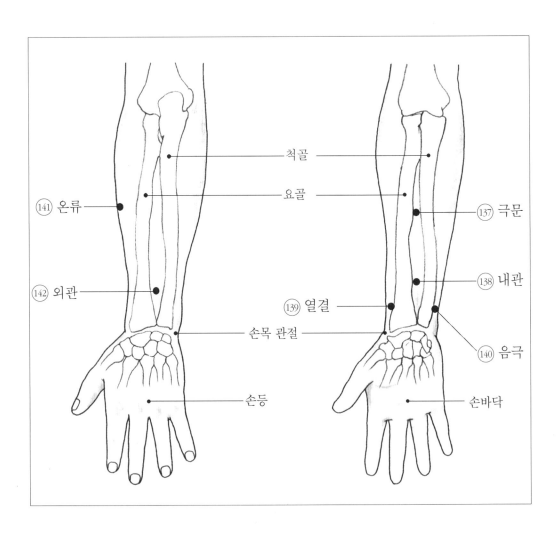

143 양로(養老)

「養」은 양육하다·기르다를 의미하며 「老」는 나이를 먹다·쇠약해지다는 뜻을 나타내고 있다. 따라서 양로란 문자 그대로 노인을 양육하다는 의미를 나타내며 노인의 보양 뜸을 뜨는 장소를 나타내고 있다.

[경혈 찾는 법] 손등을 위로 하여 그 상태에서 손목의 새끼손가락쪽을 보면 눈으로도 알 수 있듯이 뼈가 튀어나온 부분이 있다. 이 부분에 손가락을 대면 갈라진 틈이 있다는 것을 알 수 있다. 양로라는 경혈은 그 갈라진 틈의 중앙에 있다.

[치료 효과] 이 경혈은 얼굴이나 등에 생기는 종기에 특효 경혈이며 지압이나 뜸을 뜨면 뛰어난 효과를 발휘한다. 또 안정피로에서 오는 침침한 눈, 시력저하, 귀의 통증, 어깨나 팔꿈치의 통증에도 활용되는 경우가 있다.

144 소충(少衝)

「衝」은 길이 막혀서 더 이상 진행할 수 없는 말단 부분을 나타내는 것이다. 소충이라는 경혈명은 몸속의 에너지가 흐르는 경혈의 길 중에서 소음심경(少陰心經)이라고 불리는 것이 소충의 위치에서 끝나는 것을 나타낸다.

[경혈 찾는 법] 새끼손가락의 손톱 뿌리이며 약손가락 근처의 측면에 있다.

[치료 효과] 심장의 병에는 매우 효과가 있는 경혈로 알려져 있으며 침이나 뜸 치료에 활용되고 있는 곳이다. 특히 가슴의 전중과 함께 뜸을 뜨면 가슴이 두근거리는 증상이 심할 때 뛰어난 효과를 기대할 수 있다. 손과 입이 화끈거리거나 상기되는 증상, 발열, 숨이 차거나 가슴이 답답한 증상, 구토한 뒤의 목의 갈증, 눈의 흰자가 노랗게 되는 것은 특히 새끼손가락쪽이 아플 경우에 이용하면 효과를 볼 수 있다.

145 신문(神門)

「神」은 신·마음을 나타내며 신령이 머무는 곳을 동양의학에서는 심장이라고 하고, 여기에 「神」 즉 「心」이 머문다고 한다. 「門」은 출입구를 나타낸다. 따라서 마음에 머무는 심장에 관통하는 출입구가 이 경혈인 것이다.

[경혈 찾는 법] 손바닥을 위로 했을 때 손목의 관절 부분의 새끼손가락 끝에 있다. 손목을 가볍게 구부려서 새끼손가락의 손목 관절부분을 더듬으면 딱딱한 줄기가 있다. 그것을 계속해서 새끼손가락쪽으로 더듬으면 곧바로 둥근 콩과 같은 뼈에 이르게 된다. 이 뼈의 앞을 만지면 작고 오목하게 들어간 부분이 있는데 그곳이 신문이다.

[치료 효과] 이 경혈은 심장의 이상 유무를 아는 데 매우 중요하다. 이 신문 경혈을 관찰해 보면 심장의 이상 유무를 알 수 있다. 따라서 가슴이 두근거리는 증상이 매우 심하게 느껴질 경우에 활용되는 경혈이다. 또 쉬 피로하거나 나른하고 마디마디가 아픈 증상에도 매우 뛰어난 효과를 발휘한다.

구토, 토혈, 입 속의 갈증과 식욕부진, 발열이 있는데도 오한이 생기는 증상, 팔꿈치나 손은 차가운데 얼굴이 상기되는 증상, 명치가 아프거나 가슴이 답답한 증상, 팔이 저리거나 통증이 느껴질 때, 오줌을 지리는 증상, 피로한 눈, 저혈압, 변비 등의 증상에 매우 효과적이다. 그 외에도 초조함, 히스테리, 노이로제, 신경통 등 마음의 증상에도 활용된다.

146 대릉(大陵)

「大」에는 중요하다·중요시하다라는 의미가 있고, 「陵」은 큰 언덕이라는 의미로 이 경혈이 손목에 솟아오른 부분의 경계선에 있는 중요한 경혈인 것을 나타낸다.

[경혈 찾는 법] 손바닥을 위로 하고 손목을 구부리면 손목의 관절 부분에 2개의 줄기

가 생긴다. 그 줄기 중에서 한가운데 부분에 있는 경혈이 대릉이다.

[치료 효과] 꽤 넓은 범위에 걸쳐서 사용되는 경혈이다. 손바닥이 화끈거리거나 팔의 통증이나 저림, 만성관절 류머티즘, 반신불수 등에 효과를 발휘하는 것 외에 겨드랑이 밑이나 목의 부종, 명치의 통증, 심신증이나 히스테리, 조울병 등 마음의 증상에도 효과가 있다.

손목이 삐었거나 관절의 통증은 여기를 중심으로 치료를 하게 된다. 또 옴이나 입 속의 갈증, 소변 색이 빨갛게 될 경우에도 활용하면 효과적이다. 심장의 병에도 자주 이용되고 있다.

147 태연(太淵)

「太」에는 중요 · 한창이란 의미가 있고, 「淵」은 가장자리 · 웅덩이라는 뜻이 있다. 따라서 물이 고여서 흐르지 않는 큰 강물이 된다는 것을 나타낸다. 이 경혈은 폐의 기능에 관계가 있고 폐의 상태가 나쁠 때에는 이 경혈에 몸을 순환하는 에너지가 마치 큰 강과 같이 흐르지 않는다는 것이다.

[경혈 찾는 법] 손바닥을 위로 하여 손목을 가볍게 구부리면 손목의 관절 부분에 옆주름이 생긴다. 태연은 그 주름 위에 있는 경혈이다. 손목의 관절 부분에는 엄지손가락쪽에 뼈의 돌출이 있는데 그 안쪽 아래에서 찾을 수 있다. 거기에 닿으면 동맥의 박동을 느낄 수 있다.

[치료 효과] 이 경혈은 기침, 담, 가슴의 통증 등 호흡기계의 질환에 활용된다. 한편 소화기계의 기능이 쇠약해진 듯한 경우에 이 경혈을 자극하면 효과를 거두기도 한다고 알려져 있다.

천식의 답답함을 완화시키는 데는 이 경혈에 뜸을 뜨면 효과가 있다. 그리고 쉬 피곤하거나 권태감이 있을 경우나 관절의 통증 등에 효과가 있다. 따라서 만성관절 류머티즘이나 손이 뻬는 증상, 어깨나 등의 통증 치료에도 사용된다.

그 외에 이 경혈은 기미, 주근깨, 탈모, 원형탈모증뿐만 아니라 눈의 질환에도 효과를 발휘한다.

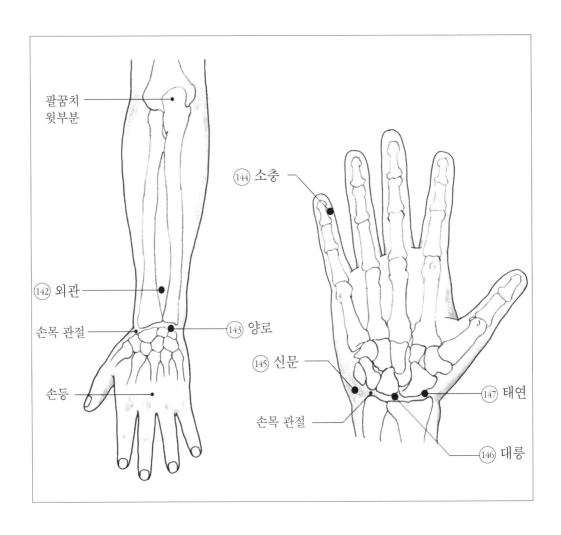

148 어제(漁際)

엄지손가락의 끝에 볼록한 부분은 마치 그 모양이 생선의 형태와 비슷하기 때문에 어복(漁腹)이라고 불린다. 이 어복의 옆(際)에 위치하고 있는 것이므로 어제라는 경혈명이 붙게 된 것이다.

[경혈 찾는 법] 엄지손가락의 끝에 볼록한 부분에서 손목 방향으로 향하여 그 옆까지 간다. 그 위치에서 손바닥과 손등과의 피부 경계부에 있다. 이 부분을 누르면 뼈의 딱딱함을 느낄 수 있다.

[치료 효과] 엄지손가락의 끝에 볼록한 부분(어복)의 색으로 위장의 상태를 판단할 수 있다고 한다. 예를 들면 설사 증상이 있을 때 특히 위장의 상태가 좋지 않을 때는 파란 줄기가 되어 나타난다.

또 간장에 이상이 있다면 간반(肝斑)이라고 해서 이 부분이 빨갛게 된다. 만성 질환의 경우에는 경맥(經脈)이 검게 보인다고 한다.

이와 같이 이 경혈은 위장이나 간장과의 관계가 깊고 폭음과 폭식으로 위장이나 간장의 상태를 무너뜨릴 경우나 피곤할 때에 여기를 자극하면 효과가 있다.

149 상양(商陽)

「商」은 동양의학에서 폐의 기능에 관계가 있는 것을 의미하고 있다. 또 손등과 손바닥에서는 손등이 양이고 손바닥이 음이기 때문에 「陽」의 글자가 붙는 상양은 손등쪽에 있다는 것을 알 수 있다.

[경혈 찾는 법] 이 경혈은 손등을 위로 하고 보면 집게손가락에 있는데 그 집게손가락 부분 중에서도 엄지손가락쪽의 손톱 끝에 있다. 엄밀하게 말하면 손톱의 옆에서 얼마 떨어지지 않은 곳에 있다.

[치료 효과] 명치가 답답한 증상 등의 치료에 효과가 있는 중요한 경혈이며, 설사 증상에 뛰어난 효과가 있다. 단순한 설사라기보다는 감기에 걸렸을 경우의 발열과 동반되는 설사를 하는 경우에 특히 효과를 발휘한다.

기침, 담, 입 속의 갈증, 귀울음, 난청, 피로한 눈, 시력저하, 치통, 가슴이 답답한 증상 등에도 활용될 수 있는 경혈이다.

또 급성기에 증상이 가벼울 때에는 편도선염, 귀울음, 뇌충혈 등의 경우에 전문의로부터 이 경혈에서 피를 뽑는 것이 좋다. 단 이 방법으로 치료를 할 경우에는 어디까지나 급성기에 증상이 가벼울 때만 이용하도록 한다.

150 합곡(合谷)

이 경혈은 손등에서 엄지손가락과 집게손가락의 경계선에서 오목하게 들어간 부분에 있다. 합곡이라는 명칭은 그 오목하게 들어간 부분이 마치 계곡과 같다고 하는 것에서 유래된 것이며, 그곳에서 몸속을 순환하는 활력이 되는 에너지가 용솟음치는 것을 나타내고 있다.

또 엄지손가락과 집게손가락을 크게 벌리면 그 모양이 마치 호랑이가 크게 입을 벌린 듯하게 보이는 것에서 이 경혈을 호구(虎口)라고도 부른다.

[경혈 찾는 법] 손등을 위로 하고 손가락을 펼친다. 그대로 손가락을 쫙 뒤로 젖히고 엄지손가락과 집게손가락의 뿌리 뼈와 뼈가 접하는 부분이 있는데, 이 부분을 누를 때에 통증이 느껴지는 오목하게 들어간 부분이 바로 합곡이라는 경혈이다.

[치료 효과] 응용범위가 넓어서 폭넓은 증상에 활용되고 효과를 거두는 경혈이다. 두통, 치통, 잇몸 통증, 구내염, 목의 부종·통증, 발열, 피로한 눈에 의한 시력저하, 귀울음, 신경통, 손의 저림이나 통증, 코피, 위염, 위경련, 복통, 설사, 변비 등 여러 가지 증상에 효과가 있다.

천식이나 부종, 차멀미나 숙취에 의해서 기분이 나쁘거나, 나른하고 피곤할 때에도 활용되는 경혈이다. 또 여성의 생리에 관계가 있는 증상에 효과가 있고 월경곤란증, 월경통, 월경불순 등의 치료에도 사용된다.

그 외에도 간질, 심신증, 어린이의 경련 등 뇌신경계의 증상이나 여드름, 종기, 기미, 주근깨, 탈모, 원형탈모증 등에 효과가 있으며 고혈압이나 저혈압, 안저출혈, 노인성 백내장 등에도 자주 사용된다.

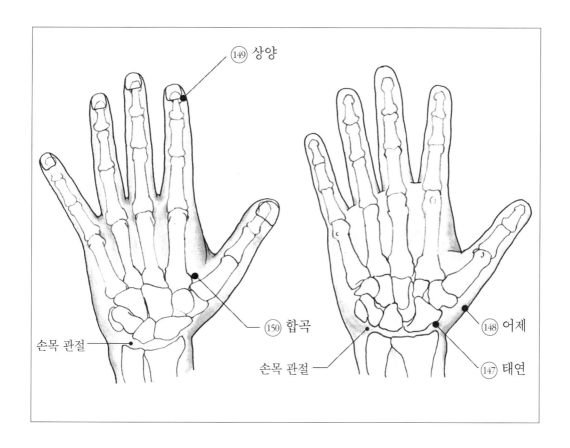

151 양계(陽谿)

「陽」은 음양의 양으로 손등을 나타내고,「谿」는 골짜기, 계곡으로 큰 골짜기를 말한다. 즉, 손목의 손등쪽 엄지손가락 아래에 생긴 2개의 줄기 사이에 오목하게 들어간 곳에 이 경혈이 위치하는 것에서 그 모양을 둘러싸여진 계곡에 비유한 것이다.

이 외에도 뼈나 줄기에 둘러싸인 오목하게 들어간 부분(계곡)에 있는 경혈의 이름에는 谿라는 글자가 사용된다.

[경혈 찾는 법] 손등을 위로 하고 손가락을 펼치듯이 하여 엄지손가락을 뒤로 젖히면 엄지손가락의 뿌리쪽에 2개의 딱딱한 줄기가 나타난다. 그 줄기의 중앙부에 손목의 옆주름이 양계 경혈이다.

또 오목하게 들어간 부분을 손가락으로 짚으면 팔 앞쪽의 뼈와 손의 뼈가 만나는 부분이 있는데 그곳을 기준으로 하면 쉽게 찾을 수 있다.

[치료 효과] 이 경혈은 숨 쉬기 곤란한 증상, 기침, 차가운 증상 등의 치료에 이용되고 있다. 또 목의 통증, 치통, 손목의 통증, 귀울음, 난청, 중풍, 팔꿈치나 팔 앞쪽의 저림, 반신불수 등에도 효과가 있다. 조울증에도 이용하면 효과적이다.

152 양지(陽池)

「陽」은 음양의 양으로 손등을 나타내며 「池」는 연못을 의미한다. 동양의학에서 병의 원인이라고 생각되는 나쁜 기운이 모이기 쉬운 장소라는 것을 나타내는 것이다.

[경혈 찾는 법] 손등을 위로 하여 손가락을 쫙 펼쳤을 때 손목을 잡으면 관절 부분의 한가운데와 새끼손가락에 2개의 딱딱한 줄기를 발견할 수 있는데 양지는 이 2개의 줄기 사이에 생기는 오목하게 들어간 부분의 중앙에 있다. 즉, 손목 옆주름의 중앙에 해당하는 것이다.

[치료 효과] 통증으로 팔이 올라가지 않거나, 오십견 등 어깨에서 팔에 걸친 증상에 효과가 있다. 특히 수근관절통(手根關節痛), 류머티즘, 어깨의 신경통 치료 등에 매우 효과가 있다.

또 나른함이나 입 속의 갈증, 빈뇨 등의 증상이나 기미, 주근깨, 습진, 두드러기, 여드름, 종기 등에 효과가 있으며, 탈모나 원형탈모증에도 효과가 있다.

이 경혈은 자궁의 위치 이상을 고치는 데 뛰어난 효과가 있는 경혈로 잘 알려져 있고 대하 등의 증상에도 활용되고 있다. 또 임포텐츠의 치료에도 이용되는 경우가 있다.

153 양곡(陽谷)

「陽」은 음양의 양을, 「谷」은 계곡 중의 험하고 작은 골짜기·골짜기 사이를 나타낸다. 따라서 손등에서 손목의 위, 새끼손가락쪽에 있는 오목하게 들어간 부분에 위치하고 있는 것을 이 경혈명은 나타내고 있다.

[경혈 찾는 법] 손등을 위로 하여 새끼손가락쪽의 손목을 잡으면 가장 끝에 뾰족한 뼈가 있다. 그 근처의 손목 거의 중앙 부분에 그것보다도 큰 뼈가 있다. 이 경혈은 그 큰 뼈를 손가락 끝쪽으로 짚은 곳에 있는 오목하게 들어간 부분의 중앙에 있다.

[치료 효과] 손목의 관절 치료에 이용되는 것 외에 여러 가지 증상의 치료에 활용된다. 엄지손가락의 뿌리에 생기는 오목하게 들어간 부분의 중앙 경혈인 양계(陽谿)가 陽의 계곡이기 때문에 양곡과 양계는 서로 연관하여 치료에 이용되고 있다.

양곡은 두통, 치통, 뺨에서 귀나 목 주변에 걸친 통증, 늑간신경통, 손의 신경통에 효과가 있지만 급성 시의 통증, 발열 시에는 양계와 함께 치료에 이용하는 경우도 있다. 대장·소장의 상태를 판단하는 데도 중요한 경혈이다.

또 현기증, 앉았다가 일어설 때의 어지럼증, 귀울음 등에도 활용된다.

154 소택(少澤)

「少」는 적다·작다라는 의미이지만 여기에서는 소장을 나타낸다. 「澤」은 냇가와 같이 초목과 물이 접하여 축축하고 움푹 패인 곳을 의미한다. 이 경혈명은 뼈와 살이 접하는 오목하게 들어간 부분이라는 장소를 나타냄과 동시에 소장의 기능과 관계가 있는 경락의 줄기를 윤기있게 하는 것을 나타낸다.

[경혈 찾는 법] 새끼손가락 손톱 뿌리의 바깥쪽에 있는 경혈이다. 엄밀하게 말하면 손톱 뿌리 끝부분에 있는 것이 아니라 약간 떨어진 곳에 있다.

[치료 효과] 눈의 질환 특히 백내장, 녹내장 등의 증상에 효과가 있다. 단 그 치료는 가정요법으로는 실시할 수 없기 때문에 반드시 전문 지압요법으로 치료하는 의사에게 상담해야 한다.

또 발열하는데도 오한이 있으며 땀이 나지 않거나, 기침, 목의 부종·통증, 가슴이 두근거리거나, 숨이 차거나, 가슴이 답답함, 팔꿈치의 통증, 손목의 결림, 두통·머리 무거움증, 침이 자주 나오거나 하는 증상일 경우에도 이 경혈을 자극하면 효과적이다.

동양의학에서는 손발의 손끝 즉, 손톱 끝에 있는 경혈은 반신불수의 치료에 매우 큰 효과를 발휘한다고 알려져 있다. 그 치료를 할 때에는 왼쪽의 반신불수나 마비, 저림에는 왼쪽 경혈을, 오른쪽의 반신불수나 마비, 저림에는 오른쪽의 경혈을 지압한다. 새끼손가락의 손톱에 있는 소택이라는 경혈도 반신불수의 치료에 효과를 거두는 경혈 중의 하나라고 말할 수 있다.

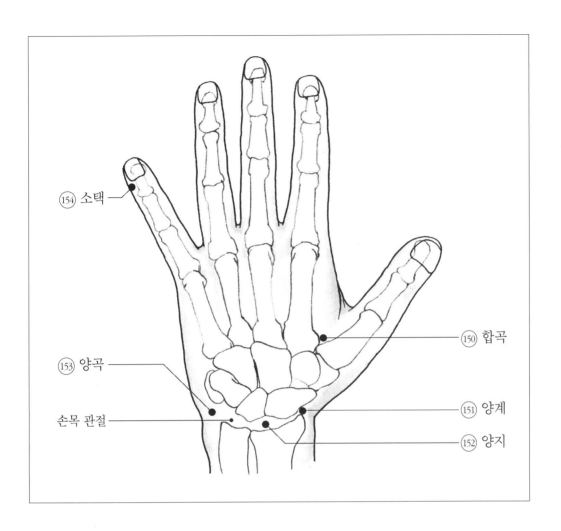

⑮ 소택

⑯ 합곡

⑱ 양곡

손목 관절

⑰ 양계

⑲ 양지

🖐 지압상식 병의 내적 원인 · 외적 원인 · 모르는 내외적 원인

이미 여러 번 말했듯이 동양의학에서는 병의 개념의 하나로 몸속에 나쁜 기운(邪氣)이 들어가서 병이나 증상을 유발시킨다고 생각한다. 나쁜 기운은 자연계의 현상에 비유한 것으로「寒 · 暑 · 風 · 溫 · 熱 · 燥 · 火」등 7개가 있고, 과학적으로는 기후나 습온 · 습도 등의 변동이라는「외적 원인」으로서 받아들일 수 있다.

그러나 모든 병과 증상은 이와 같은 외적 원인으로 일어나는 것은 아니다. 외적 원인 · 내적 원인 · 모르는 내외적 원인이라고 불리는 3가지의 원인에 의해서 여러 가지 병이나 증상이 일어나게 되는 경우가 있다는 것이 동양의학의 종합적인 병의 개념인 것이다. 인간의 몸의 기능에는 여러 가지 정신적 · 정서적 동요가 모르는 사이에 영향을 미치게 되고, 이것이 점점 심해져서 병이나 증상을 일으키게 되는 경우도 적지 않다. 그래서 이 정서적 · 정신적인 동요에 의한 경우를「외적 원인」에 비해서「내적 원인」으로 하고 있다.

인간의 정서적 동요를 주로「기쁨 · 노여움 · 슬픔 · 생각 · 근심 · 놀라움 · 공포」라는 7가지로 나누고 칠정(七情)의 혼란이라고 부른다. 동양의학에서는 이 칠정의 혼란을 병의 원인의 주체로서 생각하고 있는 것이다. 7가지의 나쁜 기운이「외적 원인」, 칠정의 혼란이「내적 원인」이 되고, 그 외에 내적 원인에도 외적 원인에도 속하지 않는「잘 모르는 내외적 원인」(폭음과 폭식이나 과로 등)이 서로 어울려서 복잡한 병이나 증상이 일어나거나 악화된다고 생각하는 것이다.

이런 병의 원인은 현대의학에서 말하는 바이러스나 세균류와는 전혀 다른 개념이다. 따라서 동양의학에서는 감염증이나 심한 증상의 급성병을 치료하는 것은 곤란하다. 그러나 계절의 변화나 기후의 변화, 정신적인 스트레스 등이 원인으로 일어나는 병과 증상에 동양의학의 치료법이 놀라울 정도로 효과를 거두는 것은 이런 개념에서 병과 증상을 연구하고 임상경험을 거듭해 왔기 때문이다.

다리의 경혈

155 음렴(陰廉)

여기에서의 「陰」은 음부(陰部)·음기(陰器)를 나타내며, 「廉」은 구석·옆 등의 의미가 있다. 따라서 음렴이라는 경혈명은 음부의 구석에 있고 음부의 병을 치료한다는 의미가 내포되어 있다.

[경혈 찾는 법] 허벅지를 크게 벌려서 성기의 겨드랑이를 더듬으면 강하고 긴 줄기가 있는데, 이 줄기의 안쪽 부분 아래에 있다.

[치료 효과] 부인병에 특히 효과가 좋은 경혈이다. 또 불임증에 효과가 있다는 것은 잘 알려져 있지만 월경의 이상에도 매우 효과적이다. 월경 이상의 치료는 음렴뿐만 아니라 신유, 상료, 차료, 중료, 거궐, 태계 등과 함께 치료를 하면 더욱 효과를 증대시킬 수 있다.

그 외에도 고환염, 폐경신경통, 하지의 통증, 허리의 차가움증, 하복부의 당김, 임포텐츠 등에도 효과가 있다.

156 충문(衝門)

「衝」은 다니는 길·향하다·이르다·돌진하다는 의미가 있는데 여기에서는 충동·박동을 가리키고, 「門」은 입구라는 뜻이다.

충문은 동맥의 박동부분에 있고 체내의 에너지 흐름이 복부로 향하여 나아가는 문호(출입구)에 이르는 것이므로 이런 경혈명이 붙여진 것이다.

[경혈 찾는 법] 하복부와 대퇴부(허벅지)의 사이에 있는 다리의 홈을 서혜부라고 한다. 충문은 서혜부의 거의 중앙에 있고, 동맥의 박동을 느끼는 곳이다.

[치료 효과] 배꼽 아래에서 명치에 걸친 급격한 통증이나 자궁경련, 월경통의 통증에 매우 효과적이다. 갱년기 또는 냉증 여성이 목욕을 끝냈을 때나 더위를 먹었을 경우에

배꼽에서 명치에 걸쳐서 통증을 호소하는 경우가 있는데 이것은 자율신경의 부조화로 머리로 급격하게 피가 상기되었기 때문에 일어난다.

동양의학에서는 이러한 증상을 상충(上衝)이라고 말하며, 차가운 증상과 상기되는 것에도 효과가 있는 충문의 경혈은 이것에서도 유래된 것이라고 한다.

또 이 경혈의 부근은 남성의 생식기병이나 부인병의 경련과 같은 통증·압통이 생기는 곳도 있다. 따라서 치료에 이용하면 정소염(精巢炎), 탈항·자궁 위치 이상에서 오는 통증에도 효과를 기대할 수 있다. 그 외에도 유아의 경련, 가슴이 두근거리거나 숨쉬기 곤란한 증상, 배에 물이 고이는 증상의 치료에 이용되는 경우도 있다.

157 복토(伏兎)

「伏」은 엎드리다·덮다라는 의미이며 「兎」는 토끼라는 뜻이다. 이 경혈은 다리의 근육이 솟아오른 곳에 있으며, 그것이 마치 지면에 엎드려 있는 토끼의 등과 같이 보이기 때문에 복토라는 경혈명이 붙게 된 것이다.

경혈명이나 고대의 의학용어 중에서는 이 복토와 같이 고대 중국인들이 연상하여 붙여진 이름이 많다.

[경혈 찾는 법] 복토는 정좌를 하고 찾는다. 정좌를 하면 허벅지에 큰 근육(大腿四頭筋)이 융기된다. 그 허벅지 앞쪽 근육이 융기된 곳의 거의 한가운데에 복토가 있다. 허벅지쪽에서 무릎까지의 사이 한가운데에 있다고 생각해도 좋다.

[치료 효과] 허벅지의 근육이 갑자기 수축하여 끊어질 듯이 아픈 증상, 피곤하여 근육이 당겨서 아프고 무릎이 차가워서 아프거나, 각기(脚氣)가 심해서 걸을 수 없으며, 복부가 당기거나 가슴이 아픈 증상, 중풍으로 반신불수가 되었을 경우에 사용하면 효과가 있다. 그 외에도 다리의 신경통, 좌골신경통 등에도 효과가 있고, 위장의 상태가 나쁠 때 치료에 이용하는 경우도 있다.

158 기문(箕門)

「箕」는 키라는 의미이며, 곡물에 섞여있는 먼지를 털어 내면서 분류하기 때문에 농기구를 가리키는 것이다. 이 말이 와전되어 더러움을 제거한다는 의미가 된다. 한편 「門」은 출입구를 나타낸다.

따라서 기문은 몸속에 들어가서 섞인 여러 가지 이물질, 즉 나쁜 기운을 제거하는 경혈이라는 것이다. 또 「箕」라는 글자는 양쪽 발을 가지런히 하고 앉는 형태를 가리킨다. 따라서 다리에 달라붙은 나쁜 기운을 제거하고, 단정하게 양발을 모아서 앉을 수 있도록 하는 경혈이 이 기문이라고 해석할 수도 있다.

[경혈 찾는 법] 대퇴부 안쪽의 거의 중앙에 있다. 슬개골의 안쪽에서 위쪽으로 손가락 8마디만큼 올라간 곳으로 대퇴동맥의 박동을 느낄 수 있는 곳이 기문이다.

[치료 효과] 근육이 갑자기 수축되어 끊어질 듯이 아픈 증상 등 허벅지의 통증을 치료하는 것 외에 부인병이나 정소염(精巢炎) 등 남성의 생식기병에 효과가 있다.

그 외에도 서혜 헤르니아(탈장), 폐쇄 신경통, 다리의 정맥류(靜脈瘤), 치질, 유뇨증(遺尿症) 등의 치료에 이용하면 서혜부의 부종과 통증, 오줌을 지리는 증상, 배뇨 곤란 등의 증상을 완화시킬 수 있는 효과가 있다.

159 혈해(血海)

「血」은 피·혈맥을 의미하며 「海」는 바다·강가·물이 모이는 곳이라는 뜻이다. 따라서 혈해는 피바다를 가리키며 혈맥에 관한 병을 치료하는 경혈이다.

배꼽 아래에 기해(氣海)라는 경혈이 있는데 똑바로 누워서 다리를 60도 정도 벌리면 양발의 혈해와 기해가 정삼각형을 만든다. 동양의학에서는 「살아가는 에너지」를 기라고 말하지만 피가 막히는 것을 제거하는 것이 혈해이므로 기의 정체를 제거하는 것은 기해라는 것이다.

[경혈 찾는 법] 슬개골의 안쪽 가장자리를 손가락 3마디만큼 올라간 부분에 있다. 다리를 쭉 펼쳐서 무릎에 힘을 주면 무릎 안쪽에 오목하게 들어간 부분이 생긴다. 그 오목하게 들어간 부분의 위쪽에서 혈해를 찾을 수 있다.

[치료 효과] 혈해는 피의 정체를 제거하고 혈액순환을 좋게 해주는 경혈이다. 따라서 여성 특유의 생리에서 일어나는 여러 가지 증상에 매우 효과가 있다.

예를 들면 월경불순, 월경통, 하복부의 당김, 부종, 무릎 통증, 허리 통증, 어깨 결림, 두통 등에 매우 효과적이다.

이들 증상을 동양의학에서는 어혈(瘀血)이라고 말하며 오래된 피가 원인이 되어 일어나는 증상이라고 말한다. 어혈의 증상이 생기면 혈해 경혈에 반드시 압통이 나타나게 되고 이것은 혈해를 치료하면 빨리 풀 수 있다.

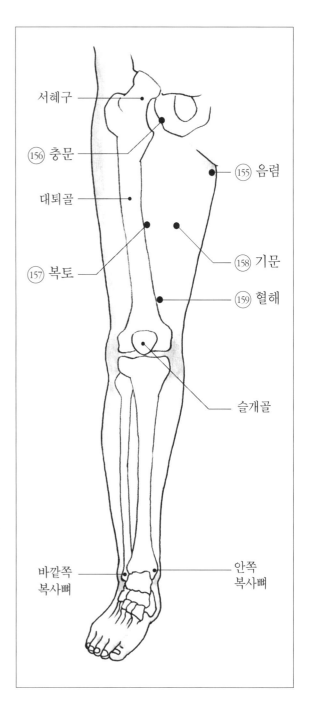

서혜구

⑯ 충문

대퇴골

⑯ 복토

⑯ 음렴

⑯ 기문

⑯ 혈해

슬개골

바깥쪽
복사뼈

안쪽
복사뼈

혈액순환을 좋게 하는 것 외에도 갱년기장애, 빈혈증, 임질, 임포텐츠 등에도 좋은 효과가 있고 습진이나 피부 미용에도 유효하다고 말할 수 있다. 또한 허벅지의 통증에 이용해도 매우 효과적이다.

160 내슬안(內膝眼)

슬개골을 사이에 두고 반대측에 있는 외슬안과 쌍을 이루고 있는 경혈이다. 내슬안과 외슬안이라는 2개의 경혈명은 각각 무릎 안쪽과 바깥쪽에 있고, 무릎을 송아지의 얼굴로 가정하였을 때 눈의 부분과 같이 보이는 것에서 유래되었다.

[경혈 찾는 법] 무릎을 구부려서 의자에 앉았을 때 슬개골의 바로 아래 안쪽에 생기는 오목하게 들어간 부분의 중앙에 있다.

[치료 효과] 무릎 통증에 매우 효과가 있기 때문에 만성관절 류머티즘이나 변형성 무릎 관절 등의 치료에도 이용된다. 또 통증을 완화시키는 것뿐만 아니라 무릎 관절 등에 물이 고이는 경우에도 자주 이용된다.

무릎의 통증 치료에는 노화가 원인인 경우는 무릎의 안쪽이 아픈 경우가 많기 때문에 내슬안을, 몸을 비꼬는 등 생리적인 원인일 경우에는 무릎의 바깥쪽이 아픈 경우가 많기 때문에 외슬안을 자극하면 효과적이다. 내슬안으로의 자극은 지압뿐만 아니라 뜸을 뜨는 것도 효과적이다. 그 외에도 요통 등의 치료에도 이용된다.

161 외슬안(外膝眼)

슬개골을 사이에 두고 반대측에 있는 내슬안과 쌍을 이루고 있는 경혈이다. 내슬안과 외슬안이라고 하는 2개의 경혈은 각각 무릎의 안쪽과 바깥쪽에 있고, 무릎을 송아지의 얼굴로 보았을 때 눈 부분과 같이 보이는 것에서 유래된 경혈명이다.

[경혈 찾는 법] 무릎을 구부려서 의자에 앉았을 때 슬개골의 바로 아래 바깥쪽에 생기는 오목하게 들어간 부분의 중앙에 있다.

[치료 효과] 무릎의 통증에 매우 효과가 있기 때문에 만성관절 류머티즘이나 변형성 무릎 관절 등의 치료에 이용된다. 또 통증을 완화시키는 것뿐만 아니라 무릎 관절 등에 물이 고이는 경우에도 매우 효과가 있다.

골프 등으로 몸의 자세가 흐트러지고 몸을 비틀었기 때문에 무릎이 아픈 듯한 경우에는 무릎의 바깥쪽이 아픈 경우가 많다. 이런 경우에는 외슬안에 자극을 주면 매우 효과가 있다. 외슬안의 자극은 지압뿐만 아니라 뜸도 효과적이다. 그 외에 요통 등의 치료에도 이용된다.

162 양구(梁丘)

「梁」은 집의 지붕을 지탱하고 있는 것을 나타내며 「丘」는 언덕을 의미한다. 무릎을 쭉 펼치면 장경인대(腸脛靭帶)가 솟아오르지만 이 인대는 직립했을 경우에 몸을 지탱하는 중요한 결합조직의 인대이다. 양구라는 경혈명은 이 장경인대가 솟아오른 옆에 있기 때문에 붙여진 이름이다.

[경혈 찾는 법] 슬개골 바깥쪽에서 손가락 2마디만큼 위쪽으로 있고 그곳을 누르면 가는 힘줄이 느껴진다. 무릎을 쭉 펼치면 무릎의 슬개골 바깥쪽에 홈이 생기는데 그 홈을 슬개골의 방향으로 눌러서 올리고, 홈이 끝나는 부분을 손가락으로 강하게 누르면 통증이 전해진다. 그곳이 바로 양구이다.

[치료 효과] 이 경혈은 허벅지나 무릎의 통증에 이용되는 것 외에 위의 급성 증상을 진정시키는 데 매우 효과가 있다. 급성 요통, 위경련의 발작이 있을 때 치료를 하면 매우 편안해진다.

그 외에 다리와 허리 무릎에 생기는 병, 반신불수, 무릎 관절염, 류머티즘, 좌골신경통, 입덧에 의한 위장 증상, 설사 치료에도 사용된다.

　신경성 위염, 만성적인 위약(胃弱), 복통 등의 급성 증상일 경우나 설사를 멈추게 하는 데는 뜸을 뜨는 것이 효과적이다.

163　독비(犢鼻)

　「犢」은 송아지를 의미하며,「鼻」는 코를 의미한다. 따라서 슬개골을 이마, 무릎의 양옆을 연결한 힘줄을 송아지의 코에 비유하여 그 슬개 힘줄의 부착부에 있다는 의미에서 이 경혈명이 붙여진 것이다.「犢」이라는 글자는 송아지라는 의미 이외에 큰 구멍(窩)이라는 의미도 있다.

　[경혈 찾는 법] 슬개골과 종아리의 뼈 사이에 있고, 슬개인대 위에 해당하는 곳에 있다. 슬개골을 머리 부분으로 간주해 보면 확실하게 전체가 송아지의 얼굴과 같이 보이고, 무릎의 양쪽에 위치하는 내슬안과 외슬안이 눈이 되고 그 한가운데에 있는 코는 독비가 되는 것이다.

　[치료 효과] 이 경혈은 무릎의 관절염, 관절통, 류머티즘 등의 무릎 통증을 비롯해 수종, 각기 등에 효과가 있다. 관절을 삐었을 경우나 무릎의 움직임을 원활하게 하고 싶을 경우에도 이용된다.

164　승부(承扶)

　「承」은 돕는다 · 구한다 · 힘을 빌려서 지탱한다는 뜻이 와전되어 지탱하여 보호한다 · 떠맡는다는 의미이다.「扶」는 돕는다 · 지킨다 · 구한다의 의미이다. 따라서 하지의 기능을 돕고 지키는 경혈이라는 의미가 된다.

　[경혈 찾는 법] 엎드려 있으면 엉덩이의 근육 바로 아래에 옆주름이 생긴다. 그 주름

의 중앙에 있으며 가볍게 누르면 무릎까지 통증이 전해지는 곳이 승부라는 경혈이다.

[치료 효과] 대퇴부의 안쪽에서 음부에 걸쳐서 통증과 결림, 허벅지의 근육이 갑자기 수축되어 끊어질 듯이 아픈 증상, 계속되는 치질, 대변이나 소변보기가 나쁠 경우 등에 이용하면 효과가 좋아진다.

다리에 통증이 있을 때, 엉덩이 아래에 옆주름의 안쪽을 가볍게 누르면 응어리가 생기는 경우가 있다. 이것은 다리의 통증이 있는 곳을 감싸려고 하여 엉덩이 부분의 근육이 피로해지기 때문에 생기는 것이다. 이 응어리를 마사지하거나 지압 또는 뜸을 뜨거나 하여 풀면 다리의 통증이 가벼워진다.

또 승부는 좌골 신경이 골반 속에서 밖으로 빠져 나와서 가는 장소이므로 허벅지 뒤

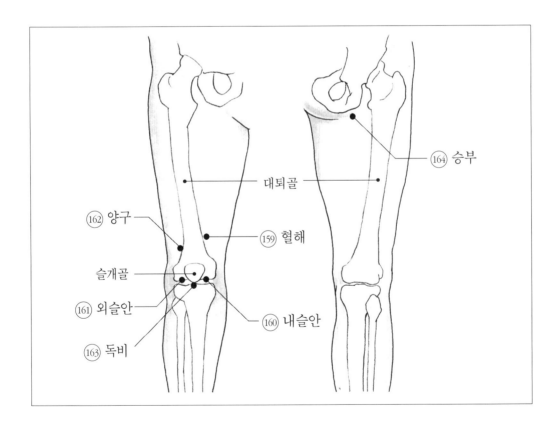

쪽에서 다리 전체에 걸쳐서 아픈 듯한 좌골신경통의 증상에도 매우 효과적이다. 디스크나 허리질환, 좌골신경통에는 여러 차례 이 경혈을 눌러주면 효과가 있다.

165 은문(殷門)

「殷」은 한창이다라는 것에서 와전되어 많다·해당하다·한가운데·친절하고 공손한 모양이다는 의미이다. 한편 「門」은 동양의학에서 말하는 병의 원인으로 생각되는 나쁜 기운이 출입하는 곳이다.

따라서 이 경혈명은 허벅지의 중앙에 위치하고, 나쁜 기운을 물리치는 뛰어난 효과가 있는 경혈이라는 의미가 된다.

[경혈 찾는 법] 허벅지 뒤쪽 중앙에 있는 경혈이며 엎드려서 찾는다. 엉덩이의 근육 바로 아래에 생기는 가로줄의 한가운데와 무릎 뒤쪽의 한가운데를 연결한 선의 거의 중앙에 손가락을 대고 좌우로 움직이려면 세로로 힘줄이 느껴지는 곳이 있다. 그곳이 은문 경혈의 위치이다.

[치료 효과] 은문은 좌골신경통의 특효로서 잘 알려져 있다. 만성 좌골신경통에는 은문에 뜸을 뜨는 것이 매우 효과적이다. 허벅지에서 대퇴부의 통증이나 나른함, 쉬 피곤해지는 경우, 수영할 때 종아리에 생기는 경련 등의 증상에 효과가 있다.

그 외에 허리나 등의 통증, 요통, 다리의 부종, 하지의 마비 등의 치료에도 사용된다.

166 음곡(陰谷)

「陰谷」은 다리 뒤쪽의 골짜기라는 의미이다. 이 경혈이 다리 뒤쪽의 골짜기와 같은 곳 즉, 무릎 뒤쪽에 오목하게 들어간 부분에 있는 것을 나타낸다.

[경혈 찾는 법] 무릎을 반정도 구부리면 무릎 뒤쪽에 옆주름이 생긴다. 음곡은 그 주름의 안쪽 끝, 다리의 엄지발가락쪽의 측면에 있다.

[치료 효과] 이 경혈은 대하가 많은 경우나 임포텐츠 등 남녀의 성기 질환에 매우 효과가 있다. 또한 허벅지의 근육이 갑자기 수축되어 끊어질 듯이 아픈 증상, 무릎 관절염, 류머티즘, 신장 기능의 저하, 정력 감퇴에 의해서 무릎이 덜덜 떨리는 증상의 치료에 자주 사용된다.

매우 놀라면 몸의 힘이 빠져서 맥없이 무너지듯이 주저앉는 경우가 있다. 허리가 빠지는 듯한 상태이지만 이것은 허리가 아니라 무릎에 힘이 빠져버린 것에 의해서 일어나는 현상이다. 이와 같을 때에 음곡을 자극하면 효과가 있다.

그 외에도 서혜 헤르니아(탈장)에 사용되며, 남성의 경우에는 하복부·음낭·음부의 부종, 여성의 경우에는 하복부의 당김이나 생리불순·월경 시의 출혈이 많은 증상 등에 효과가 있다.

167 위중(委中)

「委」에는 위임하다·맡기다·따르다·구부러지다라는 의미가 있다. 「中」은 중앙·한가운데라는 의미이다. 즉, 위중이라는 경혈명은 무릎 관절의 구부러진 곳의 중앙에 있다는 것을 나타낸다.

[경혈 찾는 법] 엎드려서 무릎을 펴면, 무릎 뒤쪽에 있는 옆주름의 중앙에 있다.

[치료 효과] 다리의 통증을 제거하는 데 중요한 경혈이다. 변형성 무릎 관절, 좌골신경통, 요통, 종아리의 경련 등에 뛰어난 효과가 있다. 그 외에 부인과계의 병, 고혈압, 뇌졸중, 류머티즘에도 효과적이다.

변형성 무릎 관절은 중고령자의 여성에게 많은 병으로 이 병에 걸리면 무릎을 감싸기 위해서 종아리·다리·허리·엉덩이 등에 통증이나 피로가 나타난다.

이 경우 원인이 되는 무릎 통증을 치료하는 것이 매우 중요한데 이때 위중의 치료는 매우 효과적이다.

마사지나 지압을 실시할 때는 힘을 너무 가하지 않도록 주의해야 한다. 가볍게 어루만지는 것만으로도 충분한 효과를 발휘할 수 있다.

168 위양(委陽)

「委」는 위임하다에서 와전되어 맡기다·따르다·구부러지다라는 의미가 있고 「陽」은 음양의 양을 나타낸다. 대퇴부(허벅지)의 바깥쪽을 양, 안쪽을 음이라고 하기 때문에 위양의 양은 이 경혈이 대퇴부의 바깥쪽에 있는 것을 나타내는 것이다. 따라서 위양이라는 경혈명은 무릎 뒤쪽 구부러진 곳의 바깥쪽에 있다는 의미가 된다.

[경혈 찾는 법] 엎드려서 무릎을 펴게 한다. 무릎 뒤쪽에 있는 옆주름의 중앙에서 바깥쪽으로 손가락 2마디만큼 벗어난 곳이 위양이다. 다른 경혈을 기준으로 하면 위중에서 바깥쪽으로 손가락 2마디만큼 벗어난 곳에 있다는 것이다.

또 바로 옆에 대퇴부의 근육과 연결된 힘줄이 있지만 위양은 그 안쪽을 기준으로 해서 찾을 수 있다.

[치료 효과] 등이나 허리가 아프고 무릎 뒤쪽이 아프거나 소변이 잘 나오지 않는 증상, 경련성 통증, 하복부가 딱딱한 증상, 허벅지의 근육이 갑자기 수축되어 끊어질 듯이 아픈 증상, 좌골신경통, 방광염 등의 증상에 매우 효과가 있다.

특히 노화 때문에 무릎 관절의 뼈가 변형되어 무릎 주변의 힘줄이나 근육이 경련 또는 느슨해지거나 하여 피의 순환에 이용되는 경우가 많은 경혈이다.

위양은 마사지와 지압을 병행하여 치료하는 것도 효과가 있지만, 침이나 뜸으로 치료하는 것도 효과를 증대시킨다.

169 곡천(曲泉)

「曲」은 구부린다는 뜻이며 무릎 관절의 구부러진 곳을 나타낸다. 「泉」은 샘물 · 수원 (水源)을 말한다. 따라서 곡천은 무릎 관절의 구부러진 곳을 가리키며 심신의 활력이 토대가 되는 에너지가 용솟음치는 곳을 나타내는 것이다.

[경혈 찾는 법] 충분히 다리를 펴면 무릎 안쪽에 오목하게 들어간 부분이 생긴다. 곡 천은 이 오목하게 들어간 부분의 중심에 있다.

[치료 효과] 수분, 혈액 등 체액과 관계되는 증상에 효과가 있다. 예를 들면 묽은 변이 나오는 설사일 경우나 두 다리의 사이(股間)가 아프고 소변이 잘 나오지 않는 경우에 이 경혈을 자극하면 증상이 완화된다. 다시 말하면 요도염, 방광염, 임질 등에 의한 배 뇨 시의 통증이나 빈뇨, 야뇨증의 치료에 이용된다.

또 혈액순환에 관계되는 증상으로서는 상기되거나 코피 등의 경우에 이용되고, 특히 여성의 월경에 관계되는 증상이나 월경불순, 월경의 양이 이상하거나 불임증을 치료하 는 데 이용된다.

그 외에도 여러 가지 병이 원인이 되어 일어나는 다리의 통증과 나른함을 완화시킬 수 있다. 특히 넓적다리 안쪽에서 허벅지에 걸친 통증, 종아리의 통증, 다리를 움직이기 어려운 증상이나 정력 감퇴가 나타날 경우 치료에 효과가 있다.

170 족삼리(足三里)

「三」은 숫자 3으로, 동양의학에서 말하는 「天의 숫자」이며 매우 중요한 행운의 숫자 를 의미한다. 「里」라는 글자는 분해하면 田과 土가 되고 벼라는 의미도 포함하고 있다. 그리고 이것이 와전되어 먹는 것과 관계가 있다고 생각되어 위장을 나타내는 것이다. 따라서 위장의 증상과 깊은 관계가 있는 매우 중요한 경혈이라는 의미가 된다.

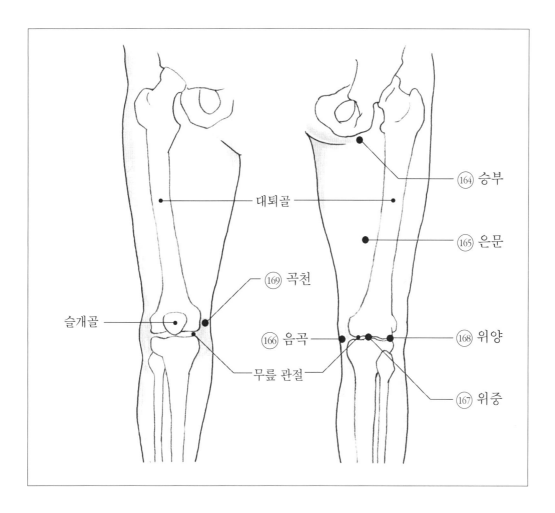

대퇴골

⑯⑭ 승부

⑯⑤ 은문

⑯⑨ 곡천

슬개골

⑯⑥ 음곡

⑯⑧ 위양

무릎 관절

⑯⑦ 위중

[경혈 찾는 법] 슬개골의 바로 바깥쪽 아래에 오목하게 들어간 부분에 있는데 이 오목하게 들어간 부분과 바깥쪽 복사뼈의 하단 중앙을 연결한 선으로 오목하게 들어간 부분에서 아래로 손가락 3마디만큼 내려간 곳에 있다.

그 외에도 예를 들면 왼쪽 다리의 경우라면 왼쪽 무릎을 직각으로 구부리고 왼손의 엄지손가락을 왼쪽 슬개골의 위에 두고 집게손가락과 가운뎃손가락을 종아리에 대고 폈을 때 가운뎃손가락의 끝이 닿는 곳에 이 경혈이 있다.

[치료 효과] 매우 넓은 범위에 걸쳐서 효과를 기대할 수 있는 중요한 경혈 중의 하나이다. 위경련, 위염, 위아토니, 위하수, 위가 약해서 일어나는 명치의 통증·트림, 구역질 등의 위질환, 간장·담낭의 증상, 당뇨병에서 오는 몸의 나른함이나 마르는 증상·목의 갈증·부종 등의 증상, 만성적인 설사나 변비 증상, 소화기계의 일반적인 증상이나 대사 이상에 효과가 있다.

다리·무릎·허리의 병에도 효과가 좋고 각기, 각종 신경통, 반신불수, 뇌졸중으로 일어나는 다리나 무릎의 피로, 수영할 때 일어나는 종아리의 경련, 좌골신경통, 허리를 삐끗해서 오는 통증 등의 치료에 유효하다.

또 호흡기의 질환, 심장병으로 체력이 떨어졌을 때에 소화기능을 회복시키고 영향을 보급하기 위해서 이용되는 경우도 있다. 신경 쇠약, 히스테리, 신경증 등의 증상을 완화시킬 때에도 이용된다. 정신적 원인으로 일어나는 임포텐츠의 치료에도 이용되는 경우가 있다.

그 외에도 비후성비염(肥厚性鼻炎), 축농증, 비염, 후각 이상 등 코의 질환, 중풍, 습진, 소아마비, 소아 허약 체질, 야뇨증에도 효과를 나타낸다.

이와 같이 여러 가지 종류의 만성병에 효과가 있는 족삼리는 무병장수의 경혈로서도 알려져 있고 옛날부터 뜸이 유행되었다.

171 음릉천(陰陵泉)

「陰」은 음을 의미하며 「陵」은 언덕을 나타내고 「泉」은 샘물·수원을 가리킨다. 음릉천이라는 경혈명은 음(陰) 즉 다리의 안쪽에 있고 뼈의 약간 높은 언덕과 같은 곳에 있으며 몸을 순환하고 있는 에너지가 용솟음치는 곳이라는 의미가 된다.

[경혈 찾는 법] 안쪽 복사뼈의 위에서 종아리 안쪽을 손가락으로 어루만지면 무릎 근처에 돌출된 굵은 뼈가 만져진다. 그 직전에 음릉천이 있다.

[**치료 효과**] 넓은 범위의 질환에 효과를 기대할 수 있다. 주로 무릎·허리·다리의 질환, 여성의 생식기, 비뇨기, 위장병에 사용된다. 예를 들면 손발이 차가운 증상, 차가워서 무릎이 아프거나 배가 아픈 증상, 식욕이 없는 경우, 옆구리 주변이 아픈 증상, 숨 쉬기 곤란한 경우, 상기될 경우, 요통, 습진, 부인과의 일반적인 병, 당뇨병, 유뇨증, 폐뇨, 갱년기장애 등에 효과가 있다.

특히 음릉천은 차가운 것이 원인이 되는 증상에 매우 효과가 있다. 혈압에 이상이 있어서 손발이 차갑거나 여성의 냉증, 춥게 잠을 자서 배가 아프거나 설사를 할 경우 등에 이 경혈을 사용한다.

반대로 열이나 부종이 원인이 되는 경우, 일사병으로 두통이 있을 때 등은 양릉천(陽陵泉)으로 치료한다.

172 지기(地機)

「地」는 토지·흙·땅이며 땅은 동양의학에서 말하는 오행의 비장·위를 나타낸다. 「機」는 기계 장치·일의 변화·사물의 중요한 것·기밀이라는 의미가 있다. 즉, 소화기계의 병 등 내장의 기능에 이상이 나타난다는 중요한 의미가 된다.

[**경혈 찾는 법**] 종아리 안쪽으로 무릎 뒤쪽 옆주름의 높이에서 손가락 5마디만큼 내려간 곳에 있다.

[**치료 효과**] 정력 감퇴, 대퇴부 신경통, 하지 마비, 각기, 하퇴부 수종, 무릎 관절염 등의 치료에 효과가 있다. 또 대장염, 소화불량, 급성위염, 위궤양, 위산과다증, 당뇨병 등 내장의 병이나 대사에 관계가 있는 병의 치료에도 사용된다.

그 외에 부종으로 인하여 식사를 제대로 넘기지 못하는 경우, 소변이 나오지 않는 경우, 요통, 옆구리의 부종, 정력 감퇴, 심신증, 여성의 복부에 생긴 딱딱한 응어리, 허벅지에서 무릎에 걸친 통증 등의 증상에도 효과가 있다.

173 중도(中都)

「中」은 중독되다라는 뜻이며「都」는 수도, 와전되어 군(渾)이라는 글자가 지닌 의미로 통하여 물의 힘이 잘 흐르는 것을 나타낸다. 다른 말로는 중극(中郄)이라고 부른다.

[경혈 찾는 법] 발끝을 세워서 발뒤꿈치 아래에서 위로 향하여 다리 뒤쪽을 만지면 갑자기 근육이 부어오르는 곳이 있다. 이 부어오르기 시작한 곳이 아킬레스건과 종아리에 있는 다리의 굵은 근육의 접점이다. 중도는 안쪽 복사뼈의 맨 위를 아킬레스건과 근육의 접점의 높이까지 올라간 곳에 있다.

간단하게 찾을 수 있는 방법으로는 안쪽 복사뼈의 중심에서 위로 향하여 손가락 7마디만큼 올라간 곳을 기준으로 생각하면 된다.

[치료 효과] 만성적인 장의 병이나 복부에 응어리가 있어서 아픈 듯한 경우에 효과가 있다. 또 이 경혈은 생식기계의 증상이 나타날 때에도 효과가 있다.

특히 여성의 경우 산전·후에 출혈이나 대하가 계속되어 멈추지 않거나, 자궁이나 난소의 병으로 출혈이 멈추지 않는 경우에 이용하는 지혈의 특효이기도 하다. 무릎의 통증이 다리 아래쪽까지 전해지는 듯한 경우에도 유효하다.

174 여구(蠡溝)

「蠡」는 나무를 먹는 벌레를 가리키며, 하퇴부의 뼈가 나무의 줄기에 비유되었기 때문에 여구라는 경혈명은 하퇴부를 침범하는 나쁜 기운인 병의 원인이 막힌 홈이라는 의미를 나타내고 있다.

[경혈 찾는 법] 안쪽 복사뼈의 하단에서 손가락 5마디만큼 위쪽으로 근육이 없는 정강이의 뼈 안쪽에 있다. 경골(脛骨, 정강이 뼈) 안쪽 면의 뒤쪽 부분에서 조금 앞쪽으로 찾아보면 쉽게 알 수 있다.

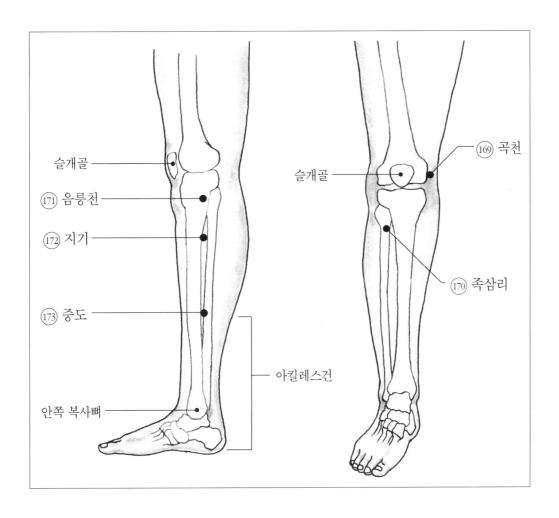

슬개골

⑰ 음릉천

⑰ 지기

⑰ 중도

안쪽 복사뼈

아킬레스건

슬개골

⑯ 곡천

⑰ 족삼리

[치료 효과] 전립선염 등 소변이 잘 나오지 않거나, 배꼽 아래가 딱딱하거나, 하복부가 부어서 아픈 증상, 또 하품이 너무 자주 나와서 기분이 나쁘거나, 숨이 막혀서 등이 결리는 증상 등에 효과가 있는 경혈이다.

또 월경불순이나 대하를 멈추게 하는 등 부인과계의 질환에도 매우 좋은 효과를 나타낸다. 그 외에도 여구를 자극하면 간장과 담낭의 기능을 높이는 작용도 한다.

175 승근(承筋)

「承」은 받는다 · 떠맡다 · 받치다 등의 의미가 있고 「筋」은 문자 그대로 힘줄을 의미한다. 따라서 승근이라는 이름은 종아리의 힘줄을 떠받친다는 의미가 되고 이 장소에 병이 생길 경우에 특효 경혈이라는 것을 나타낸다.

[경혈 찾는 법] 엎드렸을 때 종아리가 부어오른 곳으로 무릎 뒤쪽과 발꿈치를 연결한 선상에 있다. 무릎 뒤쪽 중앙에 있는 위중 경혈보다는 손가락 5마디만큼 아래로 내려간 것이다.

[치료 효과] 승근은 수영을 할 때 갑자기 종아리에 경련이 생길 때 매우 효과가 좋은 경혈이다. 해수욕 등으로 인하여 종아리 경련이 일어나면 물에 빠질 공포가 있어서 매우 위험하지만 당황하지 말고 승근 부분을 지압하면 차츰 진정될 것이다. 통증이 심할 경우에는 어루만지는 것만으로도 효과가 있다.

종아리에 경련이 일어나는 증상은 습관이 되는 경우가 있기 때문에 바로 진정이 되었다고 해도 마사지를 하거나 지압, 뜸이나 침으로 꾸준하게 치료를 하는 것이 좋다.

그 외에도 허리에서 등까지 갑자기 아프거나, 변비, 치질, 손발이 마비되어 움직이지 않는 증상, 코피, 구토, 설사 등의 증상에도 효과가 있다.

또 좌골신경통이나 무릎에서 아래로, 종아리 등이 나른할 경우에도 이용된다. 마사지, 지압 이외에도 뜸을 뜨는 치료가 매우 효과적이다.

176 승산(承山)

「承」은 받는다 · 떠맡다 · 받치다 등의 의미가 있고, 「山」은 산 · 언덕 · 산더미 같은 것을 나타낸다. 따라서 승산이라는 이름은 볼록 솟아오른 산 형태의 근육을 떠받치는 의미가 된다.

[경혈 찾는 법] 엎드려서 발뒤꿈치에 있는 아킬레스건을 따라서 종아리의 중앙으로 향하여 더듬어 간다. 힘줄이 부드러운 근육으로 변하는 경계선에 옆으로 움직이는 딱딱한 힘줄이 느껴지는 곳이 승산이라는 경혈이다. 이곳을 강하게 손가락으로 누르면 통증이 느껴진다.

[치료 효과] 수영을 할 때 종아리에 경련이 생기는 것을 비롯하여 다리에 생기는 여러 가지 증상에 좋은 효과가 있다.

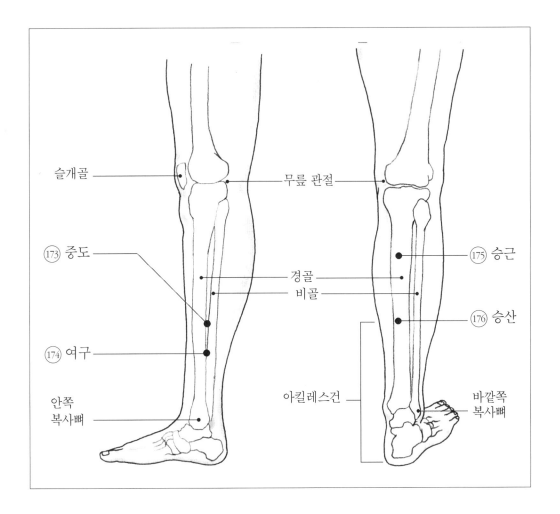

다리가 붓거나 · 아프거나 · 저리고 · 경련을 일으키거나 · 마비가 되어 일어서지 못할 때에는 승산을 치료하는 것이 좋다. 또 무릎 통증의 치료에도 사용된다.

그 외에도 좌골신경통, 요통, 반신불수, 치질, 변비, 너무 살이 쪄서 다리가 무거워지는 느낌이 드는 경우에 효과적이다.

승산은 전문가에 의한 치료는 물론이지만 가정에서도 지압이나 마사지를 실시하면 효과를 높일 수 있는 경혈이다. 다리가 나른할 때, 피곤하여 붓기가 있을 때에 누르거나 주무르면 효과적이다.

177 비양(飛陽)

「飛」는 날다 · 높다라는 의미이며, 「陽」은 몸의 바깥쪽을 나타낸다.

[경혈 찾는 법] 바깥쪽 복사뼈의 중심에서 손가락 7마디만큼 올라가서 뒤쪽으로 손가락 1마디만큼 옮겨진 곳에 있다.

아킬레스건의 바깥쪽 가장자리를 아래에서 눌러서 올리면 부드러운 근육으로 변하는 곳이 있다. 바로 이곳이 비양이라는 경혈이다.

[치료 효과] 각기로 다리가 저리거나, 종아리나 무릎이 아프고, 발가락을 구부리거나 펼칠 수가 없는 증상, 현기증이 있거나 상기되며, 코가 막히거나 콧물이 나오는 증상에도 매우 효과적이다.

동양의학에서는 배꼽보다 위에 있는 병은 배꼽보다 아래의 경혈을 이용하고, 배꼽보다 아래에 있는 병은 배꼽보다 위의 경혈을 이용하여 치료하는 경우가 있다. 이것은 인간의 상반신과 하반신은 서로 상반되는 기능을 지니고 있고, 서로 컨트롤하려고 하기 때문이며 이는 과학적으로도 증명된 것이다.

따라서 다리에 있는 비양은 다리의 병뿐만 아니라 상기되거나 코가 막히는 증상 등 상반신의 병에도 매우 좋은 효과를 발휘할 수 있다.

　육장육부를 연결하여 인간의 몸을 순환하고 있는 주된 경락은 정경12경으로 여기에 임맥과 독맥을 합쳐서 14경이다. 이들은 몸을 흐르는 기혈, 즉 경수(經水)라고 불리는 에너지의 통로인 것과 동시에 경혈의 통로이기도 하다.

　경혈은 구멍이 나있다는 것뿐만 아니라 경락의 중요한 곳이라는 의미를 나타내고 있다. 에너지의 흐름이 막혔거나 여러 가지 반응이 나타나는 장소라고 생각해도 좋을 것이다.

경혈을 자극하여 몸의 에너지 흐름을 순조롭게 조정

　경락과 경혈의 관계를 생각할 때 가장 알기 쉬운 방법은 각각의 장부를 「수도(水道)」, 경락을 「수도에 접속되어 있는 호스」라고 생각하는 것이다.

　수도에서 힘 좋게 흘러나온 물은 호스에 이상이 없으면 힘 좋게 계속 흘러갈 것이다. 그러나 호스의 어떤 부분을 누르거나 떨어졌거나 하면 물은 힘이 약해져서 나가기 힘들게 되거나 갑자기 분출하기도 한다. 이 물의 흐름에 비유되는 것이 기혈, 즉 경수라고 불리는 몸의 에너지의 흐름이다. 그리고 누르거나 떨어졌거나 하는 부분이 경혈에 해당된다.

　따라서 체내에 이상이 있어서 물의 힘에 변화가 있을 때, 자연히 경혈에 반응이 나타나기 때문에 반대로 체내에 이상을 제거하는 데는 그 경혈을 자극하면 좋다는 것이 된다.

178 축빈(築賓)

「築」은 구축하다라는 의미이다. 「賓」은 접대해야 하는 사람·따르다·인도하다라는 의미가 있지만, 「賓」에 「月」을 붙이면 「膹」 즉 다리 종아리, 무릎 아래를 나타내는 글자가 되며 무릎 아래 뼈에 있는 경골(脛骨, 정강이 뼈)이라는 것을 가리킨다.

따라서 축빈이라는 이름은 경골의 뒤쪽이며, 걸으면 근육이 튀어오를 듯이 솟아오른 곳이 있는 중요한 경혈이라는 의미를 나타내고 있다.

[경혈 찾는 법] 안쪽 복사뼈의 중심에서 손가락 5마디만큼 올라간 높이이며, 종아리 뒤쪽 가장자리에서 손가락 1마디만큼 뒤쪽에 있다.

[치료 효과] 상기됨, 차가움, 숙취나 멀미에 의한 구역질이나 구토, 무릎 아래에서 종아리 뒤쪽의 통증, 간질이나 경련, 두통, 요통, 특히 전립선 병이나 설사 등과 같은 하복부의 통증에 이용하면 효과적이다.

또 이 경혈의 주변은 스포츠나 오래 걸은 뒤에 근육의 피로가 힘줄과 같이 고정되어 있고, 수영을 할 때 갑자기 종아리에 경련이 일어나기 쉬운 곳이기도 하다. 이렇게 종아리에 경련이 생길 때는 그 부분을 자주 따뜻하게 하고 나서 근육을 크게 잡듯이 하여 마사지하는 것이 효과적이다.

특히 축빈은 해독의 경혈로 알려져 있다. 어린이의 태독(胎毒, 유아의 얼굴이나 머리에 생기는 피부병)이나 기타 다른 병의 해독에 효과가 있다. 여러 가지 병이 원인이 되어 일어나는 나른함이나 불면, 부종, 피로에서 오는 정력 감퇴에도 효과가 있다.

179 삼음교(三陰交)

비장·간장·신장의 기능에 관련되는 3가지의 경락이 교차하는 중요한 경혈이 삼음교이다.

[경혈 찾는 법] 안쪽 복사뼈의 위에서 손가락 3마디만큼 올라간 뼈 뒤쪽의 가장자리에 있다.

[치료 효과] 여러 가지 증상에 효과가 있다. 특히 다리와 허리가 차가운 증상과 통증을 비롯하여, 부인과계의 병, 남성 생식기병이나 임포텐츠 등에 효과가 있는 경혈로서도 잘 알려져 있다.

부인과계에서는 월경불순, 불임증, 자궁내막증, 대하, 냉증 외에도 갱년기장애에 동반되는 여러 가지 증상 예를 들면 허리의 통증이나 너무 살이 찌거나 너무 말랐을 경우에 매우 효과가 좋은 경혈이다.

그 외에도 당뇨병이나 요도염, 신염, 방광염, 복부의 팽만감, 설사나 변비, 다리 관절통, 하지 마비, 각기, 위염, 장염, 차가워서 생기는 야뇨증 등에도 매우 효과적이다.

옛날부터 삼음교는 남녀 허약 체질이나 위가 약한 증상을 개선하고 건강을 위해서 뜸을 뜨는 경혈로도 알려져 있다. 족삼리와 아울러 심신을 건강하게 하는 경혈로서 자주 사용되고 있으며, 엄지손가락으로 지속적으로 자극을 주면 좋다.

180 태계(太谿)

「太」는 중요하다라는 의미이며, 「谿」는 골짜기·계곡·크게 움푹 패인 곳을 나타낸다. 따라서 다리의 오목하게 들어간 부분에 있는 중요한 경혈이라는 의미가 된다. 인간의 선천적인 원기라고 불리는 태어나면서 갖는 생명력이 강한지 약한지를 조사하는 것과 동시에 여러 가지 증상의 치료를 실시하는 경혈이기도 하다.

[경혈 찾는 법] 안쪽 복사뼈의 바로 뒤쪽을 집게손가락으로 대고 상하로 움직이면, 다리 뒤쪽 방향까지 통증이 전해지는 곳이 있다. 이곳이 태계라는 경혈이다.

[치료 효과] 수영할 때 갑자기 생기는 종아리의 경련, 다리의 관절을 삐거나 통증 등 다리의 증상에 효과를 나타낼 뿐만 아니라 전신의 여러 가지 증상에 유효하다.

혈압의 이상으로 일어나는 현기증이나 앉았다가 일어날 때 생기는 어지럼증, 귀의 통증·귀울음·중이염 등 귓병, 만성적인 관절 류머티즘, 습진·두드러기·기미·주근깨 등의 피부 증상, 전립선비대증, 임포텐츠, 월경곤란증, 월경통, 월경불순, 신염, 방광염, 야뇨증 등의 증상에 효과가 있다.

또한 이 경혈은 신경·마음의 동요, 마음이 흥분되어 잠을 잘 수 없는 경우, 상기되거나 손발이 매우 차가운 증상, 기관지염, 목의 부종, 천식, 구토, 변비나 치질 등에도 효과적이다.

181 부류(復溜)

「復」은 반복·되풀이하다는 의미가 있으며, 「溜」는 막다·고이다는 의미가 있다. 따라서 이 경혈은 나쁜 기운이 되풀이되는 것을 나타낸다.

[경혈 찾는 법] 안쪽 복사뼈의 중심에서 손가락 2마디만큼 올라간 높이이며 아킬레스건의 앞쪽 가장자리에 있다.

[치료 효과] 여성의 경우 차가워서 하복부가 당기는 듯한 통증이 있을 때의 치료에 이용하면 효과가 있다. 따라서 월경통이 심할 경우나 냉증 치료에 효과적이다. 또 이와 같은 부인병에 효과가 있기 때문에 불임증의 치료에도 이용된다. 부인과계의 병에 한해서 위장의 상태가 나빠서 하복부가 당기는 경우에도 유효하다.

그 외에 귀의 통증이나 치통 등을 진정시키는 효과뿐만 아니라 손과 다리의 부종이 있는 경우에도 자주 사용된다.

182 곤륜(崑崙)

「崑崙」은 중국의 신산(神山)으로 곤륜산에서 이름이 유래된 경혈이다. 바깥쪽 복사

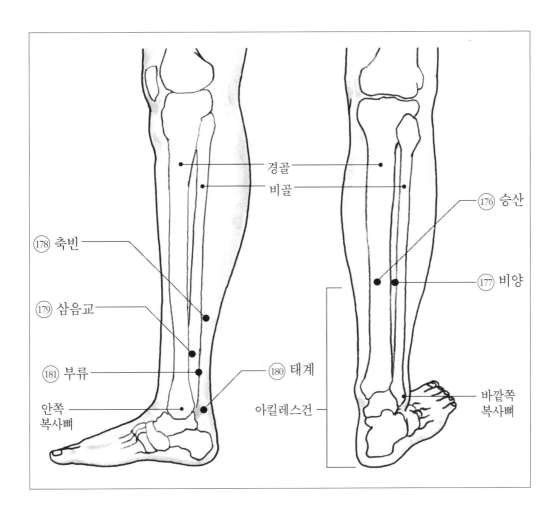

경골

비골

178 축빈

176 승산

179 삼음교

177 비양

181 부류

180 태계

안쪽
복사뼈

아킬레스건

바깥쪽
복사뼈

뼈의 큰 융기를 곤륜산으로 비유하고, 그 바로 기슭에 이르는 바깥쪽 복사뼈의 뒤쪽에 오목하게 들어간 부분에 있는 경혈이라는 의미가 된다.

곤륜산은 고대 중국에 있어서 사람들의 두터운 숭배를 받은 신화전설상의 신산이다. 더구나 지상에는 없는 천상에 속하는 성역이고 신선의 거처는 곤륜산의 바로 상공에 있다고 하였다. 또 곤륜산은 천상으로의 통로이고, 황하(黃河)는 여기를 기원으로 한다고 믿고 있었다.

[경혈 찾는 법] 바깥쪽 복사뼈의 상단에 손가락을 대고 뒤쪽으로 비키어 가면 아킬레스건의 앞에 오목하게 들어간 부분을 찾을 수 있을 것이다. 바로 이 오목하게 들어간 부분의 중앙에 곤륜이라는 경혈이 있다.

[치료 효과] 좌골신경통, 다리 관절염, 류머티즘, 관절을 삐었을 때, 아킬레스건의 염증, 다리 통증이나 냉증, 현기증, 구역질, 두통, 어린이의 경련, 코피, 눈의 통증 등 여러 가지 증상에 좋은 효과가 있다.

다른 증상으로는 발이나 복사뼈가 매우 아프거나 발뒤꿈치가 붓거나 다리를 붙일 수 없을 경우, 근육의 경직성 경련, 코막힘이나 콧물이 멈추지 않는 증상 등에 효과를 발휘할 수 있다. 또 어린이의 발열, 설사 등의 증상에 효과가 있다.

183 신맥(申脈)

「申」은 밝다라는 의미이며 「脈」은 경맥의 맥을 나타낸다. 동양의학에서는 몸의 기능에 관계가 있는 경혈의 통로를 경락이라고 부른다. 이 중에서 가로 통로를 경맥(經脈), 세로 통로를 낙맥(絡脈)이라고 하며, 이 경맥과 낙맥에는 심신의 활력이 되는 에너지가 순환하고 있다고 한다.

이 신맥이라는 경혈명은 밝게 경맥에 닿는 곳에 있는 경혈이라는 의미에서 붙여진 것이다. 이 경혈은 중요한 기경팔혈이다.

[경혈 찾는 법] 바깥쪽 복사뼈의 바로 아래이며, 손가락으로 누르면 오목하게 들어가는 부분에 있다.

[치료 효과] 발목의 통증, 오래 서 있을 수 없고 또는 앉아 있을 수 없는 증상, 기분이 동요되어 안정되지 않고, 두통이나 현기증이 나는 증상 등을 완화시키고 제거하는 효과가 있다.

또 다리의 관절염, 류머티즘, 관절의 삠 등의 치료에도 빠지지 않는 경혈이다. 특히 허리와 관계된 질환에는 특효 경혈이다.

184 중독(中瀆)

「中」은 속·적중하다·안·요점 등의 의미가 있으며, 「瀆」은 오탁(汚濁)을 흐르는 개천·탁하다·흐려지다 등의 의미가 있다.

따라서 중독은 대퇴부의 바깥쪽 중앙에 가로로 길게 이어진 홈이 있고, 특히 하지의 병을 치료하는 경혈이라는 것을 나타내고 있다.

[경혈 찾는 법] 대퇴부의 바깥쪽 중심선상에 있다. 대퇴부의 바깥쪽 중심선과 무릎의 위치에서 손가락 5마디만큼 위에 있는 근육의 경계선이 교차하는 곳에 있다.

[치료 효과] 주로 다리 질환에 효과가 있는 경혈이다. 특히 오한이 있어서 대퇴부 바깥쪽 근육의 경계선이 아프거나 근육이 마비되는 경우, 각기 등의 증상 치료에 사용되어 효과를 발휘한다.

또 좌골신경통, 대퇴부의 바깥쪽에서 생기는 신경통, 반신불수, 요통의 치료에도 뛰어난 효과를 기대할 수 있다.

185 양릉천(陽陵泉)

양릉천은 음릉천과 상대적이며, 「陰」이 다리 안쪽에 있는 것에 비해서 「陽」은 바깥쪽에 있는 것을 나타낸다.

옛날부터 배꼽 위에 병이 있을 때는 차가운 증상을 중심으로 한 陰(여기에서는 몸의 중심, 안면)의 증상은 음릉천으로 치료하고, 열이나 부종, 통증 등 陽(여기에서는 몸의 바깥, 표면)의 증상이 생길 경우에는 양릉천으로 치료한다고 알려져 왔다.

다른 이름으로는 근회(筋會)라고도 한다. 근회라는 것은 근육병의 증상으로 다리가 잘 움직이지 않거나 근육에 경련이 일어나거나 하는 상태를 가리키며 이와 같은 증상에 효과가 있다는 의미가 된다.

[경혈 찾는 법] 바깥쪽 복사뼈에서 무릎으로 향하여 맨 위로 만지면서 올라가면 무릎 아래에 비골소두(腓骨小頭)라는 작고 둥근 뼈의 융기가 있다. 그 앞의 바로 아래에 양릉천이 있다.

[치료 효과] 각기, 근육의 경련, 머리 표면의 부종, 다리에 관한 병의 전반에 좋은 효과를 발휘하는 경혈이다.

이뿐만 아니라 좌골신경통, 비골신경통, 소아마비, 요통 등에도 효과가 있으며, 그 외에 명치의 통증이나 습진, 고혈압에도 매우 효과적이다.

186 광명(光明)

「光」은 빛 · 빛나다 · 비추다에서 와전되어 색칠하다 · 윤기 · 유행이다라는 의미이며, 「明」은 밝다 · 분명하다 · 투명하다의 의미가 된다. 즉, 광명은 증상이 분명하게 나타나는 경혈이라는 의미가 된다.

[경혈 찾는 법] 바깥쪽 복사뼈 중앙의 가장 높은 곳에서 맨 위로 손가락 5마디만큼 올라간 곳에서 찾을 수 있다. 또 그 주변에 2개의 근육이 지나가는 것을 알 수 있는데 이 근육 사이에 광명이라는 경혈이 있다.

[치료 효과] 열은 있는데 땀이 나지 않거나 열이 체내로 쌓이는 등 머리 부분에 증상이 있을 때에 효과가 있다. 또 백내장 · 시력 감퇴에 의한 눈의 병, 특히 노이로제, 다리의 신경통 · 마비 치료에도 자주 사용된다.

현종의「懸」은 매어 달다라는 의미이다. 옛날 중국에서 어린이들이나 춤추는 여자들이 종 모양을 한 방울을 발목의 이 장소에 매달았기 때문에 현종이라고 불리게 된 것이다.

다른 이름으로는 절골(絶骨)이라고도 한다. 이 경혈은 뼈 위에 있고 뼈 속에 기운이 많이 모이는 곳으로 알려져 있다.

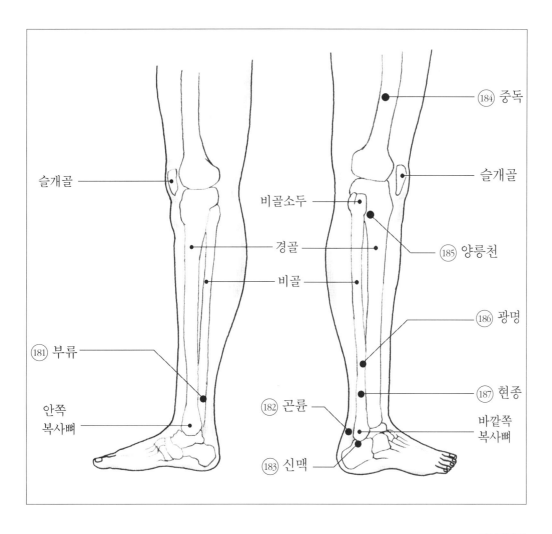

슬개골

비골소두

슬개골

경골

184 중독

비골

185 양릉천

181 부류

186 광명

안쪽
복사뼈

182 곤륜

187 현종

183 신맥

바깥쪽
복사뼈

[경혈 찾는 법] 바깥쪽 복사뼈의 중앙, 가장 높은 곳에서 맨 위로 손가락 3마디만큼 올라간 곳에 있다. 비골 위에 있으며 근육에는 닿지 않고 직접 뼈를 느낄 수 있다.

간단하게 찾는 방법으로는 바깥쪽 복사뼈의 가장 상단에 손가락 4개 정도를 가지런하게 놓으면 오목하게 들어간 부분에 닿는데 그곳이 현종이라고 생각하면 될 것이다.

[치료 효과] 배가 당기고, 위가 메슥거려서 식욕이 없어지거나, 각기로 다리가 나른하여 움직일 수 없는 증상에 효과가 있는 경혈이다.

또 다리나 등의 신경통이나 마비, 중풍, 반신불수 등에도 사용된다. 그 외에 치질의 출혈이나 뇌내 출혈, 코피, 뒷목의 결림, 위의 상태가 약해졌을 경우에도 효과가 있다.

188 구허(丘墟)

「丘」는 언덕·높이·크게 된다·모인다 등의 의미가 있고, 「墟」는 언덕·옛 성터·계곡을 가리킨다. 따라서 구허라는 경혈명은 바깥쪽 복사뼈를 언덕(丘)으로 보았을 때에 생기는 오목하게 들어간 부분의 중앙에 있는 중요한 경혈이라는 것을 의미한다.

[경혈 찾는 법] 바깥쪽 복사뼈의 앞쪽 아래에 있는 경혈이다. 발끝을 아래로 향하고 발목을 힘껏 펼치면 바깥쪽 복사뼈의 앞쪽 아래에 오목하게 들어가는 부분이 생긴다. 구허는 그 오목하게 들어간 부분의 중앙에 있다. 이 경혈을 손가락으로 세게 누르면 통증이 느껴진다.

[치료 효과] 다리의 근육이 말라서 혈액순환이 나쁘거나, 혈액순환이 나쁜 탓에 앉았다가 일어서는 것이 편안할 수 없는 증상, 고관절 통증, 수영할 때 갑자기 종아리에 생기는 경련 등의 증상에 효과가 있다. 또 목덜미의 뻐근함, 옆구리가 심하게 아플 경우에도 증상을 완화시키는 효과가 있다.

그 외에 다리의 관절을 삐었거나, 현기증, 앉았다가 일어설 때 생기는 어지럼증, 좌골 신경통, 요통, 만성 담낭염, 담석증 등의 치료에도 이용되고 있다.

189 여태(厲兌)

「厲」는 심하다·격하다는 의미가 있지만, 「厲」자에 力자를 더하면 「勵」자가 되어 격려하다·북돋우다는 의미가 된다. 「兌」는 기쁘다·통하다·모인다는 뜻으로 이것에 金자를 첨가하면 「銳」자로 예리하다는 의미가 된다.

따라서 여태는 증상에 예리한 통증을 느낄 때, 그것을 제거하여 원기를 찾고 병에 걸린 사람을 북돋위주는 경혈이라는 의미가 된다.

[경혈 찾는 법] 둘째발가락의 발톱 뿌리부분에 있다

[치료 효과] 여러 가지 증상에 이용하면 효과가 있는 경혈이다. 명치에서 배에 걸쳐서 당기고 아프며, 구역질이 나거나 하는 위장 증상을 비롯하여 부종이 있는데 열이 나지 않거나, 오한이 있어서 식욕이 없는 증상, 머리가 붓거나 다리가 아프고 목에서 윗니에 걸친 통증 등의 증상에 효과가 있다.

특히 황달이거나 복막염 때문에 복수(腹水)가 고이는 경우, 당뇨병, 안면 신경마비, 편도선 비대증 등의 치료에 사용해도 효과가 있다.

190 대돈(大敦)

「大」는 중요하다·중요시하다라는 의미가 있고, 「敦」은 몸의 에너지가 막혀서 흐르지 않는 상태를 말한다. 따라서 대돈이라는 경혈명은 이 중요한 부분에 몸의 에너지 흐름이 막혀 버리거나 나쁜 기운이 모이는 곳이라는 의미가 된다.

[경혈 찾는 법] 엄지발가락의 발톱 부분에 있다.

[치료 효과] 배 옆부분에서 하복부, 하퇴부 안쪽에 걸친 통증, 마음의 통증, 졸도, 간질, 명치의 통증, 고환이 올라가서 아프거나, 고환이 붓는 증상, 어린이의 경련, 야뇨증,

요실금 등에도 효과가 있다.

특히 자궁에서의 출혈, 자궁탈 등의 부인과계 병, 정소염 등 남성 성기의 병, 히스테리 발작 등에 좋은 효과가 있다. 또 대돈은 여러 가지 경련의 급성 치료에 이용하면 효과가 있다.

191 내정(內庭)

「內」는 속·가운데·방·있다라는 의미가 있으며, 「庭」은 정원을 가리킨다. 따라서 내정이라는 경혈명은 엄지발가락 옆의 둘째발가락과 셋째발가락의 안쪽(사이)으로, 발가락을 벌리면 정원과 같이 넓어지는 곳으로 경혈이 있는 장소를 나타내는 것이다.

[경혈 찾는 법] 경혈명의 설명과 같이 발등에서 둘째와 셋째발가락의 경계선에 있다.

[치료 효과] 다리나 무릎의 통증, 마비, 경련 등의 증상 치료에 이용되며 각기, 열에 의한 병 등에도 효과가 있다.

또 일반적으로 위장이 약해서 배가 당기거나 설사하는 증상을 치료하는 데 효과가 있다고 한다. 그 외에도 안면의 신경마비, 치통, 노이로제, 손발이 차가운 증상 등에 효과적이다.

이 경혈은 어른이나 아이에게 만성적인 병이 있을 때에는 뜸을 뜨는 치료를 하면 매우 효과를 발휘할 수 있다.

192 태충(太衝)

「太」에는 중요하다라는 의미가 있고 「衝」은 찌르다·통로·다니는 길을 나타낸다.

이 경혈을 포함하여 만지면 동맥의 박동을 느낄 수 있는 곳에 있는 경혈의 이름에는 「衝」자를 자주 사용하게 된다.

[경혈 찾는 법] 엄지발가락과 그 옆의 둘째발가락 사이를 발등을 따라서 눌러 올라가면 2개의 뼈가 붙어 있고 약간 높은 곳이 있는데 바로 그곳이 태충이라는 경혈의 위치이다. 이 경혈은 손가락으로 누르면 동맥의 박동을 느낄 수 있다.

[치료 효과] 이 경혈은 자궁질환, 대하가 많은 경우, 전립선염, 정소염, 요도염 등을 비롯하여 이들 생식기병에 동반되는 하복부나 배 옆부분의 경련, 발이 차가운 증상 등에 효과가 있다.

그 외에 흉막염, 늑간신경통, 현기증, 귀울음, 난청, 시력저하, 요통, 만성 간장병, 습진 등의 치료에도 사용된다.

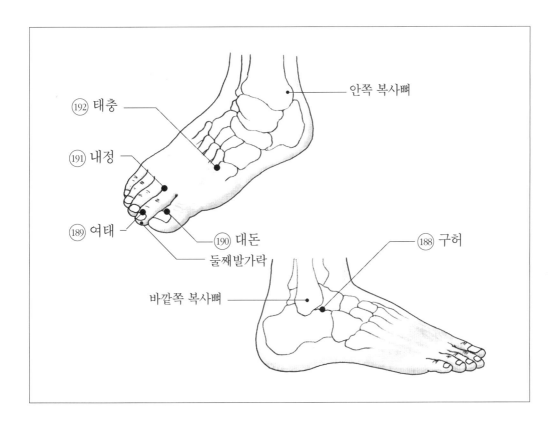

193 충양(衝陽)

「衝」은 다니는 길 · 사람이 다니는 곳을 가리키며 닿는다 · 돌진한다 등의 의미가 된다. 또 피부 위에 손가락을 대면 맥박을 느끼는 경혈에는 「衝」이라는 글자가 경혈명에 붙게 된다.

한편 「陽」은 표리의 의미를 지니고 있는 음양의 양을 말하는데 발바닥은 음이고, 발등은 양이 되는 것이다.

따라서 충양이라는 경혈명은 발등에서 맥박이 뛰는 곳이라는 의미가 된다.

[경혈 찾는 법] 발등을 발끝에서 어루만지면서 올라가면 완만한 경사가 조금 급격하게 되는 곳이 있다. 그 부근에서 엄지발가락에서 세기 시작하여 둘째발가락과 셋째발가락 뼈의 접합부보다 약간 발목쪽에 충양이 있다.

[치료 효과] 식욕부진이나 위의 상태가 나쁠 때, 설사 등에 효과가 있으며, 그 외에도 안면의 신경마비, 반신불수, 발이나 등의 부종, 치통, 오한, 열이 나는 등의 증상이 있을 경우에도 효과가 있다.

또 다리가 마비되어 힘이 들어가지 않을 때나 좌골 신경마비의 증상을 치료할 경우에도 이용된다.

194 해계(解谿)

「解」는 풀다 · 해결하다의 뜻이며,「谿」는 골짜기 · 땅이라는 의미가 있다. 따라서 해계는 하퇴부와 발부분이 갈라지는 곳에 산골짜기와 같이 깊고 오목하게 들어간 부분이 있는 것을 가리킨다.

[경혈 찾는 법] 발목의 관절 앞면 중앙에 위치하는 경혈이다. 발바닥을 바닥에 대고 의자에 걸터앉아서 가볍게 발끝을 위로 올리면 안쪽 복사뼈 근처에 굵은 힘줄이 나타난

다. 다음에 엄지발가락만 위로 올리면 바깥쪽에 힘줄이 생긴다. 이 2개의 힘줄 한가운데에 발목을 구부리면 주름이 생기는 곳이 해계 경혈이다.

[치료 효과] 해계는 넓은 범위의 질환에 효과가 있는 경혈 중의 하나이고, 국소적인 치료에는 발의 관절을 삐었거나, 관절염, 류머티즘에 효과가 있다.

발이 부어서 아프거나 현기증이 나는 경우, 또 안정피로(눈의 피로) 때문에 시력이 떨어지거나 시야가 좁아지는 증상, 기분이 나쁘거나 두통, 얼굴의 부종, 변이 잘 나오지 않는 증상, 종아리가 당기는 등의 증상을 진정시키는 데 매우 효과적이다.

그 외에 위경련이나 복통 등과 같이 복부에서 일어나는 여러 가지 증상에도 효과가 있다. 안면이나 눈의 질환, 뇌신경의 질환인 히스테리, 간질, 다리 근육의 경련, 허리를 삐끗해서 생기는 통증 등에도 효과가 좋다.

또 숨이 답답하거나 기침이 나오거나 차가운 증상에도 사용되는 경혈이다.

195 상구(商丘)

「商」은 장사 · 서쪽 · 가을 등의 의미가 있으며, 동양의학에서 말하는 오장의 폐를 가리킨다. 「丘」는 언덕 · 서쪽이 높고 중앙이 낮은 언덕의 형태 · 모인다 · 높다라는 의미가 있다. 이 경우 안쪽 복사뼈를 언덕에 비유하고 그 근처에 있는 경혈을 상구라고 하는 것이다.

[경혈 찾는 법] 발 안쪽 복사뼈의 앞, 뒤쪽의 오목하게 들어간 부분의 중앙에서 찾을 수 있다.

[치료 효과] 상구는 비장과 폐에 병이 생겼을 경우에 효과를 발휘하는 경혈이다. 예를 들면 흉막염, 노이로제, 심장병, 위아토니, 부인병, 위하수 등에 의해서 기침이 나거나 위약, 살갗이 흰 증상, 왠지 모르게 몸이 나른한 증상이 있을 때에 효과가 있다.

또 대장의 상태가 나쁘면 변을 보고 싶은데도 배변이 되지 않는 증상이 생긴다. 이때는 위에서 소리가 나고, 배가 당기는 상태의 무지근한 배가 되는데 그런 경우에도 상구를 치료하면 매우 효과를 볼 수 있다.

특히 어린이의 경련을 진정시키는 효과가 있다. 그 외에도 구토, 식욕부진, 두통·머리가 무거운 증상, 전신의 권태감 등에 효과가 있다.

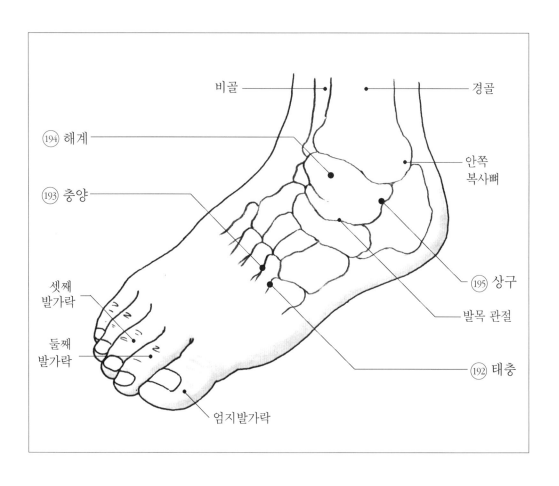

196 조해(照海)

「照」는 비추다 · 햇빛이 비춘다 · 빛난다 · 밝다 · 비치다라는 의미가 있으며, 「海」는 물건과 일이 넓게 모이는 곳을 나타낸다. 즉, 몸에 이상이 있을 때 분명하게 나쁜 기운이 모이는 곳이라는 의미가 된다.

[경혈 찾는 법] 안쪽 복사뼈의 하단에서 맨 아래로 손가락 1마디만큼 내려간 곳에 있는 오목하게 들어간 부분이 조해라는 경혈이다.

[치료 효과] 부인과계의 질환, 특히 월경불순이나 월경과 동반되는 증상에 효과가 있는 경혈이다. 기분이 가라앉지 않거나 왠지 모르게 마음이 무겁다고 느끼는 정신적인 것에서 목의 갈증, 요통, 하복부의 당김, 손발의 나른함, 가슴이 메슥거리거나 구역질 등 육체의 불쾌한 증상까지 매우 효과적이다.

월경불순은 여성에게 일어나는 여러 가지 증상이 원인이 되는 것이다. 작은 일로도 화가 나거나 초조해하거나 하는 것도 월경불순에 의해서 생기는 경우가 많은데 조해는 이와 같은 경우에 효과가 있다. 또 자궁내막증, 자궁의 위치 이상 치료에도 사용된다.

그 외에도 조해는 다리의 나른함, 무거움, 통증 등의 증상을 제거하기 위해서 용천이나 태계와 함께 치료에 이용되는 경혈이다. 다리 관절의 염증이나 발이 차가운 증상, 변비, 편도선염에도 응용된다.

197 지음(至陰)

「至」는 이르다 · 다다르다 · 도착한다는 의미가 있고, 「陰」은 여기에서는 소음(小陰)을 가리킨다. 다리의 소음(새끼발가락)에 이르는 경혈이라는 것이 지음의 의미이다.

[경혈 찾는 법] 새끼발가락의 바깥쪽으로 발톱 부분에 있다.

[치료 효과] 발이 화끈거리거나 차가워지는 증상, 태아의 위치 이상, 분만장애, 난산, 두통·머리가 무거운 증상, 코막힘, 콧물, 가슴·옆구리의 통증, 배뇨 곤란, 임포텐츠, 야뇨증, 변비, 어깨 결림 등에 효과를 볼 수 있다.

특히 비뇨기계의 질환에 매우 효과적이다. 또 신장의 기능이 저하되면 새끼발가락이 딱딱해지고 주무르면 통증이 느껴진다. 이와 같은 경우에는 새끼발가락에 있는 지음을 잘 주물러서 풀어주면 신장 기능이 높아지고 증상이 개선된다.

198 이내정(裏內庭)

「內」는 중·속·방을 의미하며,「庭」은 정원을 나타낸다. 발등에 있는 내정이라는 경혈과는 달리 발바닥에 있기 때문에 이내정이라고 말한다.

[경혈 찾는 법] 둘째발가락을 발바닥쪽으로 구부리고 그 발가락이 발바닥에 닿는 곳이 이내정의 위치가 된다. 발등에 있는 내정 경혈의 거의 뒷면에 위치하고 있다.

[치료 효과] 소화기계의 증상에 효과가 있다. 그 중에서도 특히 위의 통증이나 설사 등의 치료에 이용되고 있다.

199 내용천(內湧泉)

용천이라는 경혈보다 약간 안쪽에 있기 때문에 이와 같은 경혈명이 붙여졌다.

[경혈 찾는 법] 발바닥의 중앙에서 약간 앞쪽으로, 발가락 다섯 개를 구부리면 오목하게 들어간 부분에 있다. 이렇게 들어간 부분은 용천이라는 경혈의 위치이지만 그곳에서 약간 엄지발가락쪽에 있는 것이 내용천의 위치이다.

엄지발가락 끝부분에 볼록하게 나온 부분을 기준으로 하여 찾을 경우에는 발뒤꿈치 선상에 있다.

[치료 효과] 고혈압의 치료에 이용하면 유효한 경혈이다. 특히 좌우 발바닥의 내용천을 주먹으로 교대로 가볍게 100회 정도씩 두드리면 혈압을 내리는 효과가 있다.

그 외에도 바로 옆의 용천도 자극을 함께 하여 발바닥을 주무르면 전신의 피로나 나른함을 완화시킬 수 있다.

200 용천(湧泉)

인간이 태어나면서부터 지니고 있다. 살아가기 위한 에너지가 「泉(샘물)」과 같이 용솟음치는 경혈이라는 것에서 용천이라는 경혈명이 붙여지게 된 것이다. 이 에너지는 여기에서부터 용솟음친 후에 온몸을 순환한다고 말하고 있다.

[경혈 찾는 법] 발바닥에 오목하게 들어간 부분의 중앙에 있다. 발바닥의 중앙보다 약간 앞, 다섯 개의 발가락을 모두 구부리면 오목하게 들어간 부분으로 엄지발가락 옆의 둘째발가락과 셋째발가락의 사이에 ∧모양으로 오목하게 들어간 부분의 안쪽에서 찾을 수 있다.

[치료 효과] 몸의 상태를 조절하고 체력과 스태미나를 증진시키는 효과가 있다. 나른하거나 쉬 피로하거나 하는 증상에는 이 용천을 잘 주무르면 매우 효과적이다.

기분의 동요가 있을 때에는 용천을 자극하여 안정시킬 수 있고, 기분이 흥분하거나 정신적인 피로에 의해서 잠을 잘 수 없을 때에도 유효하다. 또 발작 증상으로 가슴이 두근거리거나 히스테리, 목의 통증 등에도 효과가 있다.

그 외에도 부인과계의 질환이나, 허리·하복부·다리에 걸쳐서 차가운 증상이나 통증, 상기되는 증상에도 매우 효과적이다.

용천의 자극은 혈액순환을 조절하기 때문에 여러 가지 병이 원인으로 일어나는 차가운 증상과 상기되는 증상 등을 완화시킬 수 있다. 따라서 차갑거나 상기되는 증상이 나타나기 쉬운 고혈압 환자의 치료에 자주 이용되어 효과를 발휘한다. 용천의 자극은 전신에 효과가 있다.

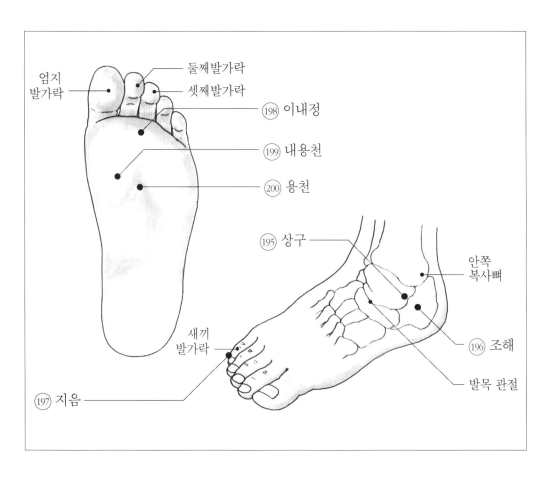

지압상식 올바른 지압요법을 위해서는

동양의학의 여러 가지 개념과 긴 역사, 수많은 임상경험에서 나온 지압요법은 올바른 지식을 토대로 실시되어야만 효과를 거둘 수 있다.

장부(臟腑)와 경락(經絡)의 관계나, 많은 연구에 따라서 어떤 병과 증상이 생겼을 때에는 어느 경혈을 사용하면 좋다는 것이 현대에서는 경혈마다 상세하게 알려져 있기 때문에 이것을 올바르게 이해하는 것이 지압요법에서 가장 중요한 부분이라고 할 수 있다.

어느 경혈 하나만을 단독으로 자극하는 것으로는 모두 치료된다는 병이나 증상은 없고, 또 어떤 병과 증상에만 이용하고 다른 병과 증상에는 일체 사용할 수 없다는 경혈은 없다.

몇 개의 경혈이 상승작용을 하면 효과를 발휘하거나, 환부와는 관계가 없을 것이라고 생각되는 부위를 자극한다는 것은 실제로 경락이 연결되어 있어서 효과를 거둘 수 있기 때문이다. 이것이 지압요법의 심오한 진리인 것이다.

예를 들면 여러 가지 치료를 할 때에 등이나 허리의 긴장을 푸는 지압을 덧붙이기라도 하면 경혈의 상승작용을 꾀한 것이라고 할 수 있다.

또 하나의 병이나 증상의 치료 방법으로서 효과적인 경혈이 몇 개 있는데 그럴 경우에도 반드시 모든 경혈을 치료하지 않으면 낫지 않는다는 것은 아니다. 환자의 몸에 반응이 오는 경혈을 정확하게 선택하고 사람마다 각각 맞는 치료를 실시하는 것이 매우 중요한 것이다.

지압요법으로 치료할 때에 압통이나 통증이 있어도 환자 자신이 기분이 좋아지는 느낌이 생기듯이 자극을 주는 것이 중요한 것이다. 올바른 지식을 얻는 것은 물론 필요하지만 지압요법에 있어서는 지식과 함께 사람마다의 개인차나 개성을 고려한 치료법이 더욱 중요한 것이다.

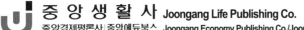

중 앙 생 활 사 Joongang Life Publishing Co.
중앙경제평론사 | 중앙에듀북스 Joongang Economy Publishing Co./Joongang Edubooks Publishing Co.

중앙생활사는 건강한 생활, 행복한 삶을 일군다는 신념 아래 설립된 건강 · 실용서 전문 출판사로서
치열한 생존경쟁에 심신이 지친 현대인에게 건강과 생활의 지혜를 주는 책을 발간하고 있습니다.

혈액을 맑게 하는 지압 동의보감 〈최신 개정판〉

초판 1쇄 발행 | 2015년 5월 23일
초판 3쇄 발행 | 2018년 2월 15일
개정초판 1쇄 발행 | 2021년 2월 20일
개정초판 3쇄 발행 | 2023년 10월 15일

지은이 | 세리자와 가츠스케(芹澤勝助)
편역자 | 김창환(ChangWhan Kim) · 김용석(YongSeok Kim)
펴낸이 | 최점옥(JeomOg Choi)
펴낸곳 | 중앙생활사(Joongang Life Publishing Co.)

대　표 | 김용주
편　집 | 한옥수 · 백재운 · 용한솔
디자인 | 박근영
인터넷 | 김회승

출력 | 삼신문화　종이 | 한솔PNS　인쇄 | 삼신문화　제본 | 은정제책사

잘못된 책은 구입한 서점에서 교환해드립니다.
가격은 표지 뒷면에 있습니다.

ISBN 978-89-6141-267-4(03510)

원서명 | 圖解よくわかるツボ健康百科

────────────────────────────────

등록 | 1999년 1월 16일 제2-2730호
주소 | ㉾ 04590 서울시 중구 다산로20길 5(신당4동 340-128) 중앙빌딩
전화 | (02)2253-4463(代)　팩스 | (02)2253-7988
홈페이지 | www.japub.co.kr　블로그 | http://blog.naver.com/japub
네이버 스마트스토어 | https://smartstore.naver.com/jaub　이메일 | japub@naver.com
♣ 중앙생활사는 중앙경제평론사 · 중앙에듀북스와 자매회사입니다.

이 책은 중앙생활사가 저작권자와의 계약에 따라 발행한 것이므로 본사의 서면 허락 없이는
어떠한 형태나 수단으로도 이 책의 내용을 이용하지 못합니다.
※ 이 책은《누구나 쉽게 하는 응급처치 지압 동의보감》을 독자들의 요구에 맞춰 새롭게 출간하였습니다.

도서
주문
www.**japub**.co.kr
전화주문 : 02) 2253 - 4463

https://smartstore.naver.com/jaub
네이버 스마트스토어

※ 이 책은《질병을 치료하는 지압 동의보감 1》,《질병을 치료하는 지압 동의보감 2》두 권을
　독자들의 편의를 위해 한 권으로 만든 합본입니다.

중앙생활사/중앙경제평론사/중앙에듀북스에서는 여러분의 소중한 원고를 기다리고 있습니다. 원고 투고는 이메일을
이용해주세요. 최선을 다해 독자들에게 사랑받는 양서로 만들어드리겠습니다. **이메일** | japub@naver.com